医心心法

王清海　著

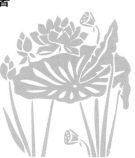

人民卫生出版社
·北京·

图书在版编目（CIP）数据

医心心法 / 王清海著. -- 北京：人民卫生出版社，
2021.1

ISBN 978-7-117-31120-5

Ⅰ. ①医… Ⅱ. ①王… Ⅲ. ①心脏血管疾病－中医临
床－经验－中国－现代 Ⅳ. ① R259.4

中国版本图书馆 CIP 数据核字（2021）第 019648 号

| 人卫智网 | www.ipmph.com | 医学教育、学术、考试、健康，购书智慧智能综合服务平台 |
| 人卫官网 | www.pmph.com | 人卫官方资讯发布平台 |

医心心法
Yi Xin Xinfa

著 者：王清海
出版发行：人民卫生出版社（中继线 010-59780011）
地 址：北京市朝阳区潘家园南里 19 号
邮 编：100021
E - mail：pmph @ pmph.com
购书热线：010-59787592 010-59787584 010-65264830
印 刷：三河市国英印务有限公司
经 销：新华书店
开 本：710×1000 1/16 印张：13 插页：3
字 数：220 千字
版 次：2021 年 1 月第 1 版
印 次：2021 年 2 月第 1 次印刷
标准书号：ISBN 978-7-117-31120-5
定 价：45.00 元
打击盗版举报电话：010-59787491 E-mail：WQ @ pmph.com
质量问题联系电话：010-59787234 E-mail：zhiliang @ pmph.com

作者简介

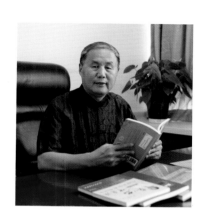

王清海，主任中医师，二级教授，广东省名中医，岭南名中医，羊城好医生。广州中医药大学博士研究生导师，享受国务院政府特殊津贴，首届邓铁涛中医医学奖获得者，国家中医药管理局重点学科"中医心病学"学术带头人。全国优秀中医临床人才（第一批），第四、第五、第六批全国老中医药专家学术经验继承工作指导老师，全国名老中医药专家传承工作室建设项目专家，中国南方老年医学联盟副主席，世界中医药学会联合会高血压专业委员会副会长，广东省中西医结合学会高血压专业委员会主任委员，广东省中医药学会心血管病专业委员会副主任委员。广东省非物质文化遗产保护工作专家委员会专家。广东省第二中医院（广东省中医药工程技术研究院）原副院长。

先后师从国医大师邓铁涛和国医大师张学文。从事心血管病中医临床研究近45年，在中医药治疗高血压、冠心病、心力衰竭、心律失常等方面经验丰富。创立高血压"脉胀理论"及血脉辨证法，出版专著8部（主要有《论脉胀与高血压》《知名中医谈心脑血管养生保健》《重点专科优势病种诊疗规范》《高血压中西医结合研究与临床》《中西医结合高血压研究新进展》），发表专业论文40余篇，研制治疗高血压、冠心病、心力衰竭的中药制剂4种，获省部级科技进步奖5项，举办国家级中医药继续教育项目"全国高血压中医临床研究进展学习班"11期，发明专利1项。

张序

  中医药学博大精深，绵延几千年而不衰，尤其在当今政府高度重视全民健康的新时代，习近平主席强调中医药要"守正创新"，这对中医药的继承、发展，起到了重要推动作用。在西医学高度发达的今天，中医药为什么能够如此辉煌？关键在于中医药具有可靠的临床疗效。而能够充分发挥中医药临床应用价值的，是千千万万个长期在临床一线工作的、真正能够运用中医药手段治疗疾病的临床工作者。王清海就是长期工作在临床一线的佼佼者之一。

  王清海是广东省名中医，第四、第五、第六批全国老中医药专家学术经验继承工作指导老师，广州中医药大学博士研究生导师，国医大师邓铁涛的得意门生。他勤奋好学，博采众长，注重研读医经，注重临床实践，在从事中医内科（心血管疾病）临床40余年中，始终坚持**能中不西**，强调靠中医临床疗效取胜，在高血压、冠心病、心力衰竭、心律失常、失眠、郁证等心系疾病的治疗上积累了丰富的临床经验。尤其难能可贵的是，王清海在与心血管疾病相关的中医理论和学术思想研究中独具慧眼，创新性地提出了高血压脉胀理论，解决了高血压治疗的中医理论难题；强调心主血脉"关键在乎通"，提出以温阳通脉法治疗心血管疾病；提出了心血管疾病多虚、多郁、多痰、多瘀的病机四要素；制定了补虚、开郁、化痰、活血四个基本治疗原则，并且熟练运用这些创新理论指导临床实践，显著提高了中医药治疗心血管病的临床疗效。而《医心心法》一书就是其40余年临床经验与理论研究的结晶，最能体现其学术思想、临证经验与心得体会，具有很强的理论性、实践性和应用性，实乃启迪后学、传承和发扬中医的一部难得的好书，值得推荐并乐以为序。

  希望王清海再接再厉，传承中医药，发扬中医药，创新中医药，为中医药事业、为全民健康做出新的贡献。

首届国医大师，陕西中医药大学名誉校长、终身教授

2020年3月于咸阳

前言

自 1978 年就读于河南中医学院(现河南中医药大学)中医系算起,余正式习医从医凡 40 余年;从 1985 年攻读邓铁涛硕士研究生开始,以心血管疾病为临床主攻方向亦历经 35 载。在长期临床一线工作中,遇各种急、慢性及疑难、危重症无数,有效无效、成功失败,尽皆有之。实践出真知。经多年历练,虽不敢云治病有方,也对临床心血管常见、多发病略有心得。近年作为博士研究生导师、全国老中医药专家学术经验继承工作指导老师,以及全国名老中医药专家传承工作室建设项目专家,指导了几十名硕士研究生、博士研究生、博士后,以及师承弟子。在十几年来的带教活动中,曾萌生一个念头,写一本治疗心系疾病心得体会之书,以供弟子及诸后学者参考,此本书之初衷也。8 年前便草拟目录,并动手敲键,写了一些。但终因医事忙碌,写写停停,5 年未竟。如今已年逾花甲,退出行政管理工作,坚持临床一线之余,更加执烛笔耕,历 3 年余,终成此书,心愿已矣。

全书共分 5 个章节。第一章论述我对心系疾病的生理病理的理解,提出心、血、脉三位一体,其生理功能关键在"通",以及"多虚、多郁、多痰、多瘀"的病机四要素。第二章论述了我临床常用的方法与体会,引入了邓铁涛提出的"五诊"概念,即把心病的必要检查作为诊察手段的补充。第三章提出了"补虚""开郁""化痰""活血"四项基本治疗原则,以及"改善症状""改善各项异常指标""提高生活质量"三个主要治疗目标。第四章详细论述了胸痹等心系常见的 7 种疾病,以及与心系相关的眩晕、喘证等 6 种常见病证。其中,将郁证、失眠等神志病证纳入心系疾病一起讨论,体现了心主血脉和心主神明的意义。每种疾病均突出了基本概念、病机关键、诊断要点、治疗方法及药物加减。后附我亲自治疗的临床医案,以供读者参考。第五章主要讨论了我对临床常用的 120 余种中药的再认识,这部分内容参考了河南中医学院编写的《新编中药学》(河南人民出版社,1976 年 10 月第 1 版)、焦树德的《用药心得十讲》(人民卫生出版社,1977 年 6 月第 1 版)和祝之友的《〈神农本草经〉药物古今临床应用解读》(四川科学技术出版社,2013 年 11 月第 1 版)。前四章均是我平时对心血管疾病的中医发病规律、诊察辨证、治疗方法的思考以及经验积累;最后

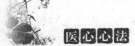

一章中药部分由我的学生王江南协助整理，然后我再根据自己的认识及临床应用心得进行修改、补充。全书虽不敢言精，但确是我 40 余年中医临证的实践总结，若能为传承工作室众弟子及其他中医临床工作者带来一些益处，则幸甚矣。

书中主要内容均系笔者亲耕，所录病案均为笔者亲自治疗过的成功案例，由本人与弟子整理而成。在此，特向参与病案、中药整理的学生、弟子及关心本书出版的各位朋友致以衷心的感谢。

王清海

2020 年 3 月 28 日于广州

目录

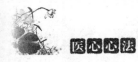

第一章 心系的生理、病理

第一节 心的生理

心是五脏之一。在脏腑之中，心是主宰一切的，故云"心者，五脏六腑之大主也，不可伤"。中医认为"心主血脉"，心系是一个庞大而且细密的血液循环运行网络，其构成以心为核心，以十二经脉为主干，以三百六十五络为通路，以遍布全身各处的无数孙络为终端，与西医学循环系统的结构几乎完全一致。此外，"心主神明"，心还有主宰人的精神意识思维活动的能力，包含了西医学中脑的学习、思维、意识等功能。尽管后世医家有"灵机记性在脑而不在心"之说，但临床上运用中医药方法治疗精神心理疾病时，仍然需要从心系来辨证论治。所以，心主神明与心主血脉便是心系的两大重要功能。

一、心主神明说

临床实践表明，**心不病而他脏病者，虽虚则寿；心病而他脏不病者，虽壮则夭；心病与他脏俱病者，则必早夭。故肺、脾、肝、肾四脏决定人身体的强弱，而心之功能强壮与否，则决定着人的寿夭**。《黄帝内经》云："主明则下安，以此养生则寿，殁世不殆，以为天下则大昌。主不明则十二官危，使道闭塞而不通，形乃大伤，以此养生则殃，以为天下者，其宗大危，戒之戒之！"国之君主明与不明，决定着国运之昌盛与否，而人之寿夭的道理与此相通。

何以使然？心主神明也。

《素问·灵兰秘典论》云："心者，君主之官也，神明出焉。"何谓君主之官？君主者，乾阳也，九五之尊也，至高无上者也。**国不可一日无君，人不可一刻无心跳。国一日无君尚无大碍，人一刻无心跳则死矣**。《素问·六节藏象论》云："心者，生之本，神之变也。其华在面，其充在血脉，为阳中之太阳，通于夏气。"心者，居于上焦，在五行属火，犹如太阳当空照耀，则大地温暖，万物资生。《素问·生气通天论》云："阳气者，精则养神。"说明心阳有充养心神的作用，其主神明的功能全赖阳气的温煦和滋养。《灵枢·本神》也指出："心藏脉，脉舍神，心气虚则悲,实则笑不休。"再次说明心气平和为佳,心气郁滞和心气虚弱均可引起情志的病变。

心主神明,心有主宰人的意识思维活动的强大功能,而人的精神意识思维活动则统领五脏六腑功能。**所有精神意识思维活动及其变化,均出于心;所有七情六欲、外来刺激,皆影响于心**。心气充盈,人则红光满面,意气风发,精力充沛,处事应对自如。若心气不足,可使面色苍白,精神萎靡,反应迟钝,处事优柔寡断。人的精神意识思维活动一旦出现问题,即使身体再强壮,也将迅速衰弱。例如临床所见之老年痴呆患者,身体焉有强壮者乎?

二、心主血脉说

心是动力,脉是通道,血是物资。在心的推动下,血液顺着通畅的脉道有序流动至全身各处,以发挥作用,便是"心主血脉"概念的全部含义。

《素问·痿论》云:"心主身之血脉。"《素问·五脏生成》亦云:"心之合脉也。……诸血者,皆属于心。"尽管《黄帝内经》中不同章节关于心与血脉的说法不同,但其意思是一致的,即心、血、脉三位一体,构成了一个严密的循环系统,三者缺一不可。而三者之中,心起决定性作用,所以称"心主血脉"。

《素问·六节藏象论》说:"心者,生之本,神之变也。其华在面,其充在血脉。"充者,输注而充满也。血者,营养之液体也,又称营气、荣气。"中焦受气取汁,变化而赤,是谓血"(《灵枢·决气》),其为"水谷之精气也,和调于五脏,洒陈于六腑"(《素问·痹论》),"以奉生身,莫贵于此"(《灵枢·营卫生会》)。脉者,"血之府也","壅遏营气,令无所避,是谓脉"(《灵枢·决气》),其数以十二正经为主干,三百六十五络为支流,纵横交错,如同江河湖海,网络于周身,以发挥运行血液的作用。心是血液充满血脉并推动运行的原动力。五脏六腑的功能活动,全赖心血脉系统的支持。一旦心血脉系统出现问题,则直接影响五脏六腑的功能活动。**心、血、脉三位一体,构成一套完整的循环系统,即所谓的"心系",是中医心病学的物质基础。**

1. 心　心在体为阴(结构),在用为阳(功能)。心之体决定了心有推动血液运行的能力,心之用决定了心有推动血液运行的动力。血液何以能在血管内流动?心的推动使然也。心的推动力来自何处?心脏之跳动也。心脏之所以跳动者,心脏阳气之功也。阳气者,热能也。热者,温暖血液之因;能者,血流动力之源,所谓"气为血之帅"者也。无阳气则无温热,无温热则无能源,无能源则无力推动血液在脉管内流动。心之所以主血脉,言其统领周身气血在脉道内运行不止,川流不息,环周不休,把营卫气血源源不断地运送至五脏六腑、五官九窍、四肢百骸,维持人体的正常功能活动。故心跳则血流,血脉流则人活;心不跳则血不流,血脉不流则人死。心主神明,"禀虚灵而含造化,具一理以应万几,脏腑百骸,惟所是命,聪明智能,莫不由之"(《类经》)。由此可见,**心脏阳气在心系中举足轻重,必须刻刻顾护**,是养生、治病的重中之重,关键之关键。

2. 血 血是脉管中流动的红色液体,是人体的重要组成部分,来源于水谷精微。《灵枢·决气》定义为:"中焦受气取汁,变化而赤,是谓血。"其形成过程是中焦脾胃所受水谷之气通过"泌糟粕,蒸津液,化其精微,上注于肺脉,乃化而为血"(《灵枢·营卫生会》)。血液的性状有两种,一种是"血出而射者",血出呈喷射状,即动脉血,因"血气俱盛而阴气多者,其血滑,刺之则射"(《灵枢·血络论》);另一种是"血少黑而浊者",血出缓慢,即静脉血,因"阳气畜积,久留而不泻者,其血黑以浊,故不能射"(《灵枢·血络论》)

另有一种具有营养作用的物质,是血液的重要组成部分,又叫"营气",其"注之于脉,化以为血,以荣四末,内注五脏六腑"(《灵枢·邪客》);由于它也是血的一种功能属性,代表血的濡养功能,不能与之截然分开,故常"营血"并称。

"血主濡之"(《难经·二十二难》)。血液生成之后,注于脉中,运行于周身,起滋润濡养作用。即如上所说"以奉生身""以荣四末,内注五脏六腑",维持各部的生理功能,使"肝受血而能视,足受血而能步,掌受血而能握,指受血而能摄"(《素问·五脏生成》)。另一方面也带走各脏腑组织代谢的废物,避免了有毒物质的蓄积,因此,脉络的末端同时也是营养代谢的场所。

津血互换:津血同源而异流,津在脉外,血在脉内,津液入于脉内成为血液的组成部分,血液渗出脉外则成为津液,这种津血互换的过程是在络脉系统及其循环通路缠绊之间完成的。正如《灵枢·痈疽》所言:"中焦出气如露,上注溪谷,而渗孙脉,津液和调,变化而赤为血。"

3. 脉 脉是约束血液流通的管道。《灵枢·决气》定义为:"壅遏营气,令无所避,是谓脉。"《素问·脉要精微论》说:"夫脉者,血之府也。"其功能是"行血气而营阴阳,濡筋骨,利关节者也"(《灵枢·本脏》)。由于其既与五脏相连,又独立于五脏之外,非脏非腑,故《黄帝内经》将"脉"视为一个独立的实体脏器,归入"奇恒之腑"。其性质是"皆藏于阴而象于地",功能是"藏而不泻",而且"外可度量切循而得之,其死可解剖而视之",其"脉之长短,血之清浊……皆有大数"(《灵枢·经水》)。脉是运行血液的通道,具备一个分布在全身的庞大的网络系统。这个网络有粗有细,粗的有 12 条,像主河道一样呈纵行分布,称之为"经脉";较细的有 365 条,纵横交错于周身,称之为"络脉"。络脉还可分化为无数个孙络,深入到全身各个组织器官,以运送血液到达目的地,从而发挥血的营养濡润作用。

遍布全身的络脉具有面性弥散、运行缓慢、末端连通等特点。络脉的空间结构特点决定了在脉道中线性流注运行的血液进入络脉后,对保障脏腑的生理功能具有重要作用。血液渗灌濡养脏腑百骸作用是以十二经脉"首尾相贯,如环无端"的运行方式实现的,而且是在逐层细分的脉络特别是其末端完成的,正如《灵枢·卫气失常》所言"血气之输,输于诸络"。

4. 维持血脉正常的必备条件　血液在体内是循环运行的。《灵枢·营卫生会》指出:"营在脉中,卫在脉外,营周不休,五十而复大会。阴阳相贯,如环无端。"要想维持血液在脉中正常运行,必须具备以下 4 个条件。

(1)心的推动:即西医所谓的"心泵"作用。脉为心之体,血为心之用,心主血脉的功能是三者互动、互用的体现。心阳的推动作用减弱,则血液不能正常运行,脉压增大,影响脏腑,引起气喘懒言、血脉瘀阻、水肿腹水等。

(2)血液质量:血液的质量,包括血液量要适当、流动性要好。血液量要以充满脉管为宜,不宜过多或过少,过多则脉压增高,可引起头胀、头痛、眩晕、烦躁等,如《素问·调经论》所云"血有余则怒",甚至可能导致出血;过少则脉道空虚,脉压过低,可引起眩晕、失眠、健忘、心悸、怔忡等症状,即所谓的"血不足则恐"。流动性好可保证血液正常输送到五脏六腑、四肢百骸。若瘀滞不行,则可引起胸痛、胸闷,甚至真心痛等;若血流过快,心神被扰,则引起心慌心跳、心烦急躁或恐惧不安等。

(3)脉道完整:脉道的完整,包括脉管完整无损、光滑流利。脉管完整则可裹摄血液不致溢于脉外。脉管光滑则保证血液流动顺畅无阻。如果脉道受损,可致血溢脉外引起各种出血;脉道不光滑,则会引起血脉瘀滞,脉压增高,变生诸证。

(4)气、津、液对血脉的影响:气血津液是人体生命活动的物质基础。气为血之帅,气行则血行,气滞则血滞,气妄则血妄;血为气之母,血能载气,血盈则气盛,血虚则气散。津液是血液的重要组成部分,通过脉络直接进入血液,对血脉的充盈与否有重要影响。津液充足则血液充足,津液不足则脉道空虚、脉压不足。

要而言之,脉是一个独立的脏腑——奇恒之腑,因其独立于五脏六腑之外，又与脏腑密不可分，故曰"奇"；血是在脉中不停流动的用于维持生命的必需物质。人从出生到死亡，血脉的流动，不可须臾停止，血脉流动一旦停止，也就标志着生命的结束，故曰"恒"。从五脏而言，血脉之根在肾，其源在脾，其养在肺，其动在心，其调在肝，其行在气，其充在津。此六者，互相协调，共同作用，使血脉保持适当的压力，维持着血液的正常运行。

三、气、血、脉在乎通说

心、血、脉三者，密闭而完整之循环系统也，简称心系。借助于心的强大的推动力和密闭而完整的经络运行通道，将气血运送至各个组织器官，以发挥营养作用和提供能量支持，这是心主血脉的主要功能。心、血、脉三者密切配合，相互为用，不可以停滞，更不可以停止，故其功能要点在乎"通"。通者，血脉通畅。通则气血流畅，脏腑得养，则人体轻劲多力，自过其度。不通则脏腑失养，变证百生，轻则动脉硬化，进一步则会有斑块形成，或血脉狭窄甚至闭塞，可导致胸痛、胸闷、头痛、眩晕、肢体麻木等不适，甚至可突发中风或猝死。故《灵枢·经脉》曰："经脉者，所以能决死生，处百病，调虚实，不可不通。""不可不通"者，其意有二：一是为医者不可不通晓经脉循行路线，所谓"不明经络，开口动手便错"；医生必须通晓脉学知识和诊脉识病的基本功，所谓"气口成寸，以决死生"。二是强调经脉必须经常保持通畅状态。一旦经脉不通，大病乃生。

《灵枢·营卫生会》云："人受气于谷，谷入于胃，以传与肺，五脏六腑，皆以受气，其清者为营，浊者为卫，营在脉中，卫在脉外，营周不休，五十而复大会。阴阳相贯，如环无端。卫气行于阴二十五度，行于阳二十五度，分为昼夜，故气至阳而起，至阴而止。故曰：日中而阳陇为重阳，夜半而阴陇为重阴。故太阴主内，太阳主外，各行二十五度，分为昼夜。夜半为阴陇，夜半后而为阴衰，平旦阴尽而阳受气矣。日中为阳陇，日西而阳衰，日入阳尽而阴受气矣。夜半而大会，万民皆卧，命曰合阴，平旦阴尽而阳受气，如是无已，与天地同纪。"这段话形象而准确地描述了在阳气的推动下，血脉的生成、运行规律，也明确指出，血脉必须不停地循环运行，才能发挥其营养作用。

气者，阳也，其循脉上下，升降出入，疏浚脉道，帅血运行；不可以一刻停滞，也不可一刻紊乱，停滞则血不流，紊乱则血不畅。

血者，阴中之至阴也，营养生命之根本也。血不可以少，少则目不能视、足不能步、掌不能握、指不能摄，发为虚证；不可以多，多则充血过度，经脉胀满，

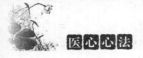

发为实证;不可以稀,稀则有量无质,营养不足;不可以稠,稠则血流迟滞,瘀塞不通,均为发病之由来也。

四、心与五脏相关说

心与五脏的相关性,主要表现为五脏对血脉的调节作用。

五脏是一个整体,相辅相成,互相制约,若要维持心主血脉功能正常,还必须依赖五脏的调节。

1. 心与肺　肺主气,司呼吸,主宣发肃降,为相傅之官,在五行属金,通于秋气。心肺同居上焦,心主血,血为阴;肺主气,气为阳。气能帅血,血能载气,气血互助,阴阳相合,共同维护人体生命活动,二者缺一不可。肺与心的关系主要是"肺朝百脉"(《素问·经脉别论》)。现代医学研究认为,肺动脉的血液必须经过肺泡,进行气体交换,摄入氧气,排出二氧化碳,然后进入体动脉循环,才能发挥血的营养作用,其机制与肺朝百脉的机制高度一致。

"人受气于谷,谷入于胃,以传与肺。"(《灵枢·营卫生会》)全身的血液都经过"脉"会聚于肺,通过肺的吐故纳新,吸清呼浊,完成体内外的气体交换,将血中的代谢废物排出,再将富含清气(氧气)的血液回流至心脏,从而保证血液具有充足的营养。正如《素问·经脉别论》所载:"食气入胃,浊气归心,淫精于脉。脉气流经,经气归于肺,肺朝百脉,输精于皮毛。毛脉合精,行气于府。府精神明,留于四脏,气归于权衡。权衡以平,气口成寸,以决死生。"

2. 心与肝　肝藏血,主疏泄。肝与心的关系主要是调节血量和疏泄气机。

肝为血海。血的运行有赖于肝的贮藏与调节。人动则血运于诸经,人静则血归于肝。在运动和安静两种状态下,肝对血液的流量起着水库一样的调节作用。

肝主疏泄气机,调畅情志,对血脉的运行变化起着重要作用。肝气条达,情志舒畅,气机升降有序,出入顺畅,则血流有序,脉道滑利。肝气郁结,则气机逆乱,升降无序,出入乖戾,气不帅血而血脉壅滞,血不载气而气机横逆;肝郁化火,则火性急速,火迫血行,可致血流加速,脉不藏神,心神不宁,心悸不安;甚至血液妄行,溢于脉外,引致脑出血和脏腑组织出血。

3. 心与脾　脾生血,脾统血。所以,脾与心的关系也主要表现在两个方面。

(1)**脾生血**:脾主运化水谷,为后天之本、气血生化之源,是血量充足、血脉充盈的必备条件。脾胃的功能强弱,直接影响血脉的充盈。强则气血充足,弱则气血不足、脉道空虚。《黄帝内经》云:"中焦受气取汁,变化而赤,是谓血。"

（2）**脾统血**：脾胃之气能够统摄血液在脉道内正常运行而不溢出脉外。血虽为心所主，但其生生不息，流行不止，全赖脾的生血和统血功能。若脾不运化，气血生化无源，则血脉空虚，五脏失养。若脾虚不能统血，则血液不循常道而易于溢出脉外，导致出血或瘀血。又，心属火，脾属土，火生土，情同母子。心火下温脾土，脾胃才能受纳腐熟水谷。正如张锡纯《医学衷中参西录》所云："君火发于心中，为阳中之火，其热下济，大能温暖脾胃，助其消化之力。此火一衰，脾胃消化之力顿减。"何梦瑶《医碥》也说："脾之所以能运化饮食者，气也。气寒则凝滞而不行，得心火以温之，乃健运而不息，是为心火生脾土。"反之，脾胃化生水谷精微而为血，上充于心，才能保持脉道充盈，化源不竭。如《脾胃论》所说："夫饮食入胃，阳气上行，津液与气，入于心，贯于肺，充实皮毛，散于百脉。脾禀气于胃，而灌溉四旁，营养气血者也。"

此外，"脾统血"，脾的统摄确保血液循脉道有序流动，不至于血溢脉外。如脾气虚弱，则裹摄无力，可致血液外溢，出血便血。

4. 心与肾　主要表现在精血互化和水火相济两个方面。

"肾藏精"，精血互化，精是血液的重要来源之一。肾藏真阴真阳，真阴为阴血之本，真阳为元气之根、心脏热能之本源。肾阴不足则阴血亏，肾阳不足则血液寒。阴血亏则脉空而不充，血液寒则血凝而不流。

又，心属火，肾属水，犹如天与地，"天气下降，气流于地；地气上升，气腾于天"（《素问·六微旨大论》）。心火下温肾水而肾水不寒，肾水上济心火而心火不亢。心肾相交，则血脉和平，心神得养。肾水不能上济心火则心火独亢于上，心火不能下温肾水则肾水自寒于下。心肾不交，则阴阳失调，诸病丛生。

五、心与六腑相关说

六腑者，胆、胃、大肠、小肠、三焦、膀胱是也。六腑传化物而不藏，与五脏互为表里，也都与心、血、脉密不可分。

1. 心与胆　胆附于肝，为"中精之腑"（《灵枢·本输》），主贮藏和疏泄胆汁，助消化水谷，化生气血。又胆者，"中正之官，决断出焉"（《素问·灵兰秘典论》）。胆气盛则心神自安，心血流畅，处事泰然。胆气弱则心神不宁，血流逆乱，心悸不安，甚则惕惕然如人将捕之。故《素问·六节藏象论》云："凡十一脏，取决于胆也。"

2. 心与胃　胃主受盛水谷，腐熟食物，故为"水谷之海"。如《灵枢·玉版》云："人之所受气者，谷也。谷之所注者，胃也。胃者，水谷气血之海也。"由于胃与脾互为表里,其功能重在受纳和消化食物,为脾之运化和吸收做好前期准备,故其为多气多血之腑,气血生化之源。五脏皆禀气于胃,故胃为"五脏之本",亦为后天之本。胃气之强弱与心脉关系极为密切。"人以水谷为本,故人绝水谷则死,脉无胃气亦死。"(《素问·平人气象论》)胃气旺盛,则食欲旺盛,气血化生充足,心血充足,脉道充实,心神得养,百病可愈。胃气衰败,则水谷不入,气血生化无源,心血不足,脉道空虚,心神失养,五脏俱衰。故李东垣《脾胃论》指出:"元气之充足,皆由脾胃之气无所伤,而后能滋养元气。若胃气之本弱,饮食自倍,则肠胃之气既伤,而元气亦不能充,而诸病之所由生也。"

胃主和降,胃气和则畅,降则顺,不和则扰神、则卧不安,不降则上逆、则攻心、则胃心痛矣。

胃与心通过经络密切相连,"胃之大络,名曰虚里,贯鬲络肺,出于左乳下,其动应衣,脉宗气也"(《素问·平人气象论》)。虚里,部位也;其动应手者,心尖搏动也;其搏动强弱显示宗气之盛衰。宗气之功能,走息道以司呼吸,贯心脉以行营血。故胃气强则宗气强,宗气强则心气旺,则虚里搏动有力;胃气弱则宗气弱,宗气弱则心气弱,则虚里搏动无力。反之,诊虚里之强弱也可察胃气之强弱,在心系疾病可用于判断疾病预后。

3. 心与大肠 大肠者,传道之官,变化出焉,主传送排泄糟粕。大肠功能正常与否,直接影响的是三焦之气机升降。肠道传化正常,排泄有序,则三焦之气升降有序。肠道不通则浊气不降,浊气在上则生䐜胀,浊气上扰则心气不宁,心气不宁则心神不安,甚则影响心血运行。临床上,心肌梗死患者最怕大便不通,有时大便不通甚至成为患者心性致死的重要原因,不可不查。反之,血主濡之,若心血不足,肠道失濡,则大便干结,阻塞肠道,致腑气不通。

4. 心与小肠 小肠者,受盛之官,化物出焉。小肠是对饮食物分清泌浊的重要场所,属脾胃功能的一部分,接受食物并消磨转化,泌清别浊。其清者上升,化为气血,充养血脉。其浊者再次泌清别浊,清者化为尿液转输膀胱,浊者化为粪便传输大肠。小肠健则升降顺,化源足,血脉充,二便调。小肠病则升降逆乱,化源竭,脉道虚,二便不调。

心为脏、属阳,小肠为腑、属阴,经脉互为络属,互为表里。心主运送血液,小肠主补充血液。心火可下温小肠,使其化物如常进行;小肠补充气血,使血脉充盈,循环不休。正如张山雷所说:"心为血液之总枢,而血管之终日运行,彻内彻外,无须臾之间或,即所以营养百骸。则固有之血,自当渐以消耗,苟非有新生之血,时时补益之,则脉管之中,又何能长此而无亏缺?唯新血来源,即是食物之精液。试问此之精液,果何道输入？……则小肠膜内,有无数吸液细管,渐以上行,并入血管,此则心与小肠之自然密切关系。"

5. 心与三焦　"三焦者,人之三元之气也,号曰中清之腑,总领五脏六腑、荣卫经络、内外左右上下之气也。三焦通,则内外左右上下皆通也。其于周身灌体,和内调外,荣左养右,导上宣下,莫大于此者也。"(《中藏经·论三焦虚实寒热生死逆顺脉证之法》)三焦主蒸腾气化,为气机出入升降之所。犹如城市高楼之间隔,空气流通之所也,不可须臾闭塞。又《素问·灵兰秘典论》云:"三焦者,决渎之官,水道出焉。"通调水道是三焦的重要功能之一。三焦闭塞,则水液代谢障碍,水道不通,如"上焦不治,则水泛高原;中焦不治,则水留中脘;下焦不治,则水乱二便"(《类经·藏象类》)。"心主与三焦为表里。"(《难经·二十五难》)三焦通畅,气机升降有序,出入通达,气能蒸腾于上而养心肺,发挥其"宣五谷味,熏肤、充身、泽毛,若雾露之溉"(《灵枢·决气》)的功能,则水能通调下行,循下焦而渗入膀胱,排出体外,以调节人体水液代谢之平衡而不致水湿内停。

6. 心与膀胱　《素问·灵兰秘典论》云:"膀胱者,州都之官,津液藏焉,气化则能出矣。"膀胱属足太阳,总主一身之气化,贮藏和排泄小便,参与水液之调节。水液是血液的重要组成部分,血脉中血液之多寡是相对恒定的,过多则血脉过度充盈,心脏负担加重,过少则脉道空虚,百骸失养。而水液之调节,全赖膀胱的气化和水液的有序排泄。故膀胱功能正常与否,与心系功能密切相关。气化失常,则水液潴留,血脉过度充盈,久之则心脏不堪重负,则心衰、水肿作矣。

六、心与奇恒之腑相关说

奇恒之腑,指脑、髓、骨、脉、胆、女子胞。

1. 心与脑髓　肾主骨生髓通于脑,脑为髓海,脑、髓、骨三者同为肾所主,但脑为元神之腑,与心共同参与精神意识思维活动,故又有"灵机记性在脑而不在心""脑主神明"之说。其与心的关系主要表现在脑、髓、骨都需要心血脉的营养,尤其是脑对血脉的依赖更为敏感,稍有血脉运行不通畅,脑供血不足,便会引起眩晕、头痛等症,若持续缺血,则引起反应迟钝、记忆力减退等痴呆症。若突然血脉闭塞,或脑内出血,则会引发中风、偏瘫,甚至昏迷、死亡等。故脑、髓、骨、脉关系密不可分。

2. 心与女子胞　女子胞是主孕育之所,与冲脉、任脉关系密切。冲为血海,任主胞胎。女子胞能否担当孕育之功,取决于冲任充盈与否,而冲任之脉能否充盈,则取决于心与血脉的功能健全与否。所以,女子胞与心、血、脉同样关系密切。

七、心的经脉络属说

"心手少阴之脉,起于心中,出属心系,下膈,络小肠。其支者:从心系,上挟咽,系目系。其直者:复从心系,却上肺,下出腋下,下循臑内后廉,行太阴、心主之后,下肘内,循臂内后廉,抵掌后锐骨之端,入掌内后廉,循小指之内出其端。"(《灵枢·经脉》)

手少阴心经循行路线不长,但与五脏关系密切。张志聪指出:"心当五椎之下,其系有五:上系连肺,肺下系心,心下三系连脾、肝、肾。故心通五脏而为之主也。"个人体会,历代医家认为心系五脏,是正确的,单从手少阴心经的循行路线解释心系的生理,并不全面。**心系与五脏的联系,主要还是经脉气血相联,五脏六腑,四肢百骸,五官九窍,皮毛筋骨,无不依赖心主血脉的功能而自活,一旦离开了心脉血液供应,则无一能够生存。**故心的经脉络属用于解释心系生理病理,并不重要。况且,人体经络是一个完整的体系,五脏经脉首尾相连,如环无端,气血在其中流动,周而复始,故从经脉循环解释心系生理病理更为准确。

第二节　心系疾病病因四要素

心系疾病的病因虽多,总而言之,无外饮食不节、劳逸无度、起居无常、情志所伤四端。且皆为内因致病,若知之慎之,养生得当,则可防可治;若不知不慎,养生不当,则势必伤心。

一、饮食不节——心病的起病之原

众所周知,现代物质生活水平的不断提高,导致心血管疾病的发病率不断攀升。饮食结构的巨大变化,已经根本改变了经典中医学的发病学理论。**摄入不足、营养不良已成为历史,取而代之的是营养过剩,饮食过偏。**人生天地之间,与天地自然相应,饮食当以五谷为养,五果为助,五畜为益,五菜为充。可现代人完全改变了这个自然规律,五谷杂粮已离餐桌越来越远,就连大米白面也是越吃越少,越吃起精,取而代之的是以酒为浆,饮料为常,膏粱厚味,燕翅鲍汤。五味过偏,各有所伤。"多食咸,则脉凝泣而变色;多食苦,则皮槁而毛拔;多食辛,则筋急而爪枯;多食酸,则肉胝䐢而唇揭;多食甘,则骨痛而发落。"(《素问·五脏生成》)长期不合理饮食的摄入,营养过偏过剩,致使脾胃功能受损,气血化源不足。脾胃运化失常,痰浊内生,积于体内,流于血脉,停滞于五脏六腑,瘀塞于四肢百骸,导致眩晕、头痛、胸闷、胸痛、心悸、怔忡、肢体麻木等心系疾病的发病年龄越来越小,肥胖、高血压、高血脂、高血糖、高尿酸、动脉硬化、冠心病等的发病率越来越高,甚至形成了心血管疾病的大流行。故饮食不节是心系疾病起病之源。

二、劳逸无度——心病的加速器

"人体欲得劳动,但不当使极耳。动摇则谷气得消,血脉流通,病不得生。譬如户枢,终不朽也。"(华佗语)适当劳动和运动是保持健康的重要方法,若过度劳累,或过度安逸,均可伤精耗气,凝滞气血。故《素问·经脉别论》云:"春秋冬夏,四时阴阳,生病起于过用,此为常也。"现代生活节奏的明显加快,社会生存压力的明显增大,于是超时劳动、超体力劳动、超脑力劳动成为普遍的社会现象。孰不知久视伤血,久卧伤气,久立伤骨,久坐伤肉,久行伤筋。反之,过度安逸,无所事事,沉迷于餐桌麻将桌前,流连于声色犬马之中,必致气机凝滞,疏泄不畅,阴寒痰浊,壅塞不通,终致经脉气血不能正常运转,甚至脉道狭窄,或者堵塞,心气涣散,无力推动,变证丛生。真可谓劳逸过度,乃心病的加速器。

三、起居无常——心病的增强剂

《素问·阴阳应象大论》曰:"天有四时五行,以生长收藏,以生寒暑燥湿风。"地球和太阳的相对运动,产生了一年四季,春夏秋冬,寒来暑往。春主升发,夏主生长,秋主收敛,冬主收藏,此自然之规律,逆之则死,从之则生,众所周知。但很少有人知道一天之内也同样存在阴阳消长变化规律。昼为阳,阳主动,阳出于阴,应为工作劳动之时间;夜为阴,阴主静,阳入于阴,为睡觉休息、补充阳气之时间。故日出而作,日落而息,千古不变之理。而今科技昌明,物质生活之极大丰富,夜生活之丰富多彩,彻底改变了人们的作息规律。尤其在大都市,夜间十二点仍歌舞声平,意犹未尽。更有自称夜猫子者,十二点才开始工作,而次日则呼呼大睡,不至中午不起。如此**当睡不睡,当起不起,阴阳错位,昼夜颠倒,拨乱了人体内部的生物钟,使十二经脉营卫气血昼夜运行交接规律随之变化,**再加之声光电刺激,催生了紧张、失眠、眩晕、血压升高、心率

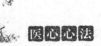

加快等亚健康状态,加快了心血管疾病的形成速度。故起居无常,起到了心系疾病增强剂的作用。

四、情志所伤——心病的导火索

心藏脉,脉舍神,心主神明,所有意识思维活动莫不出于心,故七情六欲虽分属五脏,但所有情志过极,亦无不伤于心。

《黄帝内经》云:"百病生于气也。"何者谓气? **气有生气也,有病气也。生气者,生命之气也,如天地自然之精气、营养五脏六腑之谷气、七情和合之顺气、升降出入之动气。病气者,乖逆之气也,如先天不足之精亏、饮食劳倦之气耗、外感六淫之邪气、七情偏胜之乱气、升降出入之滞气。前者贵在和谐,和则为生气;后者要在不和,不和则为病气。**故景岳曰:"气之在人,和则为正气,不和则为邪气。凡表里虚实、逆顺缓急,无不因气而至,故百病皆生于气。"

然诸气之中,唯升降出入之动气最为重要。气机运动,则升之降之,出之入之,生之化之;气机停滞,则气化不得,升降不能,出入不行,命休不远矣。故《黄帝内经》云:"出入废则神机化灭,升降息则气立孤危,故非出入则无以生长壮老已,非升降则无以生长化收藏。"而最能影响气机之升降出入者,首推七情内伤之乱气。如怒则气上,喜则气缓,悲则气消,恐则气下,思则气结,惊则气乱等等。经云之"百病生于气也",九气之中,情志内伤居其七,足见其要也。

上古之人朴实无华,生活简单,七情致病尚且如此。现代社会乃市场经济之社会,物欲横流,处处充满竞争,"但竞逐荣势,企踵权豪,孜孜汲汲,惟名利是务,崇饰其末,忽弃其本"(仲景语)者比比皆是。各种致病因素中,七情过极致病已上升为头号病因;而且年龄扩大化和低龄化,已不容忽视;社会压力已成为导致情志致病之主因。据临床所见,年龄不同,情志致病特点亦异,粗略分之,不外因情志过极致病和因病致情志过极两端,而且随年龄不同,致病内容各异,为医者若明乎此,通过心理咨询,因势利导,可救大病形成之先,所谓治未病也。若不明乎此,则欲为上工,嘎嘎乎难之矣。

因情志过极致病者,多是长年积累,渐聚而成。少年时期本应最轻松,最少情志致病,故古之儿科医籍极少有情志疾病之论述。可现代生活之压力,儿童也不能幸免。父母盼儿成龙、望女成凤之心虽古已有之,但莫如今人之切也。怀妊时期,不少父母就开始采取措施,让肢体尚未发育完全的胎儿接受强加给他(她)的"学习"压力,还美其名曰:此"胎教"也。新生儿呱呱坠地,便有现代化之启智玩具奉上;咿呀学语之时,便开始背诵唐诗宋词;至两三岁起,东西南北尚未分清，便要接受各种艺术训练，如唱歌、跳舞、美术、体育等，水平已是登峰造极，成人也都为之汗颜。君不见四五岁的幼儿，参加各种比赛甚至国家级大赛者比比皆是，其所表现出之成熟令人震惊、之老练使人生畏。这些成熟老练之背后，幼稚之童心所受之压力可想而知。自上学之后，又开始经历考试排座次之苦，经历升学淘汰选拔之争，专业课程之繁重，业余学习之逼迫，花花世界之骚扰，这些本该是成人才有的压力都无一幸免地强加给了青少年，使得青少年在普遍早熟的同时，抑郁、失眠、神经衰弱、焦虑、性格异常等心因性疾病也日益严重，有些甚至演变成精神疾病。现代青少年自杀、自残、出走、犯罪事件频见于报端，就是少儿情志致病的典型例证。青少年情志致病已成为严峻的社会问题，不容忽视。

最易致病者，当属中青年。其情志所伤，主要来自生活和工作压力、错综复杂的人际关系、功名利禄的诱惑。这个阶段是人生最辉煌的时期，也是充满坎坷、充满诱惑、充满机遇、充满挑战的时期。大学期间，踌躇满志。踏出校门，一片茫然。工作难找，经济拮据，其有不伤于悲怒、伤于忧思者乎？就业之后，即面对沉重之工作压力，职称晋升、职位升迁等残酷竞争，收入不高，却要面对谈婚论嫁、购房租房、生儿育女、保姆问题、孩子入托上学、赡养父母等沉重经济负担。生活压力，工作压力，久之使人劳伤心血，寝食不安。为了既得工作岗位不致丢失，不少人有病不敢称病，瞒着家人，瞒着领导，忧愁思虑，默默承受。更有失业、失恋者，生活无着，前途暗淡，此时年轻气盛，面对压力和忧虑，其勇者气行则已，怯者则着而为病也。不少人年纪轻轻便神经衰弱，失眠多梦，心慌胸闷，血压升高。及至中年，机遇好者功成名就，趾高气扬，颐指气使，稍有不顺，便怒发冲冠，肝先受伤。甚者母病及子，心君受累，轻者胸闷气郁，重者心肌梗死。故此类人高血压、冠心病者居多。运气差者，穷困潦倒，地位低下，忧思悲戚，诚惶诚恐，思则气结，脾胃受伤，恐则气下，肾气受损。故此类人病心悸、心慌、恐惧、多梦者居多。

及至老年，退休之后，本应尽享天年，但有新的情志因素来袭，其最大的莫过于退休之失落感和老年之孤独感。一生拼搏，功成名就，正值春风得意尽享荣华之时，可惜岁月不饶人，"廉颇"老矣。地位低微之人，退休之后虽不富有但落差不大，尚能坦然面对。最感失落之人，多是曾经位高权重者，一旦离位，车子没了，权力没了，说话不灵了，门前冷落了，故一旦离职，首先出现的是脾气变坏，暴躁失眠，苍老明显。多少人走出机关，住进医院，由原来的"官人"，变成了病人。此类人最多受伤于"郁"和"怒"，一切都不顺心了，焉有不郁不

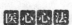

怒之理？郁则气结，气机逆乱，怒则气血并走于上，故冠心病、中风在此类人中的此阶段为高发期。随着年龄增长，体力衰减，生活自理能力渐差，身边急需亲人照顾之日，偏偏多逢子女事业爬坡之时，虽有孝敬之心，却无分身之术，且大多子女与父母分居，周末携儿带女回来探望一下已算难得。平日虽有子女花高薪雇保姆照顾，或送老人院养老，怎奈保姆只能照顾衣食，岂能照顾亲情乎？故老人独居引致的老人孤独症，已成为社会问题。孤独者，有话无处说，有苦无处诉也，七情六欲无以满足，日久便忧思气结，气机逆乱，寝食不安，心神不宁，心病、痴呆作矣。现代老年痴呆的发病率急剧升高，七情所伤乃其诸因之首。

更有因病致七情过极，加重病情者。据临床观察，此类情志致病不外3种。一是在职期间生病，最怕丢失饭碗，丢掉官帽。故有许多工薪者生病不敢称病，尤其有不少身居高位者，虑其因病而官位被取而代之，因此把病情隐藏起来，或自己购药，偷偷治疗，以致"养虎为患"，终成不治。此类人群大多因"恐、忧"二字病上加病。二是因病致贫。收入不高者最怕生病，一人生病则全家贫穷，甚至债台高筑。此类人大多伤于"忧、思"二字。三是怕死之人，一旦染病，即刻恐慌，若闻大疾，则魂飞魄散，不寝不食，仿如世界末日将至。此类人大多恐、悲、忧、思、惊并存，如此数情并至，气机逆乱，升降失序，出入不能，焉有不加重病情之理？

第三节　心病病机四要素

概而要之，心系疾病的基本病机特点为"四多"，即"多虚""多郁""多痰""多瘀"。笔者将"虚""郁""痰""瘀"简称病机四要素，治疗上重用补虚、开郁、化痰、活血四法，简称"治疗四法"，且诸法均以温通最为重要。

一、多虚

《素问·上古天真论》云："女子……五七，阳明脉衰，面始焦，发始堕；六七，三阳脉衰于上，面皆焦，发始白；七七，任脉虚，太冲脉衰少，天癸竭，地道不通……丈夫……五八，肾气衰，发堕齿槁；六八，阳气衰竭于上，面焦，发鬓颁白；七八，肝气衰，筋不能动，天癸竭，精少，肾脏衰，形体皆极；八八，则齿发去。"人过中年以后，阳气先衰，随后肝肾俱逐渐衰弱，这是普遍规律，而心血管疾病则好发生于40岁以上。这个年龄已是男子五八肾气衰，女子五七阳明脉衰了。所谓年过四十而阴气自半，就是指身体功能开始走下坡路了。到50～60岁以后，健康的生命已经"七七""八八"了。若再加上调养不慎，贪凉饮冷、过食肥甘厚味，或者劳逸过度，起居无常，积劳成疾等，均可导致脏腑精气虚弱。

虚有阴虚、阳虚、气虚、血虚之分。心系疾病之诸虚中，阴阳气血之虚弱均可见之，但最易虚弱的是心脏阳气。心居上焦，为阳中之太阳，通于夏气。心主血脉，跳动不息，人过中年之后，最易阳气虚弱，无力鼓动血液运行则血行迟滞，甚则血脉瘀滞不通，不通则痛。心阳虚不能温煦，致使血液寒冷，凝而不流，甚则聚而成栓，或阴寒之邪上乘，痹阻胸阳，气机不利。或者火不生土，脾胃受损，痰浊内生，上乘阳位，阻塞血脉，使之瘀塞不通，血栓形成，阳微阴弦，心脏不通则胸痹而痛。

二、多郁

多郁是指肝气郁结。肝主疏泄，为将军之官，主谋虑，主情志。心系疾病之多郁，一是因郁致病，二是因病致郁。

1. 因郁致病　现代社会是一个"但竞逐荣势，企踵权豪，孜孜汲汲，惟名利是务"的市场经济时代，社会工作压力和生存压力无处不在、无时不在。沉重的生存压力，激烈的社会竞争，加之家庭结构的变化，七情的过度刺激，都是引起肝气郁结的外部因素。若排解不当，则肝气郁结，气机不畅。轻则郁郁寡欢，闷闷不乐，重则母病及子，伤及心脏。气为血帅，气行则血行，气滞则血瘀，而且肝气郁结是一个慢性积累和慢性损伤的过程，早期可无任何症状，逐渐发展，患者会有胸闷、胸痛，心悸不宁，一旦遇到强烈的情绪刺激，或者过度劳累，即刻导致心血瘀阻，甚至形成心肌梗死。

2. 因病致郁　由于心血管为生命之所系，重要程度为诸病之首，故一旦出现胸痛、胸闷等症状，都会引起恐惧不安；若一旦确诊为心脏病，则恐惧、担忧、失望等不良情志影响会反过来加重肝气郁结。

三、多痰

痰湿为病理产物，主要由于过食肥甘厚味，或过食生冷，导致脾胃运化功能减退，水湿不能正常输布，停滞体内，凝聚成痰。现代物质生活水平的提高，饮食结构的改变，是痰湿内生的主要原因。气候潮湿多雨，或居处潮湿，侵犯人体，是痰湿产生的外在原因。痰湿为阴邪，其性黏腻，最易遏伤阳气，阻滞气

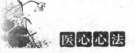

机；前者主要遏伤心脏阳气，影响心主血脉的功能；后者主要阻滞经络之气，影响血液流畅，引起血液黏稠、血脂增高。而且痰湿致病广泛，变化多端，可随气血流动，无处不到，阻于心脉，引起血液瘀滞，心脉不通，则发为冠心病；阻于脑窍，则发生中风；阻于四肢，则肢体麻痹。痰湿为病的另一特点，就是病势缠绵，病程漫长，一旦形成，则不易祛除，导致疾病缠绵难愈。现代研究表明，肥胖、血脂异常是引起动脉粥样硬化性心脏病的主要病因，而且动脉硬化是一个渐进过程，缠绵难愈，随着病情的发展，疾病越来越重，甚至出现心肌梗死，导致死亡。这与痰湿致病的原理完全一致。

四、多瘀

瘀指瘀血。血液在脉管里正常流动，周而复始，如环无端，则是正常的血液；如果流动减慢，或者瘀滞不通，则为瘀血。瘀血也是病理产物，其形成与诸多因素有关。首先是心阳推动无力；其次是气机郁滞，不能帅血；其三是痰浊阻塞，血液黏稠，流动艰难；其四是脉道狭窄，阻塞不通。不通则痛。个人认为，冠心病心肌梗死，其最直接的原因就是心血瘀阻，所以活血化瘀、溶解血栓是治疗心肌梗死最有效的办法。即使在冠心病早期，引起心绞痛的直接因素也与心血瘀阻相关。所以，冠心病多瘀是学界公认的病理，近年国内外研究也最多，此不赘述。

心系疾病的4个基本病机要素中，既可单独致病，也可互相兼夹，其中心脏阳气虚弱为本，气郁、痰浊、血瘀均为标。本病为本虚标实之证，而且疾病开始形成阶段是虚少实多，以实为主；随着疾病的发展，病机也在不断发生变化，逐渐演变为实少虚多。但虚实夹杂贯彻疾病发生发展的全过程。至于寒冷、饱餐、过度疲劳、大便不通等都是冠心病发作的诱发因素，只要注意，大多数是可以避免的，而上述4种因素是无法避免的，只能通过干预才能解决。

第二章 心系疾病的诊断与辨证

第一节 心系疾病诊察心法

一、心病问诊

问诊之要,"十问歌"已经概括无遗。然问诊之技巧,乃非人所能随意掌握的。问诊方法很多,要想问出真实病情,要做到三件事:**一是耐心倾听,二是适当追问,三是听出主次**。耐心才能让患者把问题说完,病情之本源也许可知;适当追问,可掌握要点;听出主次,是要边听边分析过滤,找出疾病要害,而不被患者的喋喋不休和语无伦次所迷惑。

心病问诊同其他疾病问诊原则相同,但侧重不同。

问诊原则,以胸部不适为问诊核心,如胸痛、胸闷、憋气、心悸、气促、水肿等均是常见心系症状。故《素问·脏气法时论》云:"心病者,胸中痛,胁支满,胁下痛,膺背肩甲间痛,两臂内痛。"但心系疾病常常合并许多其他疾病,如高脂血症、糖尿病、胃病、精神疾病等。有时胸痛还要与肋间神经痛等胸壁疾病相鉴别。问诊时既要充分尊重患者的主诉,又要围绕主诉深入细致地询问,以期发现诊断和辨证依据。

1.胸痛

(1)**部位**:胸骨后或者左胸痛者,冠心病可能性大;若用手按压胸壁而痛者,基本可排除冠心病。痛在胸骨下段者,冠心病居多;若剑突下痛者,胃病常见。若伴食后饱胀或吞酸嗳气者,胃病明矣。右胸痛者,胸壁疾病居多;若按之则痛者,基本不考虑冠心病。胸痛引左肩臂内侧者,冠心病可能性大。胸痛引左肩臂外侧者,冠心病可能性小。胸痛痛引肩背者,冠心病不排除。胸痛引两胁下痛,行走不定者,肋间神经痛可能性大。唯肩背痛,持续不解,遇寒加重,活动亦加重,手臂不能探及后背者,肩周炎可能性大。

(2)**性质**:隐痛者,虚也。刺痛者,瘀也。闷痛者,痰也。喜叹息者,气郁也。痛无定处者,气滞也。痛而时止,久而复痛者,虚也。痛有定处者,瘀也;暴痛而剧烈且持续不解者,瘀也。胸痛伴恶心者,痰也。

2.胸闷 指胸口憋闷、压迫感,患者自觉胸中气流堵塞,呼吸不畅,如同缺气感,尤其心情不好时明显,喜叹息,需长出一口气才觉舒畅。间断胸中闷气者,气郁也。自觉有气顶胸咽者,气郁也。胸闷,嗳气则舒者,肝胃不和也。胸闷如室,有重压感者,痰阻气机也。闷而痛者,气滞夹瘀也;闷而不痛者,胸阳不展也。闷痛不知痛处者,痰夹瘀也。若因劳累、输液过快、或情绪刺激或突然发作胸中憋气,呼吸困难,甚至口唇青紫,面色苍白者,则属急性左心衰之危急重症。

3.心悸 心悸不安者,心气虚弱也。经云:"阳气者,精则养神。"心中恐惧,惕惕然,如人将捕之,心脏阳气虚也。遇事则紧张而心悸者,心中阴血亏虚也。心中空虚,有失落感者,心气虚也。心中悸而烦者,心火盛也。动则心脏悸动不安者,心气虚也。心悸时发时止者,虚也;持续不解者,实也。心悸伴失眠者,虚火多见;心悸伴头晕者,血虚居多。心悸伴腹胀者,胃中不和;心悸伴狂躁者,心火亢盛。心悸而萎靡不振者,心气虚而痰湿较盛;心悸而郁郁寡欢者,肝气郁而心血虚。

心烦心悸,伴急躁、发噩梦者,心肝火旺;伴失眠、多梦者,心肾阴虚;伴恐惧、惕惕然如人将捕之者,心血不足;伴嗜睡、困倦、精力不集中者,痰湿蒙蔽;伴四肢无力、疲倦懒言、食欲不振者,脾虚夹湿。

4.气喘 肺主气,司呼吸。肺为气之主,肾为气之根。《黄帝内经》有"喘出于肾""喘出于肝""喘出于肺""喘出于心"之说。经云:"中焦受气取汁,变化而赤,是谓血。"其变化而赤者,言"脉朝百脉"也。故喘不离乎肺,也不止乎肺。静则气顺,动则喘者,多属心衰;喘而咳者,多属肺病。夜卧而喘,或端坐呼吸者,多属心衰;喘而能平卧者,多属肺病。也有二者兼而有之者,不可不察。

5.眩晕 眩者眼花,晕者头晕。经云:"诸风掉眩,皆属于肝。"临床所见,未必尽然,须详察之。眩晕可与心脏有关,也可与血压、颈椎病、耳源性疾病等有关。眩晕而头胀头痛者,多是血压增高;头晕,起则头眩者,多是血压偏低。眩晕而心悸不安者,多由心脏疾病引起。眩晕与颈部活动有关者,多是颈椎病。头晕与颈部活动无关者,多是供血不足。眩晕而视物旋转伴恶心呕吐者,多与耳源性有关。眩而不晕者,心血不足;眩而晕者,痰湿偏盛。头眩晕而乏力者,多是气虚不能升清。视物旋转者,痰湿必盛。行走不稳者,肝阳偏亢。眩晕而面色潮红,失眠者,肝阳偏亢。面潮红而多梦者,阴虚阳亢。面色赤红,急躁易怒者,肝火亢盛。眩晕而喜低头者,阳气不足。眩晕伴耳鸣如蝉者,多是肾阴虚;

眩晕伴耳鸣隆隆者,多属肝火盛。眩晕伴恶心者,必是痰湿蒙蔽清窍;眩晕伴腰酸膝软者,必是肾精亏虚不荣。

有头晕感,行走不稳,有飘浮感,多为肝阳上亢;头晕明显,心烦急躁者,心肝火旺;视物旋转,如坐车船,伴恶心欲吐者,痰湿;伴眼花明显,起则头晕者,气血虚弱;伴耳鸣明显,肾精不足。

6. 头痛　头痛,指头部疼痛,或轻或重,时有时无,或局部疼痛,或全头疼痛,可呈胀痛、隐痛、刺痛、钝痛等感觉。头胀痛者,肝阳上亢或肝火上炎;头刺痛者,血脉瘀滞;长期偏头痛者,外风伏风(未必是高血压);头空痛者,上气不足(清阳不能出上窍);头痛有沉重感者,痰湿中阻。

7. 肢体麻木　麻木者,肢体、肌肤不仁也。轻者如蚁行感,重者可活动不利,即不用也。经云:"血主濡之。"又云:"荣气虚则不仁,卫气虚则不用,荣卫俱虚,则不仁且不用。"凡麻木者俱是经络气血运行受阻,局部肢体或肌肤无血供应或供应不足所致。经络之供血受阻,多是阳气虚弱,运血无力,或痰浊、瘀血阻滞经络,且多在络而不在经。因经是运血之主干,犹如长江黄河,河道宽畅,不易亏虚;络是细小支流,犹如居家之水管,细小而曲折,最易堵塞。河道水虽多,但水管堵塞,仍然无水可用。故麻木多责之于络脉阻塞不通或不畅。遇寒而麻者,多是阳虚而寒盛;因不动而麻木者,多是气虚无力推动。经云:"血气者,喜温而恶寒,寒则泣不能流,温则消而去之。"故凡麻木一症,多责之于寒、责之于虚。

二、心病望诊

《难经》云:"望而知之谓之神,闻而知之谓之圣,问而知之谓之工,切脉而知之谓之巧。"望诊是四诊之首,也是同患者接触的第一印象,最为直接,也最能反映疾病的本质。余对望诊体会较深的主要是望神、望色和望舌。

1. 望神态　心主神明。心藏脉,脉舍神。若两目灵活,明亮有神,面色荣润,含蓄不露,神志清晰,表情自然,肌肉不削,反应灵敏,均为有神,乃气血充沛,心脉流畅,心神得养,提示心脉健康,或既病亦轻可治,预后良好。若两目晦暗,目无光彩,面色晦暗无华,精神萎靡,意识模糊,反应迟钝,均为失神,乃重病、久病,气血耗伤,心脉不充,心神失养。若烦躁不安,坐卧不宁;或循衣摸床,撮空理线;或双目无神,意识不清;或本已神昏或精神极度萎靡,突然神识似清,想见亲人,言语不休,本不欲食而忽然能食,面浮红晕;或原本目光晦滞,突然目似有光,但却浮光外露;均为心血衰败,阴阳离决,心神欲散,预后不良,死亡

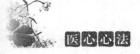

不远矣。

另有**神乱者**，若狂躁不安，妄言妄动，胡言乱语，打人骂詈，不避亲疏，乃痰火扰乱，心神不藏，为阳为实；若淡漠痴呆，喃喃自语，哭笑无常，乃深情牵挂，不得疏解，情志内伤，肝气郁结，母病及子，心肺受累，阳气被抑，阴气偏盛，为阴为虚。

2. 望色 面色者，气血外露之象也。"十二经脉，三百六十五络，其血气皆上于面而走空窍。"（《灵枢·邪气脏腑病形》）心在体为脉，其华在面。心脉气血盛衰在面部反映最为准确。尽管人类肤色各异，病与不病仍清晰可辨。经云："夫精明五色者，气之华也。赤欲如白裹朱，不欲如赭；白欲如鹅羽，不欲如盐；青欲如苍璧之泽，不欲如蓝；黄欲如罗裹雄黄，不欲如黄土；黑欲如重漆色，不欲如地苍。"（《素问·脉要精微论》）尽言不病之色。又云："青黑为痛，黄赤为热，白为寒""薄泽为风，冲浊为痹""沉浊为内，浮泽为外"。故其面色青者，肝气郁结，气郁血滞。面色潮红者，肝阳偏亢，母病及子，血液上涌。面色赤红者，心火上炎。两颊潮红者，阴血不足，虚火上炎。面色淡白者，气血两虚。面白无华者，心血不足，心脉不充。面色黧黑者，血瘀也。面色黄者，心气虚也，脾胃虚弱，子病及母。口唇暗黑者，心血瘀阻也。面红唇白者，心血虚也。

"五欲五不欲"，皆因其脏真之象也。面色红润者，血气旺也；苍白者，气血虚也；黧黑者，久病也；唇黑者，瘀血也；萎黄者，脾虚也；眉间及眼睑苍白者，贫血也；白睛红者阳亢也，白睛蓝者肝风也。

3. 望形体 形态，神动之象也。形体是人体生命活动的外在表现，最能真实反映人体是否健康、是否有病、病的程度、预后好坏等等。患者进入诊室后的最初表现，往往是患者身体疾病信号传达最准确的时段。常见有以下几种：

患者入诊室，满面红光，大声大调，声如洪钟，说话清晰者，无大病也；表现紧张，一脸愁容，小心翼翼，声音低微者，多抑郁也，此人必性格内向，性情缠绵，对医生的话会将信将疑，表面上很听话，实际上对医生的治疗持怀疑态度，一二服药后，如效不明显，则自行停止用药，或更换医生。若稍稍等候即不耐烦，甚至急躁发怒者，多属阳证，有病也好治，可放胆用泻法；易恐惧者，多属阴证，用药要特别小心。

"头者，精明之府，头倾视深，精神将夺矣；背者，胸中之府，背曲肩随，府将坏矣。"（《素问·脉要精微论》）心居上焦阳位，心病必然引起上焦形体的变化。坐而昂首，声高气粗者，阳气盛也，多属肝阳亢或心火盛；坐而低头，不欲言语者，阴气盛也，多为肝气郁或心气虚。坐而手按胸前，面呈痛苦貌者，必是胸痛、心悸;若不停地用手按摩胸部者,多是胸闷不舒。

4.望表情 表情者,心之想,神之象也。病者之表情,不外阴、阳两端。阳证者表情急躁而不耐烦者,乃肝火盛欲发而不能发也;盛气凌人者,乃表面强盛而内心空虚也;表情忧郁者,阴气盛,阳不足,多有抑郁或焦虑症,乃气郁而不能伸也;表情惊恐者,心肾虚也;表情紧张者,心血虚心神不宁也;表情自如者,心肝血充沛也,有病也无大碍。若表情痛苦,站立不能者,头晕多见;以手捂胸者,胸痛多见;以手捂腹者,腹痛多见;眉头紧皱,时偷眼看人者,多诈病者也。

5.望舌 舌为心之苗,苔为胃之征。舌主脏真之本,苔主外邪之标。心开窍于舌,由于"手少阴之别……循经入于心中,系舌本"(《灵枢·经脉》)。故《望诊遵经·望舌诊法提纲》指出:"心者生之本,形之君,至虚至灵,具众理而应万事者也。其窍开于舌,其经通于舌。舌者心之外候也,是以望舌而可测其脏腑经络、寒热虚实也。"舌以淡红、灵活、大小适中为佳。舌体不外淡、红、胖、瘦四端。舌红者,热也;舌边红者,肝胆热;舌尖红者,心火亢也;舌淡者,虚也;舌胖者,湿也;淡胖者为气虚而寒湿,红胖者为邪盛而湿热;舌暗者,血流不畅也;舌有瘀斑者,血瘀也。舌尖红,心火上炎;舌全红而干,心肝火旺;舌偏红者,肝阳偏亢;舌体绛红而光亮,心阴虚;舌淡白,心阳气虚;舌白无华,心血虚;舌暗者,血脉不畅;有瘀点,血脉局部不通;有瘀斑,动脉硬化,可能多处瘀塞不通;瘀在舌尖,心脉不通;瘀在舌边,多有胁痛;舌淡白而不胖者,脾虚;舌体淡白而胖大,脾虚夹湿;红而胖大,湿热内蕴;若有齿痕,脾湿明矣。舌体萎缩,阴血不足;舌体僵硬或舌体偏歪,中风使然。舌淡白而胖,有齿印者,脾虚湿困;舌偏红而胖,有齿印者,湿热内困。

6.望苔 舌苔常见厚、薄、腻、滑4种。舌苔薄白润滑为佳。苔少者,阴虚之象;苔厚者,痰湿之征;苔白者寒湿,苔黄者湿热;苔腻者浊邪,苔滑者水湿;苔干者缺津液。白为寒,白而厚者,痰湿内生;白而滑者,有水气;白而腻者,痰浊内阻。黄为热,黄腻者,痰热互结;黄燥者,阴津不足;薄黄者,心火偏亢。苔花剥者,阴气已虚;光亮无苔者,阴血虚少明矣。

三、心病闻诊

言乃心声。声音为宗气所主,为中气所养。中气强弱,与声音强弱关系密切。经云:"言而微,终日乃复言者,此夺气也。"声音洪亮者中气充足,低微者中气式微;欲言又止者,必有隐忧;喃喃不绝者,必有伤心之事。不欲言,言则

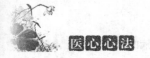

流泪者,郁结甚也,必有牵挂之事。

1. 闻声音　声高亢者,多属心气实;声焦躁者,多属肝气实。声低弱者,多为心气虚;声如从室中言,或言而微,终日乃复言者,心气极虚也。言语错乱者,心神受损也。言其恐惧,不敢独居家中者,心气虚弱,肾水寒也。

2. 闻气味　心系疾病患者大多无异常气味,若出现湿困脾胃,运化不佳时,或痰浊阻滞,脾胃升降失常时,则可闻及口臭。

四、心病切诊

1. 切脉　《灵枢·经脉》云:"经脉者,所以能决死生,处百病,调虚实,不可不通也。"《素问·经脉别论》云:"气口成寸,以决死生。"《难经》亦云:"寸口者,脉之大会,手太阴之脉动也。"故诊脉乃诊察心病之最佳方法。寸口指手腕外侧桡动脉去处,是脉搏搏动最显要的部位,由于其位置表浅,容易触摸,疾病内部气血阴阳的寒热虚实都可引起寸口脉搏的变化,故可通过脉搏搏动的变化诊断各种疾病。由于脉是心系的重要组成部分,所以心系疾病的变化更容易通过脉搏的异常来进行诊断。

切脉之象,辨病之情,乃诊病之要。不会诊脉者,不能算是中医。然脉象变化万千,不易分辨,而且常常有在心易了、指下难明之感。临床常见心系疾病之脉,极有价值者,无非弦、滑、细、沉、迟、弱、结、代、促、涩 10 种。能熟练掌握此 10 种,并根据其特点准确判断病情,已属难能可贵了。至于那么多的脉象细微变化,若非至精至微之人,实难言其奥妙也。浮脉为表,沉脉在里,自不待言。凡重按无力者,必是气血虚;有力者,必是正气足。凡迟者必内寒,而数者却未必都是热,洪大滑数者,热也;细速无力者,虚也。弦主肝胆而动脉硬化当有,滑主痰湿而温化清化必然。

（1）**弦脉**:端直以长,如按琴弦。脉体在指下长而弦劲有力,可浮可沉,主肝气郁滞,亦主动脉硬化、高血压等。临床见弦脉即可按气郁气滞进行治疗。若弦而细弱,多为肝血不足,常见睡眠不实、精神抑郁、易紧张激动。若弦数有力,主肝阳上亢或肝火亢盛,常见面潮红、急躁易怒等。

（2）**滑脉**:往来流利,如盘走珠。脉体在指下有一种光滑感,可浮可沉。主痰湿证。不管冠心病还是高血压,只要有滑脉,就可按痰湿治疗。若脉细而滑,主气虚痰湿,常见疲倦乏力、困倦思睡而思绪不断。若弦而滑,主肝风痰热,常见血压升高、急躁而烦、口腔溃疡、胸闷不适等。

（3）**细脉**:细来如丝,细而不绝。脉体在指下纤细如丝,但触手可及,一般多沉,主气血虚。临床见细脉即可按气血虚弱治疗。

（4）**沉脉**：浮取微弱,沉取可得。脉体在沉部可取,浮取、中取均不明显,主久病,主在里。若沉而有力,多为实证,亦多见动脉硬化;沉而无力,多为虚证,多为久病气虚,常见腰膝酸软、疲乏、纳食不香等。

（5）**迟脉**：脉来一息三至,或不足四至。迟脉只从每分钟的跳动次数计算,主阳气虚,鼓动无力,或者沉寒痼冷,积于体内。凡临床见迟脉,无论血压高低,也不管胸痛与否,都要用温通阳气之法治之。

（6）**弱脉**：软而柔细,举手则无。脉体在指下沉弱而无力,甚至重按则寻而不见。主气虚。临床凡见弱脉,皆属中气虚弱,重在补益中气,配合温肾阳、通心脉,效果更佳。

（7）**结脉**：脉来而时止,止无定数。脉来有停搏感,无规律,总体次数偏慢,多见频发或偶发室性或室上性期前收缩,为心气虚弱推动无力,血脉运行不畅所致。

（8）**代脉**：脉来而时止,止有定数。与结脉相比,停搏感有规律而已,病机大体相似,气血不足以心气虚为主。

（9）**促脉**：数而时止,止无定数。与结脉相比,总体脉搏次数偏快而无规律,属房颤律。主心之气血阴阳俱虚。

（10）**涩脉**：细迟短涩,往来艰难。指下脉体如轻刀刮竹感,如病蚕食叶感,涩滞而不流利。主血脉瘀滞,心脉不通。

2.切肌肤　患者若主诉胸胁疼痛时,可用手指按压胸胁体表疼痛部位,若按压疼痛者,多为肋间神经炎、肋软骨炎、体表或胸壁外伤等疾病,可基本排除心脏病。若压之不痛,则可能属胸痹心痛。按压疾病的部位也可提示某些疾病,如剑突下压痛,大多属于胃脘痛;右侧胸壁压痛,可排除心脏疾病。

3.四诊合参　凡诊病,必四诊合参,方能全面而准确,不可偏废。切记:不可自恃切脉小技而哗众取宠,更勿因偶尔望诊正确而自喻华佗再世。

五、心病检查

心系疾病大致相当于西医学的心血管疾病,包括冠心病、高血压、动脉硬化、心力衰竭、心律失常等。掌握这些疾病的检查方法,并对检查结果给予合理评估,对于明确病情、评估疾病严重程度、判断疾病预后、判断中药服用效果、判断是否需要用西药辅助治疗等,都有重大临床意义,作为现代中医,不可不查。切不可以"我是中医"为理由,拒绝西医学检查。我的导师邓铁涛曾提

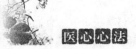

出"五诊十纲"的概念,五诊即**望**、**闻**、**问**、**切**、**查**。这个"查",就是西医学检查。

心病检查,包括西医学的体格检查、实验理化检查等内容。医学科学技术与传统医学相结合使现代中医在辨病辨证时,依靠四诊为支撑,辅以"查"为依据,作出疾病中西医诊断,如血压计协助诊断高血压,可排除眩晕是否为高血压引起。在辨病的前提下,合理借用现代科技施以微观辨证,如运用分子生物学检测技术可从基因水平了解患者罹患某种疾病的概率,求证某些病先天禀赋异常的病因。同时,"查"诊技术拓展了传统四诊方法的内涵,为抽象的四诊资料实现量化研究提供了依据。如古籍中脉诊提到的"十怪脉",在心血管疾病中多指各种类型的心律失常,但古代医家论述形式多样,从而使得临床实践难以把握,若借用心电图检查,则诊断清晰明确,并且对各种类型的"怪脉"治疗方式及临床预后的判断具有重要的指导意义。

1. 高血压   高血压分为原发性高血压和继发性高血压。前者发病原因不明,多为遗传、不良情绪刺激、不良生活方式等引起,约占90%～95%;后者可因肾脏疾病、肾动脉狭窄、嗜铬细胞瘤等引起,约占5%～10%。临床上一般情况下都可以通过检查进行鉴别,但有时也难以分清。二者都可伴随血管病变、心脏和肾脏病变。需要做的检查主要有:

监测血压,必要时做24小时动态血压检查,以评估血压水平、波动规律及昼夜变化。其次是检查心脏彩超,以及颈动脉、腹主动脉、肾动脉等血管部位的彩超,了解高血压对血管的损害及排除肾动脉引起的高血压。必要时做肾上腺彩超,以排除肾性或内分泌性高血压。化验检查则重点查血常规、尿常规、肝功能、生化、电解质、血脂、血液流变性、血同型半胱氨酸、尿苦杏仁酸、肾素、血管紧张素、醛固酮、肾功能等指标。

2. 冠心病   冠心病分为心肌梗死(急性、亚急性、慢性、ST段抬高和非ST段抬高)、心绞痛(稳定型、不稳定型、变异型、劳力性、隐匿性等)、急性冠脉综合征等类型。其病理实质是冠状动脉损伤、内膜增厚、或斑块形成,引起管腔狭窄或闭塞,导致下游心肌缺血缺氧,甚至造成心肌损伤或坏死,最终影响心功能。由于病变部位在冠状动脉血管和心肌,受影响的功能主要是心肌收缩功能和心电传导功能,所以,所有检查都围绕冠状动脉血管、心脏功能及心电传导功能进行。

中医的胸痹心痛大致相当于冠心病,但也不完全对等。例如胸中痞塞,短气,患者时常感到胸中憋气,喜欢叹息,长出一口气即觉舒畅,这种情况未必就是冠心病。所以,临床检查既可以明确冠心病的诊断,也可排除冠心病的诊断,对于判断预后、制订中医治疗方案以及是否联合西药治疗等都有重大意义。

心电图是必须进行的一项检查。做中医的也要学会做心电图和阅读心电图,尤其是中医内科心血管专业,学习心电图更是必修课。若有心律失常,必须做24小时动态心电图检查,以判断24小时内心电变化情况。若患者的胸痛与活动和体力有关,还要做心电图运动试验,以排除隐性心肌缺血。心血管造影是确诊冠心病的黄金指标,若无禁忌证,原则上都要做该项检查。该检查有3个好处,一是明确诊断,做到心中有数;二是用来评价中药治疗效果;三是用来判断预后,为避免在治疗过程中出现突发事件做好相当准备。造影的方法有2种,一是介入性心血管造影,二是冠状动脉CT。前者更为准确,后者则为无创性,患者更加容易接受。

其他物理及化验检查,除了与高血压相同的项目外,凝血功能检查是必不可少的项目,这个指标不光是指导如何抗凝治疗,对于指导中医药的活血化瘀治疗也是有帮助的。

3. 心力衰竭　心力衰竭是多种心脏疾病终末期的一种临床表现,主要以气促、活动加重为主,有时伴有下肢水肿。本病相当于中医的喘证、水肿等。心力衰竭分为急性心力衰竭和慢性心力衰竭、左心衰竭和右心衰竭。其关键病机是心脏收缩功能降低,心输出量减少,肺淤血或者大循环淤血。

心力衰竭检查的目的在于了解心脏是否肥厚、扩大,心脏收缩与舒张功能是否减退,因而,心脏彩超是必不可少的一种检查手段,有条件时也可以做核素心肌扫描,能够更加明确心肌病变的程度。其他检查如心钠素、生化、电解质、血常规、肝功能等都是不可缺少的项目。

4. 心律失常　心律失常是心脏电活动或者传导异常导致的心脏跳动节律的改变。心律失常有很多种类,如缓慢性心律失常、快速性心律失常、起搏性心律失常、传导性心律失常、紊乱性心律失常等。

了解心律失常的种类,对于选用中药治疗有一定帮助。检查首选普通心电图、24小时动态心电图,必要时可做食管心房调搏、心电记录仪检查。其他如钾、钠、钙、氯等电解质检查,也很有必要。

5. 其他心脏病　包括风湿性心脏病、肺源性心脏病、先天性心脏病、心肌炎、心肌病、心包炎等。这些疾病都有一个共同特点,就是心脏结构发生了变化,最终导致心功能受损,临床可出现胸痛、心悸、气促等症状。这些疾病的检查要点是做心脏彩超,既可明确心脏结构的变化,又可了解心功能状态。动态检查还可把握疾病的进展情况,对疾病用药和预后判断有较大价值。

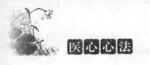

第二节　心系疾病辨证心法

一、心病标本主次辨

经云："病有标本……有其在标而求之于标,有其在本而求之于本,有其在本而求之于标,有其在标而求之于本。故治有取标而得者,有取本而得者,有逆取而得者,有从取而得者。故知逆与从,正行无问;知标本者,万举万当;不知标本,是谓妄行。"(《素问·标本病传论》)心系疾病亦为本虚标实之证,疾病种类不同,标本各异,必须分清标本,确定先后,对于制定治疗原则非常重要。

先标实而后本虚者,如病毒性心肌炎、风湿性心脏病、高血压等,多为毒邪外袭,留而不去,损伤正气。急性期治其标,应先祛邪为主,有虚则扶正为辅;缓解期则以扶正为主,有余邪则兼顾祛邪。

先本虚而后标实者,如冠心病、心肌病、心律失常等,起病缓慢,病程漫长,早期阳气虚弱,或阴血不足,但仍可通过自身代偿,不易发现,待出现症状时,则多为痰瘀阻滞,标实明显,往往心主血脉功能已经减退,气血运行缓慢,或气化功能减退,痰湿浊邪无以化,沉积脉中,阻滞经脉气血运行。治疗则以扶正为主,兼顾祛邪。

疾病阶段不同,标本不同者,如高血压早期多为肝阳偏亢或肝火亢盛,标实为主,或肝郁化火、肝火亢盛之纯标实证,病程延长,则本虚愈显,标实愈少,可根据辨证,确定祛邪或者扶正孰先孰后。

二、心病虚实寒热辨

心系疾病比较复杂,有寒有热,有虚有实,而且与发病原因、病程长短、身体素质都有较大的关系。而且心主神明,又主血脉,发病多涉及心、血、脉、神四方面。每个方面的寒热虚实各有不同。一般来说,心系疾病寒多热少,虚多实少,寒热虚实交叉复杂。

心系疾病的基本特征是气血在脉内循环运行障碍,而气血运行障碍的常见主因是阳气虚弱,推动无力,或者寒凝经脉,气血凝滞,如胸痹心痛、心力衰竭等多属阳气虚弱,虚寒内生,导致痰浊瘀血阻滞经脉,气血流通不畅。

具体到某一器官,疾病属性则各有其规律。

1.心　心为阳脏,为阳中之太阳,在五行属火。行使主血脉和主神明的主要物质是心脏阳气。经云："阳气者,若天与日,失其所则折寿而不彰。"所以,血液运行全赖心脏阳气的推动作用。又云："阳气者,精则养神,柔则养筋。"心神的聪慧与否也与心脏阳气的濡养有密切关系。心脏阳气虚弱,则精神萎靡不振,思维迟钝。故心脏阳气不能虚,虚则伤心神,心神伤则主不明,主不明则十二官危。心之阳气也不能亢,亢则心血加速,神志错乱,同样可伤及五脏。

临床凡见心烦急躁、坐卧不安者,多属心经实热;

伴小便短赤则心经火旺;

突然胡言乱语、狂言骂詈,不避亲疏,甚至登高而歌、弃衣而走者,多属痰火扰心;

心慌心悸,易惊善恐,惕惕然如人将捕之者,多属心气不足;

胸痛不适,心中憋气者,肝气不畅,母病及子,心气不得舒也。

胸部疼痛伴恶寒者,心脏阳虚兼血脉瘀阻也;

失眠多梦,多梦见狂躁之事者,心血不足,虚火偏旺;

失眠多梦,多梦见悲伤之事,心气不足也;

心烦失眠,彻夜难寐者,肝气郁结,气郁化火,扰动心神,心神不宁也。

若肝郁化火之焦虑、抑郁、失眠,肝火亢盛等,可引起眩晕、头胀、头痛、血压升高;火扰心神则心悸不安、心律失常等,临床诊断时并不难区分。

2. 血　血为维系生命的物质基础。所谓"血主濡之",各脏器均需要血的濡养才能正常发挥作用。所以《素问·五脏生成》)有"肝受血而能视,足受血而能步,掌受血而能握,指受血而能摄"之语。

血也有寒热虚实之分。实证多为血热、瘀血、痰浊,而虚证多为血虚、阴虚。

血热多表现为心悸不安,心跳加快,潮热面红,或血压升高,四肢烦热,心烦急躁,失眠,无睡意,舌红,苔黄而干,脉滑数。

血虚多表现为心悸不安,心慌不已,易惊善恐,惕惕然如人将捕之,失眠多梦,或者困倦思睡而睡眠不实,舌淡白无华,苔薄白,脉细弱。

血瘀多表现为舌质紫暗,或有瘀斑瘀点,舌下脉络瘀暗,或伴唇甲发黑或者发紫暗,脉涩。

血中有痰则多见疲倦思睡,头昏脑胀,思维迟钝,舌淡胖有齿痕,苔白厚或腻,脉滑。

3. 脉　脉有阴阳寒热虚实之分,古书已有许多文献可查,但具体到心血管疾病,则需要具体问题具体分析。以下几种脉象对于心血管病的诊断有较大的参考意义。

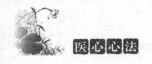

迟脉：迟脉为寒，多是心脏阳气不足，虚寒内生，鼓动无力，多见于窦性心动过缓、结性逸搏心律。若出现在室性心律时，则是心气将绝的危候。

数脉：有三种情况，一是心火亢盛，属热证、实证。这种数脉多呈持续性，与情绪紧张、焦虑有关，多见于窦性心动过速。二是心血不足，心神失养，属虚证，亦多呈持续性，活动则加剧，亦可见于窦性心动过速、贫血等。三是心气不足，可呈短暂性，与活动、劳累有关，多见于慢性心力衰竭患者。

结脉：迟而时止，止无定数，多见于房性或室性期前收缩，发作不规律，多属于气血不足，推动无力，伴有血瘀。

代脉：迟而时止，止有定数，多见于频发室性期前收缩，呈二联律或三联律，性质同结脉。

促脉：数而时止，止无定数，可见于各种紊乱性心律失常，如房室传导阻滞、结性逸搏、室性逸搏等，多为阴血不足，心神失养。

涩脉：根据其脉象有细、迟、短、涩、往来不流利，且伴散乱无规律的特点，相当于心房颤动，多属于气血不足，阴阳两虚。

弦脉：因其脉象弦劲有力，如按琴弦，主肝病。肝主筋，故多见于动脉硬化的患者或者高血压的患者，多为情志不畅，气滞血瘀。

其他脉象在心血管疾病中只有辨证价值，对于心血管病的诊断则意义不大。

第三章　心系疾病的治疗策略

第一节　四个基本策略——补虚、开郁、化痰、活血

一、补虚重通阳，首推桂枝

经云："虚则补之。"此凡病治法之通则也。冠心病之虚主要是心脏阳气虚，法当温补阳气，如黄芪、附子、干姜之属，而桂枝作为温通阳气之品，当为首选。经云："血气者，喜温而恶寒，寒则泣不能流，温则消而去之。"心系疾病的主要病机是不通，不通的主要原因在于"阴寒凝滞"，故其治疗关键在于通，而通的前提在于温，可见治疗心系疾病非温不通。冠心病亦是如此。桂枝辛甘，气温，入心经，具纯阳之性，功能温经通阳，为疏通经脉之要药，且用量宜大。桂枝之善用，属仲景为最。笔者受仲景治疗心阳虚的桂枝甘草汤中重用桂枝四两（折合现在的60g）的启发，结合长期临床实践证明，用大剂量桂枝30～50g治疗心血管疾病，常常收到意想不到的效果，而且安全，未见有上火、鼻血、发汗过多等副作用。

二、开郁重温散，慎用凉药

"木郁达之"，达者，"疏其血气，令其调达，而致和平"之谓也。人体之贵，在于一气。气之升降有序，出入顺达，则血脉通畅，阴阳和平，五脏和谐，各司其职，六腑通调，内外畅达。若因七情过度，肝气受伤，气郁于内，不得疏泄，必致气机逆乱，血脉瘀滞，百证变生。犹如城市之交通，一处不通，则多处堵塞，轻者影响出行，重者引致交通瘫痪。笔者2008年拜张学文为师，前往咸阳跟师学习，发现张师诊治疾病时十分重视情志致病，用药也善用疏肝行气之品。问其故，答曰："人体贵在血脉运行通畅，气郁则血必滞，所谓'百病皆生于气也'。"所以，疏肝解郁是重要治疗大法。根据"血气者，喜温而恶寒"的特性，笔者临床上最喜使用的行气药大多有温热之性，如陈皮、延胡索、薤白、香附等味辛性温之类，一般不选择使用寒凉清热之品。临床上当冠心病出现胸闷胸

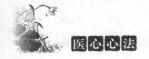

痛时,行气开郁是减轻症状、改善病情的最有效治疗方法,若再加上心理调节,更是事半功倍,屡试不爽。

三、化痰重温药,喜用陈夏

首倡化痰法治疗冠心病的是邓铁涛。20世纪80年代起,邓铁涛就提出痰浊是冠心病形成的主要病机,用温胆汤化痰是治疗冠心病的重要方法之一。笔者20世纪80年代中期就读邓铁涛的研究生时,曾长期跟随邓老临证,记录邓老用化痰法治疗冠心病1000余例,并加以分析其学术思想、辨证规律、遣方特点、用药习惯,结合现代电脑技术,研究开发出"邓铁涛教授冠心病中医诊疗系统",得到了邓老的认可。多年的临床实践证实,化痰法治疗冠心病效果显著。冠心病是吃出来的疾病,过食肥甘厚味,损伤脾胃,运化失司,水湿内生,聚而成痰,痰浊阻塞,阻滞气机,或随血液运行于经络之中,直接阻滞经络,导致脉络不通。化痰法可祛除瘀塞,疏通气机,恢复血脉运行通畅。痰为阴邪,非阳无以化。仲景云:"病痰饮者,当以温药和之。"笔者临证时,只要患者舌苔白、脉滑、胸闷等,不管是心绞痛,还是心肌梗死,均视为病痰饮者,一律使用陈皮、半夏等温热之属以化痰,均可收到良好疗效。

四、活血用重剂,意在效宏

瘀血阻塞,经络气血不得通畅是冠心病的重要病机,也是多种因素综合作用的必然结果。活血化瘀虽是治标之法,但也是行之有效之法。笔者在使用活血化瘀药时,药味不过一二,但剂量普遍较大,如川芎20～30g,水蛭至少10～20g,鸡血藤30～60g,意在力专效宏。近年来,活血化瘀治疗冠心病的研究最深入,临床应用也最广,此不赘言。

综上所述,冠心病之病机不外虚、郁、痰、瘀,病机关键在于血脉不通。不通的主要原因,一是心脏阳气虚弱,无力推动血液运行;二是气郁、痰浊、瘀血阻滞经络,阻碍脉道通畅。冠心病之中医药治疗,方法虽多,关键在于"通",而通的前提在于温,方法不外补虚、开郁、化痰、活血四法。只是不同阶段,病机侧重不同,治亦有所侧重。临证时可根据病情轻重缓急,结合辨证结果,四法联合,标本兼治;也可重点突出某一治法,如温通阳气配化痰之品,疏肝行气配活血化瘀,皆可谨察间甚,以意调之,做到合理配伍,恰到好处,取得最佳治疗效果。

第二节　三个主要治疗目标

一是改善症状。

心系疾病是人类健康的第一杀手,危害极大。一旦有症状出现,表明病情不稳定,同时也会对患者的心理带来恐慌。故治疗的第一目的就是改善症状。临床经验表明,中医药治疗对于改善临床症状具有独特的疗效。

二是改善各项异常指标。

如降血压、改善心功能、减轻动脉血管的硬化及斑块形成,保护心脏和血管功能。如果通过治疗,各项异常指标不能有效改善,则表明治疗效果差,病情随时会有反复。同时,随着西医学的普及,大多数患者也非常关注自己的检查指标。如果中医药治疗不能对各项异常指标有改善,则会失去患者对中医中药的信任。

三是提高生活质量。

力争让患者离开医院,回归家庭,回归社会。中医中药在提高心血管病患者生活质量方面具有显著优势。

第四章　心系疾病论治

第一节　心系疾病病证及治疗心法

郁证

(一)基本概念

郁证是指情志不舒、气机郁滞不得疏泄,甚至郁久化火,火扰心神而出现的一系列精神情志类疾病。临床主要表现为心情沉闷,郁郁寡欢,不欲言语,遇事敏感、紧张、焦虑,悲哀、恐惧、愤懑,或有悲伤欲哭,欲言先流泪,甚者伴有胸胁胀满疼痛、重度失眠,或伴咽中如有炙脔,吞之不下,略之不出的特殊症状。

1.诊断要点　以焦虑、紧张、抑郁等情志症状为主要诊断依据,伴舌红、苔白,脉弦或细数等。现代检查可无明显异常发现。

2.病因病机　经云:"心藏脉,脉舍神,心气虚则悲,实则笑不休。"(《灵枢·本神》)又云:"邪在心,则病心痛,喜悲,时眩仆。视有余不足,而调之其输也。"(《灵枢·五邪》)可见郁证属于心神异常的疾病,与心气强弱和气血盛衰密切相关。

若所欲不得,深情牵挂,情志不遂,久而不解,则肝失疏泄,气机不畅,肝气郁结,而成气郁;气郁日久化火,则肝火上炎,而成火郁;思虑过度,精神紧张,或肝郁横犯脾土,使脾失健运,水湿停聚,而成痰郁;情志过极,损伤心神,心神失守,而成精神惑乱;病变日久,耗伤精血,可损及肝、肾、心、脾,多脏受累。总之,肝失疏泄,脾失健运,脏腑阴阳气血失调,而使心神失养或被扰,气机运行失畅,均可出现郁证。

3.病机关键　气机郁滞、心神受伤。

初期气机郁滞,气行不畅,升降出入不能正常进行,气结在胸,以实证为主。若郁久不解,则心气郁遏,不得伸展,心主神明失司,则心神不宁,虚实夹杂。再进一步则气滞血瘀,血行不畅,心神失养。经云:"心者,五脏六腑之大主也""五脏主藏精者也,不可伤,伤则失守而阴虚,阴虚则无气,无气则死矣。"

若肝郁不解则气血俱伤,心神俱疲,五脏六腑皆受其害,变生百病。

（二）治疗

1.**治疗原则**　重在调气以安神。根据多年临床经验,自拟"调气开郁六法"治疗郁证,效果显著。如疏肝理气、发越郁气、提振心气、安抚神气等。

2.**疏理肝气法**

目的:对于性格内向,多愁善感,心事较重,遇事不愿与人商量,好生闷气,气郁不伸所致的郁证,使用疏肝理气药物,可达到调畅气机、疏泄情志的目的。

适应患者:肝气郁结型,证见精神抑郁,善叹息,嗳气,胸胁胀痛,腹胀纳呆。苔薄白,脉弦。

主方:逍遥散(《太平惠民和剂局方》)加减。

处方:柴胡 10g,当归 10g,白芍 10g,香附 10g,郁金 20g,黄芩 10g,枳壳 10g,甘草 10g。水煎服。

加减:

肝郁化火,去香附,加栀子 10～20g、龙胆 10～20g。

伴舌红少津者,加麦冬 10～20g、沙参 10g。

失眠多梦者,加酸枣仁 20～30g、远志 10～20g。

胸胁胀满疼痛者,加青皮 10g、延胡索 10～30g。

3.**发越郁气法**

目的:这类患者多因深情牵挂,情志所伤,不得排解,又不愿与人交流,压在心底,气郁不得伸。可使用升阳散火药物,让郁遏之气向上向外发散,而不停滞在体内。

适应患者:气机郁滞,久不得伸,通过疏肝理气而不能缓解者。证见胸中憋闷,喜叹息,深吸气则自觉舒畅,不欲言语,表情郁闷,舌淡红或红,苔薄白或薄黄,脉弦而有力。

主方:升阳散火汤(《内外伤辨惑论》)加减。

处方:升麻 10g,葛根 10～20g,白芍 10～20g,柴胡 10g,荷叶 10g,香附 10g,郁金 10～20g,枳壳 10g,防风 10g,甘草 10g。

加减:

心烦急躁,加栀子 10g、淡豆豉 10～20g。

失眠多梦,加首乌藤 30g、合欢皮 30g、酸枣仁 20g。

心悸易惊,加珍珠母 30g、琥珀末 2g(冲服),若仍无效,加磁石 30～40g。

悲伤欲哭,加小麦 30g、百合 10～20g、莲子 10～30g。

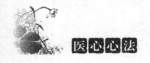

4. 提振心气法

目的:这类患者多属心气不足,或者心阳不振,心神被抑。通过温通助阳、振奋心阳以驱除阴暗之郁气,达到调畅气机的目的。

适应患者:心脏阳气不足,证见悲伤恐惧、心悸不安,甚至不敢单独外出,不愿与人交流,舌淡无华,苔白,脉细弱无力。

主方:桂枝甘草汤(《伤寒论》)加味。

处方:桂枝 20～30g,党参 20～30g 或红参 10g,制附子 20g(先煎),黄芪 30g,熟地黄 20g,杜仲 20g,香附 10g,干姜 10g,炙甘草 10g,大枣 10g。

加减:

痰多,加法半夏 10g、化橘红 10～30g。

苔腻,加白芷 20～30g、苍术 20～30g。

食欲不振,加莱菔子 10～20g。

出虚汗,加白术 10～20g、白芍 10～20g。

5. 安抚神气法

目的:这类患者大多是心血不足,血不养心,心神不宁。通过调理气血、安神宁志法,让气血充盈,血脉流通,心神得养,神气自安。

适应患者:素体气血不足,或者久思伤脾,健运失职,气血生化乏源,证见面色㿠白,疲乏无力,精神萎靡不振,不耐疲劳,失眠多梦,惊悸怔忡,舌淡苔薄白,脉沉细无力。

主方:归脾汤(《济生方》)加减。

处方:党参 20g,白术 10g,当归 10g,茯苓 10～20g,黄芪 20～30g,龙眼肉 10～20g,远志 10～20g,酸枣仁(炒)20～30g,木香 10g,炙甘草 10g。

加减:

舌质淡白无华,加熟地黄 10～30g、制首乌 10g。

喜叹息,加香附 10g、陈皮 10g。

失眠多梦,加五加皮 10g、首乌藤 30g。

心烦者,加柏子仁 10g、栀子 10g。

不欲饮食者,加莱菔子 10g、山楂 10g。

6. 开痰利气法

目的:该类患者大多由于情志郁结,气机不畅,加之痰浊内生,痰气交阻于咽喉,影响胸胁,导致咽中如物梗阻,咯之不出,咽之不下,俗称梅核气。开痰利气可使痰浊清除,气机通畅,症状自解。

适应患者:梅核气之咽中不适,如有异物梗塞,咯之不出,吞之不下,但饮食自如,并随情志变化或轻或重,胸胁胀闷。苔白腻,脉弦滑。

主方:半夏厚朴汤(《金匮要略》)加减。

处方:法半夏 10g,厚朴 10～20g,苏叶 10g,茯苓 20g,柴胡 10g,枳壳 10g,香附 10～20g,生姜 3 片。水煎服。

加减:

痰郁化热者,加黄芩 10g、瓜蒌皮 9g、浙贝母 10g。

咽喉明显不适者,加桔梗 10～15g、牛蒡子 10g。

大便不通者,加大黄 6～9g(后下)。

痰多者,加竹茹 10～20g,或者鲜竹沥 10g。

7. 补肾调气法

目的:该类患者多为气机郁滞,久不得伸,心火偏亢,反侮肾水,伤及肾阴肾阳,出现肾阴不足,心火偏亢,心肾不交而出现心烦急躁,失眠多梦,手足心热,遗精,月经过少等。或者出现四肢冰冷,神疲乏力,遗精、阳痿、早泄等。通过调补肾阴肾阳,达到阴平阳秘,阴阳平衡,则郁气得舒,神气自安。

适应患者:郁证见消瘦、焦虑、紧张、失眠、多梦、手足心热,心烦急躁;或者四肢冰冷、疲倦乏力、阳痿、遗精、早泄,舌红少苔或舌淡胖,苔少或薄白,脉细数或细弱无力。

主方:六味地黄汤(《景岳全书》)加减。

处方:熟地黄 20g,山药 20g,枸杞 20～30g,山茱萸 10g,茯苓 10g,泽泻 10～15g,牡丹皮 10g。

加减:

偏于肾阴虚者,加知母 10g、黄柏 10g。

偏于肾阳虚者,加制附子 20～30g、桂枝 10～20g、菟丝子 10～20g、鹿角胶 10g(烊化)、杜仲 20g。

阳痿者,加阳起石 20～30g、淫羊藿 30～40g。

遗精、早泄者,加益智仁 10～20g、金樱子 10～30g。

多梦者,加酸枣仁 30g、远志 20g。

伴腰膝酸软者,加补骨脂 20～30g。

(三)个人体会

1. 重视心理治疗　郁证为情志致病,心结不解是根本原因。该类患者有很大一部分是由于工作或者家庭压力过大引起,要说服患者,适当减压,消除

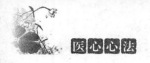

病源,"心病还需心药医",临证时要特别注意精神调摄,认真倾听患者的诉说,婉转询问发病原因。若患者不愿告知发病原因,则不能勉强,要鼓励患者保持乐观情绪,多找人谈心,把不开心的事说出来,必要时可到无人处大声吼叫,不令郁气憋闷在胸,有助于防止发病,促进恢复健康。

2.要为患者树立信心 尤其重要的是不能随便给患者下"抑郁症""精神病"等诊断,不要给患者施加心理压力,只能想办法让患者相信自己无大病,告诉患者即使明确诊断为抑郁症,也是可以治愈的。这样才能让患者有战胜疾病的信心,积极配合医生的治疗。同时还要做好家属的工作,取得家属的配合也十分重要。

3.运动锻炼不能忽略 运动锻炼可以转移人的思维,帮助丢掉不愉快的东西。若无组织器官严重功能不全,则可每天坚持慢跑加走路1小时,或者坚持每天练八段锦、打太极拳、打羽毛球、打乒乓球、跳广场舞等,或者找一个业余爱好,如书法、绘画、钓鱼、摄影等,让心静下来,转移思维,转变生活方式,也是治疗的重要一环。

(四)临床案例

案一:桂枝加桂汤治愈焦虑症案

胡某,男,43岁,于2006年1月17日由门诊拟"焦虑查因"收住入院。患者自1996年以来,无明显诱因时常感头晕,症状轻微,1年前曾做头颅CT扫描提示腔隙性脑梗死,经积极治疗后,头颅CT复查,腔隙性脑梗死消除,症状好转出院;其后患者仍有头晕反复发作,尤以头枕部明显,时常觉头枕部筋脉跳动,影响休息及睡眠,情绪紧张,焦虑,坐卧不安,以致不能正常工作。又再次于11月入住我院治疗,诊为自主神经功能紊乱,给予谷维素、阿普唑仑、维生素B、丁咯地尔等治疗,头晕好转,其他依然如故。门诊查脑电图,提示异常脑电图,为进一步诊治,收住入院。入院时患者自觉头晕眼花,口干,纳差,眠差,二便调,无头痛,无视物旋转,脉弦滑,经中山大学附属第一医院神经内科专家会诊,诊为焦虑症,使用抗焦虑药物治疗,效果不佳。王清海查房时,详细询问发病情况,患者自述每次症状发作时,都会感觉有一股气从心下向上冲,直达头部,上述症状便开始发作。根据其临床表现,详辨其病机,认为其类似于中医所认为的奔豚气,只是逆气起于中焦,上冲头部,则可见头晕眼花、头部筋脉跳动,此为中焦脾胃升降失常,清气当升不升,浊气当降不降,故而上逆,因此采用平冲降逆之法治之,方用桂枝加桂汤为主方平冲降逆,加吴茱萸调和肝脾,和胃降逆。

桂枝 24g，芍药 12g，生姜 6g，甘草 10g，大枣 10g，吴茱萸 6g。

用单味中药浓缩颗粒配方，每日 1 剂，分 2 次服，连服 3 天。3 天后复诊，患者症状明显好转，临床表现无头晕眼花，头部筋脉跳动明显减轻，纳寐可，二便调。

按语：桂枝加桂汤出自《伤寒论》。《伤寒论》云："烧针令其汗，针处被寒，核起而赤者，必发奔豚，气从少腹上冲心者，灸其核上各一壮，与桂枝加桂汤更加桂二两也。"因烧针发汗而发奔豚，是气机上逆，可用桂枝加桂汤平冲降逆，柔肝缓急。将《伤寒论》桂枝加桂汤用以治疗本证，是因为患者感觉有一股气从心下向上冲，发作时有"头晕眼花，头枕部胀"等，符合本方的作用机制，实为经方活用之典范。冲气上逆于头目，则可见头面部的症状，如头晕眼花、筋脉跳动，方用大量桂枝，取其平冲降逆之功，芍药与甘草相配有柔肝缓急之功，两者相伍不仅能治疗奔豚气，亦能治其他冲气上逆症。肝脾不和则纳差，故用吴茱萸以调和肝脾。患者眠差，乃因胃不和则卧不安。所以此处没有使用养心安神，或镇静安神之品，本着治病求本的原则，仅选用了调和肝脾的吴茱萸，俾胃和则患者自然安卧，药虽仅此一味，但少而精，体现了中医从整体上把握疾病的特色。以上配伍精当，思维缜密，因此疗效显著，各种症状随之缓解。（苏慧，2006 年 2 月 19 日整理）

案二：滋阴清火安神法治愈重度焦虑症

羊某，男，48 岁，广东顺德人，宁波市某公司中层领导。2017 年 9 月 16 日初诊。

主诉：严重失眠、紧张、焦虑、心悸半年。

患者因工作压力大，连续工作，过度疲劳，半年前出现心悸、紧张、失眠、焦虑，经其他医院诊断为焦虑症，给予文拉法辛抗焦虑及氯硝安定（氯硝西泮片）治疗，效果不佳，经人介绍来我处就诊。诊见紧张，焦虑，忧愁面容，心悸，失眠，口干口苦，大便干，舌红，苔薄黄干，脉弦细数。辨证为肝气郁结，郁久化火，肝火上炎，给予丹栀逍遥散加减。

处方：牡丹皮 10g，栀子 10g，柴胡 10g，白芍 10g，黄芩 10g，生大黄 6g（后下），郁金 10g，酸枣仁 30g，远志 20g，甘草 10g。7 剂，水煎服。

二诊：病情明显好转，症状减轻。遂在原方基础上加减变化治疗 2 个月余，症状基本控制，患者要求回单位上班。回去后半月左右，因劳累再次复发，除了上述症状外，明显感觉四肢无力，周身疲倦，难以工作，遂回来再次就诊。诊见舌淡，苔薄白，脉沉细，原口干口苦等症状不明显，仍有心悸、失眠，突出表现

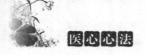

为周身无力,考虑患者系中气不足,遂改用补中益气汤加减。

处方:黄芪 30g,白术 10g,党参 20g,当归 10g,茯神 10g,远志 20g,酸枣仁 30g,炙甘草 10g,合欢皮 20g。7 剂,水煎服。

再诊:患者上午周身无力明显好转,自述最痛苦的是中午无法入睡,下午浑身无力,心悸、心烦、口干、舌红、苔薄白、脉沉细数。考虑为肝肾阴虚,阴虚火旺,遂改用知柏地黄丸加减治疗。

1 个月后再诊,患者精神明显好转,面色红润,睡眠佳,每天坚持运动锻炼 3 次,每次 1 个小时左右,焦虑紧张等症状基本消失。嘱其将文拉法辛由每天 2 粒减为 1 粒,氯硝安定改为每晚半粒。中药继续加减变化,以巩固疗效。

按语:该患者系过度劳累,长期精神高度紧张,肝郁化火,加之劳伤心脾,引发抑郁症。早期治疗采用疏肝解郁的方法,用丹栀逍遥散治疗,收到较好效果,但因劳累再次复发,是因为治疗时间不够,加之没有采用扶正的方法,正气没有得到有效恢复,故遇劳则复发。后改用补中益气汤和知柏地黄丸加减治疗,竟收全功。经云:"阳气者,精则养神。"该例前期治疗用疏肝理气法以治其标,是正确的,但忽略了劳伤心脾,病久及肾,导致精血亏于下,虚火亢于上。最后用补益中气和滋阴清火而收功,表明郁证患者的治疗,不能只关注肝气疏泄问题,还要关注正气损伤问题,尤其要关注心、脾、肾三脏问题,才有可能达到治疗求本的效果。(2018 年 1 月 8 日王清海整理)

失眠

(一)基本概念

失眠是一种持续不能正常入睡,或睡而不实,多梦易醒的疾病。多因持续的入睡困难、睡眠时间少或深度睡眠不足,导致不能通过睡眠消除疲劳,恢复体力和精力,进而影响思维意识能力,甚至出现眩晕、头痛、健忘、心神不宁等症状。中医文献中称"不寐""目不眠""不得卧""不得眠"等。

1. 诊断要点 该入睡时无睡意、或感到极度困倦但却不能入睡、或能入睡但易惊易醒,或者梦魇连连,导致头昏脑胀,甚至眩晕、头痛、反应迟钝、倦怠乏力,甚至影响正常工作和生活。

2. 病因病机 心主神明。经云:"心藏脉,脉舍神。"可见心神靠的是脉中气血的濡养。人与天地相参,昼为阳,夜为阴。《灵枢·口问》曰:"卫气昼日行于阳,夜半则行于阴,阴者主夜,夜者主卧。"又言:"阳气尽,阴气盛,则目瞑;阴气尽而阳气盛,则寤矣。"所谓"阳入于阴则寐,阳出于阴则寤"。所以,能否保持夜间正常入睡、白天精力充沛,与气血阴阳的充盈和运行正常与否有密切关系。

失眠的病因有多种,情志因素是关键,其次是身体状况。

临床所见,情志因素是失眠的首要原因,多因所愿不得、忧思焦虑、人际关系欠佳、家庭矛盾等,使得深情牵挂、伤及心神,久则夜不能寐。所谓百病皆生于气也。

其次是体弱多病,精血耗伤,心神失养。《灵枢·大惑论》云:"病而不得卧者……卫气不得入于阴,常留于阳,留于阳则阳气满,阳气满则阳跷盛,不得入于阴则阴气虚,故目不瞑矣。"

失眠还与年龄有一定关系。年轻人气血充盈,心神得养,则睡眠质量高;老年人气血亏虚,心神失养,容易引起失眠。正如《灵枢·营卫生会》所说:"老人之不夜瞑者,何气使然?少壮之人不昼瞑者,何气使然?岐伯答曰:壮者之气血盛,其肌肉滑,气道通,荣卫之行,不失其常,故昼精而夜瞑。老者之气血衰,其肌肉枯,气道涩,五脏之气相搏,其营气衰少而卫气内伐,故昼不精,夜不瞑。"

3.病机关键 情志所伤,肝气郁结;气血亏虚,心神失养。

(二)治疗

1.治疗原则 疏肝理气,调畅情志;补益气血,滋养心神。

2.疏肝理气法

目的:该类患者大多为多愁善感之人,每遇心情不快,则深藏心底,左思右想,久之则气血紊乱,扰动心神,心神不安,则夜不能眠。疏肝理气法,可使患者心情舒畅,气血调畅,情绪勿扰,心神自安。

适应患者:长期失眠,闷闷不乐,不欲人言,面无表情,多疑善虑,饮食不香,舌淡红,苔薄白,脉弦。

主方:逍遥散(《**太平惠民和剂局方**》)加减。

处方:柴胡 10g,白芍 10g,枳壳 10g,佛手 10g,木香 10g,陈皮 10g,酸枣仁 30g,甘草 10g,大枣 5 枚。水煎服。

加减:

若口干口苦、大便干燥,加生地黄 10～30g、栀子 10g、生大黄 6～12g。

若伴胸胁胀满,甚至疼痛,加香附 10g、青皮 10g、红花 10g。

若伴心悸不安,心慌心跳,加珍珠母 30g(先煎)。

喜叹息者,加香附 10g、瓜蒌皮 20g、延胡索 30g、薤白 20～30g。

若舌苔黄厚腻,加苍术 30g、白芷 20g。

若舌苔黄厚而干者,加黄连 10g、生地黄 20g。

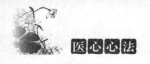

3. 养血安神法

目的:该类患者多因素体虚弱,或久病伤及气血,或年老体弱,气血不足,心神失养,导致肝血不足则失眠多梦,心血不足则心慌心跳。用养血安神法可使心血充足,肝血能藏,心神得养,至昼则气血流通,供应五脏六腑,入夜则归藏于肝,养神于心,神有所藏,则失眠自愈。

适应患者:气血亏虚,血不养心,神不归藏,失眠多梦,心神不安,心烦急躁,口燥咽干,大便干结,舌红,苔薄白而干,脉细或细数。

主方:自拟失眠方。

处方:酸枣仁 20～30g,远志 10～20g,麦冬 20～30g,天冬 20～30g,生地黄 10～30g,栀子 10g,五味子 10g,枸杞 10g,白芍 10g,甘草 10g。

此方为自拟方,临床多次应用,有奇效。

加减:

若口干、大便干,加生大黄 6～12g,决明子 10～20g,或何首乌 10g。

心慌心跳,加莲子 20～30g,或莲子心 3～5g。

若梦多连连,不能深睡眠,加合欢皮 30g、夜交藤 50g。

若急躁易怒,心烦不宁,加黄连 6g、珍珠母 30g。

若恐惧不安,夜卧易惊,加灵磁石 30～40g、牡蛎 30g。

伴腰膝酸软、肢体疼痛者,加补骨脂 20～30g、菟丝子 20～30g。

4. 清心泻火法

目的:该类患者是由于心火亢盛,扰动心神,导致心神不宁,难以入睡。通过清心泻火法,使心火得清,心神得宁,睡眠自安。

适应人群:心火亢盛,心烦急躁,口干鼻燥,入睡困难,或者多梦易醒,舌尖红,苔薄黄,脉细数。

主方:导赤散(《小儿药证直诀》)加减。

处方:生地黄 10～30g,木通 10g,淡竹叶 10g,白茅根 10g,甘草 10g。

加减:

口腔溃疡,加黄连 6g、生石膏 10～20g。

心烦,苔黄厚,加黄芩 10g、栀子 10g,或莲子心 3g。

大便干,加生大黄 6～12g(后下)。

心悸,加莲子 10～30g。

口干渴饮,加玉竹 10g、沙参 10g、玄参 10～20g。

（三）个人体会

1. 要重视心理治疗 失眠病位虽在脑,病根却在心。心主神明,心事重重,难以排解,是临床最常见的原因。凡年轻力壮或者多情妇人,原无他病,忽然连续失眠,且久久不愈,伴忧郁思虑、满脸惆怅,必有不解之情结于心上。对此类患者的治疗,中药治疗的同时,做好心理开导工作,让患者把话说出来,或引导患者找一知己谈谈心,放下包袱,减轻压力,不令心事郁结在心,则事半功倍。

2. 要注意保护脾胃 《金匮要略》云:"见肝之病,知肝传脾,当先实脾。"这时的实脾,应该是保护的意思,不应理解为简单的补益脾胃。对于心事重重的患者,多属肝气郁结,临床常见肝木克脾土,出现腹胀不欲饮食之症,因此,不宜多用安神之品,更不宜使用养血滋阴等滋腻之品,以免碍胃。行气宽中,行气消胀如莱菔子、陈皮、木香、砂仁等为必用之品。

3. 安神是要务 失眠主要是阳气不能入于阴,神气不能得以安静所致。所以,治疗失眠,安神是第一要务。若阴血不足,则阳气不能潜藏。如"老者之气血衰,其肌肉枯,气道涩,五脏之气相搏,其营气衰少而卫气内伐,故昼不精,夜不瞑",则属阴血不足,血不养心,或者肝血不足,血不藏魂,导致失眠多梦者,则养血滋阴为必用之品。

经云:"阳气者,精则养神。"临床偶见重度失眠而见阳虚之象者,则温阳益气亦收到良好效果。

4. 注重运动 凡失眠患者,除了药物、心理疏导外,运动也是一个好方法。每天若能定时跑步1小时,或做一些健身运动,出一身大汗,或者跳集体舞,或者练习书法、绘画等,都可养心安神,有助于提高睡眠质量。若睡觉前用温水泡泡脚,听听轻音乐,则可加快睡眠速度,提高睡眠深度。

（四）临床案例

案一:自拟失眠方治愈重度失眠

张某,女,58岁。初诊时间:2016年10月23日。

主诉:失眠10余年,加重3个月。

自诉10年前起,因心情不佳而出现失眠,开始时难入睡,后来越来越严重,近3个月来每晚睡眠不足1小时,甚至彻夜不眠,曾到多家医院诊治,服用阿普唑仑、舒乐安定(艾司唑仑片)、氯硝安定、中药等,均不见好转。服西药时可睡1～2小时,不服药则完全不能入睡。伴精神不振,疲倦乏力,口干便秘,心烦急躁,舌红,苔薄白而干,脉细数。

诊断:失眠。

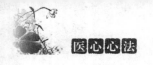

辨证:阴血不足,虚火上浮,扰动心神。

处方:酸枣仁 30g,远志 20g,天冬 30g,麦冬 20g,生地黄 30g,白芍 10g,栀子 10g,淡豆豉 20g,生大黄 6g(后下),甘草 10g。每天 1 剂,7 剂,水煎服。嘱其每天坚持运动 1 小时,最好早上跑步,晚上泡脚。

二诊:患者睡眠略有改善,在不停用西药的情况下,每晚可睡 2～3 小时,大便稍通,每天 1 次,稍干。舌脉如前。上方加首乌藤 40g,7 剂。

三诊:睡眠转佳,每晚可睡 3～4 小时,大便通畅,口干缓解。舌红减轻。再守上方去大黄,7 剂。

如此加减,治疗月余,患者睡眠大有好转,每晚可睡 5～6 小时,且睡眠质量明显提高,精神转佳,面色转红润。

按语:该患者系情志所伤,郁结在心,久而不解,影响及肝,肝郁化火,耗伤阴血,阴血不足,心神失养,遂成重度失眠。自拟失眠方是在酸枣仁汤的基础上,结合自己临床经验加减化裁而来。该方重在清火滋阴,养血安神,适用于长期失眠,耗伤阴血而出现失眠、烦躁、口干口苦、大便干结、舌红苔干者。方中酸枣仁、远志养肝血,安心神,针对失眠而设,用为君药;天冬、麦冬、生地黄、白芍滋阴养心,用为臣药;栀子、淡豆豉清心除烦,大黄清火通便,共为佐药;甘草和胃,调和诸药,用为使药。诸药合用,共奏滋阴清火、养心安神之效,故每用于重度失眠者,适当加减,均可收到良好效果。(2016 年 12 月 1 日王清海整理)

案二:酸枣仁汤合交泰丸治疗梦游

王某,男,12 岁,四川人,其母任某在广州打工,2010 年 8 月 5 日初诊。

主诉:夜间睡眠中无意识起床活动 5 年。自 7 岁起,该患儿出现夜间睡眠中起床活动,到房间内走动,约 1～2 分钟后即回床上休息,第 2 天问其"起床干什么?"答曰"不知道"或"不记得"。近 2 年发作越来越频繁,每周即有 2～3 次,第 2 天精神不佳,影响学习。患者无其他任何不适。今年暑假来广州其母亲处,其母亲经人介绍,遂带其来我处就医。患者自述无不适,睡眠中自己起床活动之事自己不知道,多梦。舌红,苔白,脉细数。诊断为梦游。梦游者,神魂不宁,神不守舍也。心主血而藏神,肝藏血而藏魂。此乃少儿肝常有余,肝火偏盛,母病及子,木火相扇,加之少儿肾水不足,不能制约独亢之心火,心肾不交,神无所藏,魂无所依,神魂不藏,故夜间阳不入阴,神不守舍,梦游始作。

治当滋阴清肝,交通心肾,养心安神。方选酸枣仁汤合交泰丸加减。

处方:酸枣仁 20g,知母 20g,远志 10g,陈皮 10g,生地黄 20g,莲子心 3g,黄连 5g,肉桂 2g,龙眼肉 15g。7 剂,水煎服,每日 1 剂,复煎,分 2 次服。

8月16日二诊：其母述患儿服中药2剂后，即未再发梦游。遂去龙眼肉，其他仍守前方7剂以巩固之。

按语：此患者为12岁男性少儿，为纯阳之体，阳常有余，阴常不足，加之学习紧张，心血暗耗，故使心肝火旺，心肾不交。治疗当清肝养心，交通心肾。方中生地黄、知母、龙眼肉意在养血，以治其本，共为君药；酸枣仁、远志意在安神，黄连、肉桂意在交通心肾，共为臣药；陈皮行气，以防诸药之腻，用为佐药；莲子心入心经，且清心经扰动之火，引心神归藏，用为使药。诸药合用，共奏滋阴清肝、养血安神之效，故收全功。（2010年8月20日王清海整理）

案三：心肝阴虚夜卧难

张某，男，56岁，离休干部。初诊时间：2005年3月14日。

主诉：反复失眠2年，加重1周。

现病史：患者近两年来常年失眠，每日需服用舒乐安定2粒，方能入睡，曾服用七夜安神片及中药治疗，效果不佳。近1周来失眠症状加重，甚至彻夜不寐，伴急躁易怒，头晕、头痛，呈跳痛，无恶心呕吐，无视物旋转。胃纳尚可，二便调。舌红少苔，脉弦细。体格检查：一般生命体征平稳，心肺功能未见异常。辅助检查：颈椎X线片示颈椎退行性病变。既往有高血压病史10余年，平素服用尼群地平1粒、每日3次，调控血压，血压控制在130/85mmHg。

中医诊断：不寐（心肝阴虚，阳邪上亢）。

西医诊断：失眠。

辨证分析：此乃心肝阴虚，阳邪上亢所致。患者，男，56岁，以"反复失眠2年，加重1周"就诊，四诊合参，当属中医"不寐"范畴。患者年过半百，脏器虚衰，心藏神，心阴不足，心失所养，心神不安，故出现失眠；肝藏血，肝血不足，血属阴，阴不制阳则肝阳上亢，故出现头痛、头晕等症；阴不制阳，肝失疏泄，故急躁易怒；舌红少苔，脉弦细，皆为心肝阴虚之象。中医治以滋阴清热，平肝潜阳，养心安神为法。自拟失眠经验方如下。

处方：生地黄10g，麦冬10g，五味子10g，合欢皮15g，夜交藤30g，龙骨15g，牡蛎15g，酸枣仁15g，栀子10g，琥珀末6g。7剂，日1剂，水煎服，早晚各1服。

二诊：2005年3月22日。1周后，患者来复诊，诉症状较前改善，无头晕头痛。每晚能睡约3～4小时，诉中药有腥味，难服用，遂去琥珀末。再服7剂。

三诊：2005年3月29日。诉服用7剂后，能睡4～5小时，无明显不适。

按语：不寐的主要病机是心神不安。正如《景岳全书》所云："盖寐本乎阴，神其主也，神安则寐，神不安则不寐。"失眠病在心，而发病之本在肝，因肝主

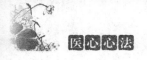

疏泄,调畅情志。患者平素性情急躁,致肝失疏泄,气郁化火,郁热暗耗心阴,则心失所养,发为失眠。本病的病机为心肝阴虚,故选用生地黄、麦冬、五味子,寓生脉散意,以滋心肝之阴;夜交藤味甘性平,酸枣仁甘收酸补,为安神之要药,两药相伍又可养心血;龙骨、牡蛎可以潜阳以交阴;合欢皮疏肝解郁,兼有调畅情志的作用;栀子以清心火;琥珀末以安神。正如《灵枢·邪客》云:"补其不足,泻其有余,调其虚实,以通其道而去其邪……阴阳已通,其卧立至。"(2005年6月10日王清海整理)

心悸(心律失常)

(一)基本概念

心悸是患者自觉心中不适的一种症状,病位大多在心前区,有时在胸骨后或者剑突下,多由心脏跳动异常引起。临床表现不一,根据每个患者的心脏病变情况及敏感程度而表现各异。临床常见心跳加快加强、心中空虚感、心中沉降感、心慌不安感或者惊悸紧张感。

1.**诊断** 心悸是患者自觉心中不适,甚至惕惕不安的一种症状,中医诊断并不难。但心悸的发生大多与心律失常有关,临床需作出明确诊断,对于判断预后、确定治疗方案、判断治疗效果、决定是否联合西药治疗等都有很大帮助。

一般情况下,若患者感觉突然心跳,持续时间短暂即症状消失,多见于各种期前收缩;若突然发作,心脏跳动感强烈,持续几分钟、几小时、甚至1～2天,然后突然停止者,多见于阵发性室上性心动过速;若心中有空虚感或者沉重感,多见于期前收缩或心动过缓;若持续心悸心慌,伴紧张焦虑,多见于心动过速;心悸心慌也可见于心房颤动,而症状可不典型;也有心率、心律均正常而自觉心悸不安者。临床做心电图或者动态心电图,可以作出明确诊断。

2.**诊断要点** 中医诊断主要根据患者自我感觉心慌心跳等症状,诊断并不难。心悸大多与心脏跳动节律异常有关,因此,所有自述心悸的患者,都要做常规心电图检查,必要时做24小时动态心电图检查,以明确心律失常的种类、性质、程度,对于临床治疗方案的确定、治疗效果的判定、预后的把握等非常重要。

3.**病机关键** 心悸的原因复杂,常见的有情绪紧张、激动、焦虑、失眠、受到惊吓、大量吸烟、过量饮酒、喝浓茶及咖啡等。心悸也可发生在其他疾病基础上,如冠心病心肌缺血、风湿性心脏病、病毒性心肌炎、扩张性心肌病、甲状腺功能亢进症、发热、严重贫血、急性出血等。前者多属功能性病变,乃情志所伤、气机失调,扰动心神,心神不宁;而后者则多属器质性疾病,多与心血不足,血不养心有关。二者也常互相影响,情志所伤,气机升降出入失常,久治不愈,也可引起器质性病变,而器质性病变也可引起或加重情志失调,加重气血运行紊乱,致心神失养。

经云:"是故怵惕思虑者则伤神,神伤则恐惧流淫而不止。因悲哀动中者,竭绝而失生。喜乐者,神惮散而不藏。愁忧者,气闭塞而不行。盛怒者,迷惑而不治。恐惧者,神荡惮而不收。"经文所述就是各种情志因素对心神的影响。

因此,心悸的病机关键在于心神失养,而失养的因素有情志因素、外部环境、其他疾病等。

(二)治疗

1.治疗原则　心悸的治疗总则是宁心安神,首先要去除各种影响因素,尤其是情志因素,还有其他导致心悸的疾病。这些因素若能解决,心悸一般是可以治愈的,所谓治病求本。

2.疏肝安神法

目的:深情牵挂,郁结在心,阻滞胸中气机,引起心悸不安。采用疏肝解郁、养心安神的方法,疏通气血,条达情志,解除心悸。

适应患者:情志抑郁,气机不畅,甚至气郁化火,扰动心神,证见心悸不安,伴情绪紧张、恐惧、失眠、喜叹息,甚至悲伤欲哭,舌淡红、苔白,脉弦等。

主方:柴胡疏肝散(《医学统旨》)加减。

处方:柴胡 10g,香附 10g,白芍 10g,黄芩 10g,陈皮 10g,川芎 10g,炙甘草 10g。

加减:

若心悸伴口干、口苦,加栀子 10g、淡豆豉 20g。

舌红、苔黄干,加生地黄 20~30g、麦冬或天冬 20~30g。

大便干者,加大黄 6~12g;小便黄者,加白茅根 20~30g,或车前草 10~20g,或淡竹叶 10g。

心悸跳动感强烈者,加生牡蛎 30g、珍珠母 30g。

伴失眠多梦者,加酸枣仁 30g,远志 20g。

伴胸闷、喜叹息者,加瓜蒌皮 20g、郁金 10~20g、枳实 10~20g。

3.养血安神法

目的:心血不足,血不养心,心神不宁。采用补血养血的方法,使心血得补,心脉得充,心神得养而达安神定悸的目的。

适应患者:由于失血、贫血、营养不良或久病大病导致心血不足,证见心悸

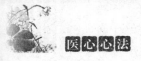

不安、心中空虚、恐惧易惊、动则加剧、面色苍白、口唇爪甲苍白、眼睑苍白、舌淡白无华、脉沉细或细数无力等。

主方:归脾汤(《正体类要》)加味。

处方: 当归 10g,熟地黄 10～20g,党参 20～30g,黄芪 20～30g,茯神 10～20g,酸枣仁 20～30g,远志 10～20g,木香 10g,龙眼肉 10～20g,炙甘草 10g。

加减:

血虚明显,加何首乌 10g、枸杞 30g、大枣 10g。

失眠明显,加合欢皮 30g、首乌藤 30g。

心悸伴心前区强烈搏动感,加珍珠母 30g、龙齿 30g。

血虚便秘,加火麻仁 30g,必要时加大黄 6～10g。

睑结膜苍白者,加阿胶 10g、枸杞 10～30g。

体倦乏力者,加大黄芪用量至 30～90g,去党参,加红参 10g。

4. 阴阳双补法

目的:阴阳两虚,气血不足,阴不足以养心,阳不足以养神,故心悸不安。采用滋阴补阳的方法,阴阳并补,使阴阳平衡,达到安神宁志的目的。

适应患者:多由素体虚弱或久病大病,阴阳两虚,气血不足所引起的心悸,证见心中悸动隐隐,动则加剧,无规律性发作,或者心中空虚,面黄唇淡,眼睑结膜苍白不明显,舌淡,苔白,脉沉细无力。

主方:炙甘草汤(《伤寒论》)加减。

处方:炙甘草 30～50g,桂枝 20～30g,生地黄 30～50g,干姜 10g,制附子 20～30g,麦冬 20～30g,党参 20～30g,阿胶 5～10g(烊化)。

加减:

气虚明显者,加黄芪 30g,去党参,加红参 10～20g。

舌暗淡者,加川芎 10～20g、红花 6～10g、当归 10g。

伴腰酸软者,加补骨脂 20～30g、菟丝子 10～30g、杜仲 10～20g。

食欲不振者,加莱菔子 10～20g、陈皮 10g、炒麦芽 20～30g。

食后腹胀者,去阿胶,加莱菔子 10～20g、陈皮 10g。

5. 化痰活血法

目的:痰浊阻滞、瘀血阻塞,或二者合并为害,阻塞脉道,致使气血不得流通,心神不得滋养,故心悸不安。采用化痰活血、疏通血脉的方法,使心脉通畅,心神得养而达到安神定悸的目的。

适应患者:平素痰浊偏盛,久而不化,阻塞血脉,或者久病不愈,侵入脉络,导致心脉瘀塞,心神失养,证见心悸心慌、心律不齐、舌质瘀暗、苔腻、脉细涩或脉滑。

主方:温胆汤(《外台秘要》)合血府逐瘀汤(《医林改错》)加减。

处方:陈皮 10g,半夏 10g,茯苓 10～20g,川芎 10～20g,红花 6～10g,当归 10g,丹参 10～30g,郁金 10～20g,降香 10～20g。

加减:

伴乏力气短者,加黄芪 20～30g、党参 20～30g。

伴舌苔黄燥者,加黄芩 10g、麦冬 20g。

大便干者,加大黄 6～10g。

伴胸闷者,加瓜蒌皮 20g、薤白 20～30g。

6. 重镇安神法

目的:心悸日久不愈,引起患者焦虑不安,加重病情。采用重镇之品,镇静安神,使严重的心悸不安平静下来。该法属于治标之法,不可长用、久用。

适应患者:痰火扰心,心悸不宁,惊恐不安,焦虑紧张,坐卧不安,甚至彻夜不眠,夜寐不宁,梦中惊跳怵惕,舌红,苔黄干或黄燥,脉弦滑数等。

主方:安神定志丸。

处方:远志 20g,石菖蒲 10～20g,茯神 20～30g,朱砂 2g(冲服),生龙齿 30g(先煎)。

加减:

夜寐不安者,加灵磁石 30～40g、酸枣仁 20～30g。

大便干者,加大黄 6～12g、芒硝 5～10g(烊化)。

口干舌燥者,加生地黄 20～30g、麦冬 10～30g。

尿黄赤者,加白茅根 10～30g、淡竹叶 10g,或车前草 10～20g。

7. 振奋心阳法

目的:心脏阳气不足,或者阴寒内盛,阻遏心脏阳气,可使患者出现心中沉重、心悸不安等。通过温阳益气、振奋心阳、活血通脉等方法恢复心主血脉的功能,则心神自安。

适应患者:心脏阳气不足,或者阴寒内盛引起的心悸不安,心中沉重感,舌淡白、苔白,脉沉迟或沉细、结代等。

主方:麻黄附子细辛汤加味。

处方:炙麻黄 6～18g,制附子 20～30g,桂枝 20～30g,细辛 6g,熟地黄 20～30g,当归 10～20g,干姜 10g,炙甘草 10g。

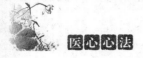

加减：

气短乏力者，加黄芪 30～60g、党参 20～30g。

胸闷者，加瓜蒌皮 20g、香附 10～20g。

舌质瘀暗者，加川芎 10～20g、红花 6～10g。

（三）个人体会

1. 诊断注意点 心悸一证，虽然临床表现各种各样，轻重不一，但心悸不安的症状是主要的，临床主诉一定是以心悸为主诉才能确诊，如果患者有许多不适，偶尔有心悸，则不一定诊断心悸。

从西医学来说，心悸包括两方面，一是心律失常引起，二是焦虑症引起。前者可通过心电图诊断出来，必要时做 24 小时心电图检查，部分患者需要做持续心电监测来观察。后者则是自主神经功能紊乱引起，多表现为心跳加快、焦虑不安等。临床一定要分清是哪种情况。若明确诊断为心律失常，则要做进一步检查，以明确心律失常的类型、性质、器质性还是功能性，对于制订治疗方案，评价治疗效果和判断预后有很大帮助。

2. 治疗注意点 若心悸是由于焦虑、抑郁引起，则在中药治疗的同时，必须做好心理工作，以安慰为主，鼓励患者树立治疗的信心，必要时辅以抗焦虑、抗抑郁治疗，效果更佳。

若心悸是由于心律失常引起，则在中药治疗的同时，辅以西药治疗或者器械治疗。如新发生的室性期前收缩、房性期前收缩、心房颤动、心房扑动等，可用胺碘酮治疗，第 1 天，每天 3 次，每次 1 片，第 2 天起，每天 1 次，每次 1 片；配合门冬氨酸钾镁片，每天 3 次，每次 2 片，临床观察，效果相当好。必要时可用胺碘酮注射剂静脉给药。对于新发的心房颤动，经过治疗，大多数都可以很快恢复。但西药治疗，近期效果好，复发率高，停药后容易复发，所以，中药治疗要坚持，避免患者心律失常反复发作而演变成慢性。

若心律失常是由于心脏缺血引起，则要加强益气活血的同时，采取必要的介入治疗手段，改善心肌缺血。

对于阵发性室上性心动过速，若偶尔发作，可用中药控制；若频繁发作，甚至影响工作与生活，射频消融治疗当为首选。若为慢性频发性期前收缩、心房颤动等心律失常，也可考虑射频消融治疗，但多在药物治疗效果不佳，且影响患者生活工作时考虑，而不作为首选治疗。因为射频消融治疗效果并不理想。

对于缓慢性心律失常，如窦性心动过缓、房室传导阻滞、窦性停搏等，通过中药治疗，大多数患者可以恢复正常。除非伴随严重症状而且中药治疗效果不佳时,才可考虑安装心脏起搏器治疗。

3. 关于炙甘草汤　炙甘草汤为仲景《伤寒论》中著名的方子,用于治疗心动悸、脉结代。该方的主要适应证为阴阳两虚引起的心悸。早年在临床应用时,大多遵照大学教科书《方剂学》中的剂量要求,所有药物大多在 6～12g,效果并不理想,曾经产生过"经方不过如此"的感叹。2003—2006 年,笔者参加第一批全国优秀中医临床人才研修期间,精读了四大经典,尤其是精读了北京中医药大学郝万山的教学光碟《伤寒论》,学习了关于仲景用药剂量的考证,汉时1 两相当于现在的 15.625g,于是茅塞顿开。对照原文剂量,原来炙甘草汤药物剂量都比较大,而教科书《方剂学》中都按 1 两折合 3g 计算,与经方原旨差距太大。但若严格按《伤寒论》书中原剂量,1 两折合 15.625g,则生地黄就用到250g,炙甘草用到 60g,桂枝用到 45g,用量又恐太大。经过认真思考,在尊重经方原旨的基础上,结合临床患者的实际情况,适当增减,用量如上文炙甘草汤方所述。虽然剂量偏大,但用于临床治疗各种心律失常,效果明显增加。由此也提示我们,经方应用要尊重原旨,适当加减,重在疗效。教科书的剂量过于保守,所以治疗效果大打折扣。读者当须知之。

(四)临床案例

案一:苓桂术甘汤合麻黄附子细辛汤治疗几乎完全性房室传导阻滞

潘某,男,73 岁,广东兴宁人。就诊时间:2010 年 7 月 5 日。

以双下肢浮肿 3 年为主诉来我院就诊。患者有高血压病史 20 余年。2007 年起出现双下肢重度浮肿,经其他医院利尿消肿等治疗,以后时轻时重,不伴喘促气急、咳嗽咳痰等,但口唇紫暗,面色无华,不思饮食,疲倦乏力,舌淡,苔薄白而滑,脉沉迟。体格检查见心率 40 次/min,律齐,血压170/55mmHg,颈静脉怒张,肝颈静脉回流征阳性,双肺可闻及明显干性啰音,心尖区可闻明显收缩期杂音(3/6 级)。胸片示左心室增大,主动脉硬化,轻度肺淤血。心电图示几乎完全性房室传导阻滞,交界性异搏心律并左前分支阻滞。B 超示左心室增大,心功能不全。

西医诊断:高血压性心脏病,心功能 3 级;重度心律失常,几乎完全性房室传导阻滞,交界性异搏心律并左前分支阻滞。

中医诊断:心悸;辨证为心阳气虚,血瘀水停。

考虑患者年龄较大,病情较重,遂动员其住院治疗。患者因为经济问题而拒绝,遂给予温阳利水治疗。方用经验方"心衰方"。

处方:党参 30g,桂枝 20g,丹参 15g,益母草 40g,制附子 20g(先煎),葶苈

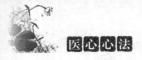

子 15g、黄芪 30g、白茅根 60g、红花 6g、炙甘草 15g。7 剂,水煎服,日 1 剂,煎 2 次,早晚各 1 次。

　　另服医院制剂加味参附颗粒,每天 2 次,每次 1 包,冲服。心宝丸 2 粒、每天 3 次,呋塞米 20mg、每天 1 次,螺内酯 20mg、每天 1 次。连用 1 周。

　　7 月 12 日二诊:水肿明显消退,但心律仍无改善,心率 36 次/min。遂将上方中党参加至 40g,炙甘草减为 10g,7 剂。用法同前,西药治疗同前。

　　7 月 19 日三诊:水肿完全消失,但心率 36 次/min,血压 130/60mmHg,舌质脉象同前、变化不大,仍以前方治疗 7 天。停用西药利尿剂,中药治疗同前。

　　7 月 26 日四诊:心率和心律仍无改善,复查心电图仍同前。考虑水肿已消,心律失常是主要矛盾,遂用苓桂术甘汤合麻黄附子细辛汤治疗。

　　处方:桂枝 30g、白术 20g、茯苓 40g、炙麻黄 20g、制附子 20g(先煎)、杜仲 15g。7 剂,水煎服,日 1 剂,煎 2 次,早晚各 1 次。加味参附颗粒治疗同前。

　　8 月 2 日五诊:患者精神佳,食欲明显好转,可蹬三轮车卖豆腐。舌淡变为淡红,脉迟消失,听诊心率 79 次/min。心电图示窦性心律,完全左束支传导阻滞。原几乎完全性房室传导阻滞消失。药已明显收功,遂用上方巩固治疗。

　　8 月 9 日六诊:患者心律基本稳定,偶有不完全性房室传导阻滞出现,但可自动转复,遂加大附子用量至 30g,加细辛 9g,加丹参 10g、白芍 10g 以活血养阴。

　　按语:*该例是由于高血压性心脏病引起的重度心律失常,几乎完全性房室传导阻滞是安装永久性起搏器的绝对指征。该例患者之所以能用中医中药治疗收功,主要在于三方面,一是辨证准确,二是用药恰当,三是药量合适。*

　　患者年事已高,且患高血压及高血压性心脏病已久,心脏阳气受伤,鼓动无力,故心跳迟缓、脉迟。一开始的治疗中只是注意了利尿消肿,而未顾及心律失常,故肿虽消而心律仍无改善。四诊时治疗重点在于温助心阳,故方选苓桂术甘汤以健脾通阳,且重用桂枝 30g 在于温助心脏阳气;用麻黄附子细辛汤亦在于鼓舞心脏阳气,所以能够取得如此疗效。由此说明,只要能够正确运用中医理论,深入分析疾病病机,合理选方用药,尤其是经方,对于心血管的大病重病,往往能够起到西医学所起不到的惊人效果。(2010 年 8 月 19 日王清海整理)

　　案二:炙甘草汤治愈复杂心律失常

　　张某,男,45 岁,广东番禺人。2009 年 10 月 19 日就诊。

　　初诊:胸闷、心悸 1 年余。休息和活动时均可发生,休息时更加明显,不能正常工作。曾到外院检查 24 小时动态心电图,诊断为心肌劳累、频发房性期前收缩、频发室性期前收缩,呈二联律、三联律、短阵房性心动过速。结合患者有高血脂史,诊断为冠心病心律失常,曾用氨碘酮、心律平(普罗帕酮)等治疗,一度好转,1个月后复发,症状和心电图表现均同前,遂来我院求治。诊其神疲乏力,舌质偏淡,苔薄白,脉沉细结代。证属阴阳两虚,方选炙甘草汤治疗。

处方:炙甘草50g,五味子10g,党参30g,麦冬30g,地黄50g,阿胶10g(烊化),桂枝30g,白芍10g,生姜3片,大枣5枚。7剂,水煎服。

2009年10月28日二诊:心悸、胸闷等症状明显减轻,听诊期前收缩明显减少,脉律齐,脉沉细,舌苔白。

处方:守上方,去白芍,加黄芪30g,7剂。前后共服药1个月,心悸消失,查心电图为正常心电图。

按语:心动悸、脉结代主因平素气血不足,血液不能充盈脉管,更有病邪阻滞,心脏无力鼓动血脉,故心脏搏动不能依次而致;营血既亏,心失所养,真气虚馁,则脏神不宁,故现心动悸。本案患者心悸,诊得炙甘草汤证,其治疗原则符合《难经·十四难》"损其心者,调其荣卫"之旨。《伤寒论》曰:"心动悸,脉结代,炙甘草汤主之。"炙甘草汤以炙甘草命名,以炙甘草为君,且药物用量较大,原方用四两,折合今日剂量就为60g。笔者原来用10g,总不见效,近年遵仲景之法,炙甘草用至50g,甘温益气以养心,配党参(或人参)以补脾养心;且生地黄亦用至50g,每每收效。始知原来药物用量过小,是用之不效的原因。本例用后效果显著,后经多例验证,均可收良效,故录之以传后人。(2009年12月30日王清海整理)

案三:Ⅱ度窦房传导阻滞伴交界性逸搏,心室停搏

张某,女,39岁,干部。2013年4月就诊。

自述2012年底,连续几天感觉胸闷、气短,特别是12月21日晚饮酒过多,感觉非常辛苦。在医生建议下,次日一早到广东省人民医院做心电图,结果显示最低心率39次/min。到门诊一看,医生要求马上住院。因考虑头天醉酒的因素,征得医生同意,于12月28日做24小时动态心电图,结果显示:窦性心动过缓伴不齐;Ⅱ度窦房传导阻滞伴交界性逸搏;心室停搏,最长R-R 3.08秒,R-R>3秒有2次;偶发房性期前收缩;偶见T波改变。医生建议安装心脏起搏器。我希望尝试中医保守治疗,治疗过程中感觉噩梦连连,晨起感觉疲惫,大小便及月经正常。舌淡苔薄,脉沉弱。因休息不好,服用了8个月中药之后自行停药。但一直服用中成药心宝丸。

2013年4月,24小时动态心电图结果显示,3秒以上的停搏次数剧增,最长R-R 4.1秒,R-R>2秒有1776次、R-R>3秒有34次;最低心率降至26次/

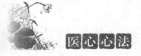

min,医生认为风险太大。于是住院准备安装起搏器。后因单位领导来医院看望,了解我的情况以后,建议暂时先不安装起搏器。于是出院,并介绍我开始请王清海教授进行中医药治疗。

2013年5月起,用中药"麻黄附子汤加减":制附子20g,炙麻黄9g,桂枝20g,细辛6g,黄芪30g,党参20g,红花9g,川芎10g,炙甘草10g,大枣10g。如此加减,每天1剂,水煎,分2次服。另外,用加味参附颗粒,每天2次,每次1包。停用心宝丸等药物。

至今已8个月,治疗过程没有不适的感觉,睡眠很好,吃饭正常,运动坚持以散步为主,偶尔爬爬山。2014年11月9日、2015年2月3日两次24小时动态心电图结果显示,各项指标进步明显。(本篇为患者张某亲自撰写)

附件

2014年4月16日动态心电图:窦性心动过缓伴不齐;窦性停搏伴交界性逸搏(最长R-R 4.1秒,R-R>2秒有1776次);偶发房性期前收缩。

2014年9月11日心电图:窦性停搏,交界性逸搏,R-R 2812ms。

2015年12月27日心电图:窦性心动过缓伴不齐,心率52次/min。

按语:本例患者的治疗要点着眼于"迟脉"。脉迟为寒,故牢牢抓住温阳散寒的治疗大法,用麻黄附子细辛汤加减化裁。方中麻黄温阳散寒,鼓舞心气,有提高心率的作用,用为君药;附子大辛大热、温阳散寒,桂枝辛甘化阳以助心脏阳气;参、芪、枣补益心脾,芎、红活血化瘀以疏通经脉。诸药合用,共奏温助心阳、化瘀通脉之效,故起到了良好的临床效果。(王清海整理)

案四:冠心病支架术后反复心悸案

赵某,男,61岁,退休干部。**初诊:**2014年10月5日。

患者于2011年4月20日因"反复活动后胸闷痛2年余"于广东省人民医院救治,诊断为冠状动脉粥样硬化性心脏病(心绞痛,心功能3级)、高血压(3级,极高危)。住院期间冠状动脉造影示左主干(LM)中段、尾部狭窄50%~60%;左前降支(LAD)近段、中段弥漫性病变狭窄80%~90%,D1近段狭窄80%~90%;左回旋支(LCX)近段狭窄60%~70%,中间支近段狭窄80%~90%,后降支(PDA)开口狭窄80%~90%。LAD中段植入1枚Cypher 3.0mm×28mm药物支架。造影及血管内超声(IVUS)示支架贴壁良好,血流通畅。TIMI 3级。手术成功。出院后长期服用氯吡格雷片、美托洛尔片、阿托伐他汀钙片、苯磺酸氨氯地平片、阿司匹林肠溶片维持治疗。

2014年5月12日,患者因"反复活动后胸痛5年余,加重1个月"再次急诊入住广东省人民医院,诊断为冠心病(三支病变)、不稳定型心绞痛(心功能 1级)、高血压 3 级。住院期间冠状动脉造影示 LM 原置入支架无明显狭窄;LAD近段原植入支架中段折断,20%～30% 狭窄,D1 全塞;中间支开口 95% 狭窄,近段 80% 狭窄;LCX 开口 85% 狭窄;右冠状动脉(RCA)中段 30%～40% 狭窄,PDA 开口狭窄 95%;左室后支(PL)开口 80% 狭窄。EBU3.5 干预中央,IVUS 显示 LAD 支架折断处管腔狭窄不明显。在中央支开口近段置入 XiencePrinme 2.5mm×38mm,在 RCA-PDA 置入 Xience Prinme 2.5mm×28mm,RCA-PL 置入 Xience Prinme 3.0mm×18mm。出院后长期服用氯吡格雷片、美托洛尔片、阿托伐他汀钙片、厄贝沙坦片、阿司匹林肠溶片维持治疗。

2014 年 10 月 15 日来我院就诊,患者自诉虽然做了两次支架手术,植入了4 枚支架,但临床症状改善不明显,一直有胸痛,血压升高,活动受限。经人介绍来我处就诊中医。时患者有胸闷,偶有咳嗽、无痰,血压居高不下,测得诊所血压为 162/100mmHg,舌淡红苔白,脉弦。诊断为"胸痹""脉胀(高血压)",以益气活血通脉为治法,予自拟方胸痹方加减。并配合复方芪麻胶囊(医院制剂)控制血压。

处方:瓜蒌皮 20g,枳实 15g,陈皮 10g,炙甘草 10g,红花 9g,丹参 20g,川芎10g,钩藤 30g(后下),石决明 30g,夏枯草 10g。7 剂,水煎服,每日 1 剂,分 2 次服。

二诊:患者自觉中医药治疗后胸痛消失,血压稳定在 130/85mmHg 左右,自觉身体比以前有力,效果显著。患者信心大增,随后便一直于门诊随诊。

第一次出现心律失常:

2014 年 11 月 17 日复诊,患者因劳累,引起心悸不安,血压增高,夜尿多、3～4 次。舌淡红苔白,脉弦细。心率 70 次 /min,律不齐。心电图提示Ⅰ度房室传导阻滞,频发室性期前收缩。血压 135/80mmHg。舌淡红,苔白,脉沉细。予炙甘草汤加减。

处方:党参 30g,麦冬 20g,地黄 50g,阿胶 10g(烊化),桂枝 30g,白芍 10g,炙甘草 50g,五味子 10g。7 剂,水煎服。

2015 年 1 月 8 日,患者已无心悸,胸闷,但血压偏高(140/100mmHg),仍改为胸痹方合天麻钩藤饮加减。

处方:瓜蒌皮 20g,枳实 10g,陈皮 10g,炙甘草 10g,天麻 20gg,丹参 20g,川芎 10g,钩藤 30g(后下),石决明 30g,夏枯草 10g。7 剂,水煎服。

2015 年 1 月至 4 月期间,患者无明显不适,针对期间出现的不同兼证,如眠差等,分别予"酸枣仁汤""归脾汤"等加减调理,养心血,安心神。

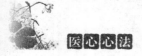

2015 年 5 月 21 日,自觉心悸,查 24 小时动态心电图提示期前收缩 16652 次 /d,频发二联律、三联律,无明显不适。守前方"归脾汤"加减应用。

处方: 当归 10g,茯苓 20g,白术 20g,黄芪 30g,陈皮 10g,红花 6g,川芎 20g,山楂 20g,地黄 10g。7 剂。

6 月 11 日再诊时,患者心悸症状已明显减轻,听诊心律齐。守方。

6—10 月就诊时,心脏未闻及期前收缩。血压稳定于 120～140/70～86mmHg。中药守方治疗。

第二次出现心律失常:

2015 年 11 月 1 日就诊,听诊频发期前收缩二联律。心电图提示 I 度房室传导阻滞,频发室性期前收缩二联律。方选炙甘草汤加减。

处方: 桂枝 30g,炙甘草 20g,川芎 20g,红花 9g,三七 10g,丹参 20g,党参 20g,黄芪 30g,当归 10g,郁金 10g,地黄 20g。7 剂。

11 月 8 日,患者诉前天心电图检查正常。现心律齐,舌淡红苔白,脉沉细。

处方: 炙甘草 3g,川芎 6g,丹参 10g,当归 10g,生地黄 20g,决明子 10g,山楂 10g,莱菔子 10g,红花 5g,水蛭 3g,栀子 10g。7 剂。配方颗粒剂,水冲服,日 2 剂。

11 月 22 日就诊时,心脏期前收缩消失,心率 58 次 /min。舌淡苔白,脉沉细。上方加三七粉 1g。

12 月 6 日,24 小时活动平板试验未见心肌缺血。患者便干,上方加决明子 10g。

第三次出现心律失常:

2016 年 2 月 18 日,心脏频发期前收缩,二联律。患者诉饮酒后诱发。于是加用大生地、麦冬、五味子,并予胺碘酮治疗。

处方: 党参 30g,麦冬 30g,大生地 50g,阿胶 10g,桂枝 30g,白芍 10g,炙甘草 50g,五味子 10g。7 剂。

2 月 25 日就诊时,听诊心脏期前收缩消失。

至 2016 年 5 月,未在接诊时发现心脏期前收缩。

按语: 该案例是中医药临床治愈冠心病的非常成功的案例之一。该患者冠状动脉多处狭窄,患有严重的高血压,最高血压曾达 260/160mmHg,被抬入院治疗。前期做冠状动脉支架植入术后,病情有所缓解,但胸闷胸痛持续存在,且伴血压高、心律失常,治疗难度大。冠心病属标实本虚之证,发作期以标实为主,关键病机为痰浊瘀血阻滞气机,阻塞经脉;缓解期以本虚为主,主要是心脏阳气虚,无力推动血液在脉内运行。根据中医"急则治其标,缓则治其本"的原则,患者心绞痛发作期仍然以标实为主,故以行气化痰活血为治;病情稳定后,则以益气温阳为主,佐以活血化痰,标本兼治。

此外,患者的密切配合也是治疗效果显著的重要因素之一。患者治疗期间有两次心律失常发作,但仍然坚持用中药治疗,每次门诊都能谨遵医嘱,按时服药。尤其可贵的是,虽然患者近1年来症状完全消失,血压、心率、心律均完全正常,到处旅游均平安无事,但仍然坚持每2周看一次门诊,每天服用1次中药;以巩固疗效。所以才能收到如此好的效果。正所谓"病为本,工为标",标本相得,邪气自服。(2016年6月20日王清海整理)

胸痹(冠心病)

(一)基本概念

胸指胸部,痹是痹阻。胸痹是指胸中气血阴阳痹阻引起的以胸部闷痛、甚则胸痛彻背,喘息不得卧为主要表现的一种疾病。轻者感觉胸闷,呼吸欠畅;重者则有胸痛;严重者心痛彻背,背痛彻心。

张仲景在《金匮要略》中专列《胸痹心痛短气病脉证治》篇讨论,内容涉及胸痹、心痛、短气3种疾病,但由于三者之间常相互兼夹,故列为一篇讨论。经云:"胸痹之病,喘息咳唾,胸背痛,短气,寸口脉沉而迟,关上小紧数,栝蒌薤白白酒汤主之。"明确指出,胸痹作为疾病,其临床特点以喘息、咳唾、胸背痛、短气为主要表现,似应包括心、肺两方面的问题。而现代高等中医药院校教科书却把胸痹改名为胸痹心痛,而且与冠心病相对应,指出胸痹是以左胸或心前区疼痛为主的疾病。这个定义似不全面,与仲景胸痹心痛的概念并不一致。本文建议应遵照《金匮要略》胸痹心痛之本意,而冠心病则属于胸痹心痛的范畴,可参照胸痹心痛的概念分析其病因病机和辨证治疗。

1.诊断要点 胸痹的诊断关键是胸中气血痹阻不通而导致的胸闷、胸痛。凡是胸闷胸痛的疾病如能排除外伤引起者,都可诊断为胸痹。

胸痹的主要临床表现是胸痛。《素问·脏气法时论》云:"心病者,胸中痛,胁支满,胁下痛,膺背肩甲间痛,两臂内痛;虚则胸腹大,胁下与腰相引而痛。"但也有表现为胸闷憋气者,即仲景所云"胸中气塞、短气",故临床诊断要点是胸闷或胸痛。

2.病因病机 胸痹的病机,目前为止,仍然基于仲景"阳微阴弦"的理论,但对阳微阴弦的解释,各医家不尽相同。目前比较一致的看法是:阳微,指胸中阳气虚弱;阴弦,指阴寒上乘。而阴寒又多指痰浊瘀血、阴寒之气。个人认为,

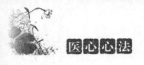

阳微,应包括心阳虚弱和胸阳痹阻不通两个方面,前者为虚,后者为实;阴弦,除了阴寒之气、痰浊瘀血之外,还应包括气机郁滞,而这个气机郁滞也包括阴寒、痰浊、瘀血阻滞气机,以及气机郁结、气郁胸中而不散这两个方面。

至于胸痹之病因,不外乎情志失调、饮食失节、起居失常和劳逸过度等方面。其中,不良情绪刺激和寒气侵袭是重要的致病因素。

经云:"有寒,故痛也。"又云:"经脉流行不止,环周不休,寒气入经而稽迟,泣而不行,客于脉外则血少,客于脉中则气不通,故卒然而痛。""寒气客于脉外则脉寒,脉寒则缩蜷,缩蜷则脉绌急,绌急则外引小络,故卒然而痛,得炅则痛立止。"究其临床所见,胸痹之胸痛与寒气侵袭关系密切,不但是引发胸痹之成因,而且常为反复发作之诱因。

情志所伤,不良情绪刺激,也是胸痹心痛形成之主因和发作之诱因。情志所伤,肝气郁结,气郁胸中而不散,气滞则血瘀,必致心脉不通,不通则痛。

饮食失节,起居失常,劳逸过度,是胸痹心痛形成之基础。过食肥甘厚味,损伤脾胃,运化失常,致使痰浊内生;起居无常,阴阳逆乱,气机升降出入不循常道,则致营卫气血运行逆乱;劳逸过度,正气损伤,气虚无力推动血液运行,则气虚血瘀。如此等等,均构成了胸痹发病的物质基础。

3. 病机关键 上焦阳虚、心脉不通。

上焦阳虚包括心脏阳气虚弱和胸阳痹阻两个方面。前者为虚,后者为实。心脉不通包括气滞、痰浊和瘀血。本病为标实本虚之证。胸痛发作期以标实为主,缓解期以本虚为主。标实本虚则贯穿病程的始终。

(二)治疗

1. 治疗原则 补益气血、调理气血、疏通血脉,保护心主血脉之功能,是胸痹心痛的基本治疗原则。

2. 行气通脉法

目的:通过疏肝理气,调畅气机,振奋胸阳,达到心脉疏通的目的。

适应患者:情志所伤,肝气郁结,气滞不行,气滞则血瘀,导致心脉瘀阻,而出现胸闷气短、喜叹息,甚至胸中憋闷,或胸痛隐隐。或悲伤欲哭,郁郁寡欢,舌淡红,苔白,脉弦。冠状动脉造影或冠状动脉CT可见冠状动脉明显狭窄,或者狭窄程度不严重者。

主方:自拟胸痹方。

处方:瓜蒌皮20g,陈皮10g,枳壳15g,桂枝30g,香附10～15g,延胡索20～30g,川芎10g,丹参10～20g,炙甘草10g。该方有奇效。

加减：

情志郁结明显者，加郁金 10～20g。

舌质瘀暗或有瘀斑瘀点者，加降香 10～20g、红花 6～9g。

口干者，减桂枝，加麦冬 10g。

肝郁化火者，加栀子 10g、淡豆豉 10～20g；心烦急躁者，加莲子心 3g。

3. 益气活血法

目的：通过益气活血，疏通血脉，达到恢复心脉血液流通的目的。

适应患者：久病气虚，心脏阳气推动无力，心脉瘀阻，出现气短乏力、活动后气促，胸痛胸闷，舌淡苔白，脉沉细无力。冠状动脉造影或冠状动脉 CT 显示冠状动脉明显狭窄甚至闭塞，放置或未放支架而出现明显心绞痛症状者。

主方：自拟心绞痛方。

处方：党参 10～20g，黄芪 20～50g，白术 10g，桂枝 10～30g，当归 10g，丹参 10～30g，川芎 10～20g，水蛭 5～10g，地龙 5～10g，红花 5～10g，炙甘草 10g。该方效佳。

加减：

伴短气、喜叹息者，加瓜蒌皮 20g、薤白 20～30g。

苔厚腻者，加苍术 10～30g、白芷 10～20g。

痰多者，加陈皮 10～15g、法半夏 10g。

心下痛或胀者，加莱菔子 10g、山楂 10g。

伴口干、舌红者，加麦冬 10～20g、玄参 10g。

腰酸乏力者，加杜仲 20g、补骨脂 20g。

4. 温阳祛寒法

目的：通过温阳散寒、温通经脉，促进心血流通，达到消除胸痹心痛的目的。

适应患者：素体阳虚，心阳不足，或寒邪侵袭，凝滞心脉，导致心脉不通，出现胸痛胸闷、畏寒肢冷，舌淡白无华，苔白，脉沉细无力或脉迟缓。冠状动脉造影或冠状动脉 CT 可见广泛冠状动脉狭窄或闭塞，扩冠治疗或安放支架均不能有效缓解者。

主方：四逆汤（《伤寒论》）合血府逐瘀汤（《医林改错》）加减。

处方：制附子 20～30g，干姜 10g，桂枝 20～30g，郁金 10～20g，降香 10～20g，红花 10g，川芎 10～20g，当归 10g，炙甘草 10g。

加减：

脉迟、心率低于 60 次/min 者，加炙麻黄 6～12g、细辛 6g。

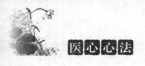

乏力明显者,加黄芪 30～50g、党参 20～30g,或红参 10g。

舌瘀暗,或有瘀斑者,加水蛭 5～10g、三七 10g。

四肢冷者,加巴戟天 20～30g、鹿茸 5～10g,或鹿角胶 10g。

5. 化痰祛瘀法

目的: 通过化痰祛瘀,疏通心脉,达到改善心脉阻塞,促进心脉流通的目的。

适应患者: 痰浊内盛,阻滞心脉,或久病致瘀,痰瘀交阻,阻滞心脉,胸痛胸闷、舌暗瘀斑瘀点、苔腻、脉滑等实证明显,冠状动脉造影显示冠状动脉斑块形成、狭窄、甚至闭塞者。

主方: 温胆汤(《三因极一病证方论》)合血府逐瘀汤(《医林改错》)加减。

处方: 陈皮 10～20g,或化橘红 20～30g,法半夏 10g,瓜蒌皮 20～30g,川芎 10～20g,红花 10g,三七 10g,水蛭 5～10g,地龙 5～10g。

加减:

苔白滑腻者,加苍术 20～30g、白芷 10～30g。

苔黄厚腻者,加黄芩 10g、栀子 10g。

苔黄厚干,痰多者,加天竺黄 10g、玄参 10～20g。

胸痛明显者,加郁金 10～20g,或降香 10g、檀香 5～10g。

腹胀不知者,加莱菔子 10～20g、木香 10g、砂仁 10g。

6. 消斑法

目的: 综合运用益气、行气、活血、化瘀法,促进动脉粥样硬化斑块减轻或者消失。

适应患者: 检查发现颈动脉、冠状动脉、肢体动脉粥样硬化、斑块形成,且呈软斑块,临床症状不典型者。或有症状,也可以在此基础上加减变化。

主方: 自拟消斑方。

处方: 黄芪 30g,陈皮 10g,桃仁 10g,红花 5g,桂枝 20g,当归 10g,水蛭 5g,地龙 10g,炙甘草 10g。

加减:

胸闷者,加瓜蒌皮 20g、枳壳 10g。

胸痛,加延胡索 30g、郁金 10g。

头晕,加天麻 20g、僵蚕 20g。

上肢麻木,加大桂枝为 30g,加桑枝 30g。

下肢麻木,加牛膝 10g。

(三)个人体会

1. 关于胸痛的部位　临床上许多患者的胸痛表现不典型,有的在左胸,有的在右胸,有的在胸胁,有的在胸骨后,有的在胸骨下段,有的在剑突下,临证时需要认真鉴别。大抵痛在胸胁部,按之则痛者,多属肋间神经痛或肋软骨炎,治疗关键在疏肝理气、行气止痛;若在剑突下,可考虑胃脘痛;若右胸痛,且能排除外伤引起,可考虑肋间神经痛、肋软骨炎等,给予行气活血治疗。

2. 关于胸痹与冠心病的对应问题　由于胸痹以胸痛甚至胸痛彻背为主要临床表现,与冠心病心绞痛相似,故近代的教科书改名为胸痹心痛,描述其临床症状则以"左胸痛,发作性,每次不超过 15 分钟,可向左肩臂放射"等为主诉,目的是试图将胸痹与冠心病等同起来。这个思路没有错,但实际上,二者的差别显而易见。中医文献资料并没有关于胸痹疼痛位于左胸,发作性,以及持续时间的描述。临床上,中医治疗也不分左胸痛还是右胸痛,治疗方法是一样的。至少目前为止,还没有研究出哪个中药是治疗左胸痛,哪个中药是治疗右胸痛的。如果把左、右胸痛分开来辨证,则会无证可辨,而且会偏离中医辨证论治的原则和精髓。到目前为止,冠心病的现代研究已经相当明确,在患者出现胸痛为主诉时,如果能够明确诊断是否为冠心病心绞痛,则对其治疗方法的选择、治疗效果的把握以及预后判断有重要意义。因此,本人不反对做冠心病方面的检查,以明确病情,但也不主张把胸痹与冠心病心绞痛等同起来,以免临证时把中医的治疗思路局限化了。

3. 关于临床检查　西医学发展日臻完善,诊断也日益清晰,对于疾病的认识和把握亦越来越准确。为了做到心中有数,不做"糊涂的中医人"。凡是以胸痛胸闷为主诉来就诊者,都应该做常规心电图、活动平板心电图、心脏及颈动脉超声检查,如有可能,应选择冠状动脉造影或冠状动脉 CT,以明了冠心病的诊断,做到心中有数。如果已经明确是冠状动脉粥样硬化、斑块形成、甚至狭窄,则治疗要在盯紧临床症状改善的同时,关注冠状动脉血管的改善。因为冠状动脉狭窄才是其关键病机,只有冠状动脉狭窄改善了,才能起到治病求本的效果。

4. 关于阴虚证　上述治疗大法中,没有单列滋阴之法。尽管文献报道有气阴两虚之说,但本人临床所见,胸痹心痛患者伴阴虚者应属少数,单纯阴虚证更是少见。从发病机制上,胸痹的病因病机还是以阳虚和阴寒内盛者居多。临床上,在上述几种治疗大法中随证加减变化即可,无须过于突出阴虚之证。

5. 关于热毒证　近年有学者提出冠心病热毒学说,亦无可厚非。由于冠

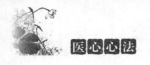

心病的发生发展过程有炎症因子的参与,所谓热毒学说应该是基于炎症因子学说而提出的。但冠心病和胸痹并非完全相同,就胸痹而言,热毒是少见的,清热解毒之法更应慎用。因为中医认为,"血气者,喜温而恶寒,寒则泣不能流,温则消而去之"。"寒则凝,温则行"既是医学常识,也是自然界的大规律。"痛则不通",若再用苦寒之品以戕伐之,恐有欲望其通,反增其凝之虞。

(四)临床案例

案一:冠心病重度运动耐量下降康复案

沙某,男,60岁,沈阳人。因"反复发作性胸闷痛1年余"于2013年11月28日初诊。

患者于1年前活动后突然出现胸闷、气促,伴左上肢放射样疼痛,持续约数分钟,不伴心悸、气促、头晕、晕厥等,休息后可缓解,未予重视,此后每月发作3~4次,性质大致同前,平时上三楼时即感胸闷不适,至2013年4月在沈阳当地医院行冠状动脉造影示前降支及回旋支狭窄约50%,开始予冠心病二级预防治疗,包括阿司匹林、倍他乐克等,坚持服用药物的情况下仍有发作性胸痛,且近日发作频繁,运动耐量下降,现行走20余米时即感胸闷不适,为进一步治疗,遂至门诊就诊。平素患者恶寒,纳眠可,二便调。既往无高血压、糖尿病等病史。

查体:血压128/80mmHg,双肺呼吸音清,未闻及杂音,心率76次/min,律齐,各瓣膜听诊区未闻及明显杂音。舌质淡,苔白,舌底脉络迂曲,脉滑。

辅助检查:心脏彩超提示二尖瓣轻度关闭不全;颈动脉彩超提示颈动脉硬化。

中医诊断:胸痹(胸阳不振,痰瘀内阻)。

西医诊断:冠状动脉粥样硬化性心脏病,心功能Ⅲ级。

辨证分析:患者老年男性,老年多虚,心脏阳气虚,无力推动血液运行,胸阳不振,易致瘀血、痰浊内生,瘀血、痰浊阻滞心脉,致心脉不通,不通则痛,故见胸闷痛;心气虚,动则气耗,气虚无以濡养,故见活动后胸闷痛加重,活动后气促;心阳不振,故见舌质淡,苔白;痰浊内阻,故见脉滑;瘀血阻滞,故见舌底脉络迂曲。故辨证为胸阳不振,痰瘀内阻。

治法:温通心阳,活血祛痰。

处方:瓜蒌皮20g,桂枝30g,枳实15g,陈皮10g,郁金15g,香附10g,延胡索30g,红花9g,炙甘草10g,丹参20g。7剂,日1剂,水煎服。

二诊:服上药后胸闷痛症状有所减轻,但感乏力,活动后明显,气促,余无不适,舌质淡,苔薄腻,脉弦。考虑患者气虚较甚,予上方去枳实、郁金、香附,加三七、党参、黄芪,以加强益气,活血化瘀。

处方:瓜蒌皮20g,桂枝30g,陈皮10g,延胡索30g,红花9g,丹参20g,三七10g,党参20g,炙甘草10g,黄芪30g。14剂,日1剂,水煎服。

三诊:患者胸痛明显减轻,平路行走时不觉胸痛,上坡时偶感胸痛、胸闷,偶有心悸、乏力,舌质淡红,苔白厚腻,脉弦滑。患者舌苔白厚腻,湿浊较重,予以上方加苍术、白芷以加强燥湿,去党参防止湿邪留恋难去;改陈皮为青皮,加川芎以加强理气止痛,并加大丹参用量以加强活血。

处方:瓜蒌皮20g,桂枝30g,青皮10g,延胡索30g,红花9g,炙甘草10g,丹参30g,黄芪30g,川芎10g,白芷20g,苍术20g。14剂,日1剂,水煎服。

四诊:患者胸痛基本缓解,一次能行走约1km,偶有胸闷,气短,诉前胸部凉,饮食稍差,余无不适,舌质淡,苔白厚,脉弦滑。患者舌质淡,苔白厚,湿浊较前有所减轻,予以减白芷用量,去苍术,加白术以健脾、莱菔子以消食、附子以温阳。

五诊:患者无胸闷胸痛,偶有乏力不适,无心悸、气促等不适,可行走2km,不用中间休息。病情恢复良好。

按语:本病案以冠心病重度胸痛为特点,其病机属胸阳不振、痰瘀内阻。心阳虚是冠心病的主要病理基础,心阳的温煦、推动作用,既是心主血脉本身发挥其生理功能的必要条件,又是心主血脉功能的主要动力。心阳不足可致多种病理变化,一是对气血运行的影响,导致气血运行不畅,产生瘀血、气滞;二是可影响脾、肺、肾三脏功能,可致痰浊、水饮、瘀血的生成,这些病理产物是导致标实的主要因素。其中痰浊、瘀血为阴邪,易伤人阳气,使虚者更虚,因虚致实,加剧了阴寒、痰浊、气滞、瘀血等病理产物的蓄积。本患者正属于心阳不足,胸阳不振,而致痰瘀内生,痰瘀内阻,故见胸闷胸痛、气促,活动后加重。

从本患者的治疗上看,温通心阳贯穿整个治疗的始末。抓住心阳不足、胸阳不振这一病机,方中瓜蒌、桂枝辛温通阳、宽胸散结,大剂量桂枝以起温通心阳之功,枳实涤痰散结,郁金、香附、陈皮、延胡索理气止痛,红花、丹参活血化瘀;同时该患者有明显气虚症状,活动后气促、乏力,运动耐量下降,故在方中加入大剂量黄芪,旨在加强益气,并防止活血伤正。诸药共用,共起益气通阳、活血祛痰之功。经治疗后,患者胸闷痛、气促等症状缓解,运动耐量明显改善,这正体现了益气通阳、活血祛痰法在治疗冠心病心绞痛中的重要作用。

此外,该患者运动耐量之所以能够恢复良好,与配合心理疏导工作有关。

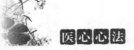

该患者患病后,心理负担非常严重,以至于不愿出门、不敢走路,伴有明显肝气郁结、气机郁滞的临床表现。我们在中药治疗的同时,做了大量的思想工作,鼓励其大胆运动,运动量由小量到中大量,由简单到复杂,循序渐进,配合中药治疗,果然收到显著效果。所以,此类患者要关注其情志因素,给予情志治疗,则可事半功倍。(吴永刚整理,2014 年 8 月 19 日)

案二:冠心病支架植入术后近期再狭窄治验 1 例

郑某,男,48 岁,因"反复胸闷痛 10 个月余,加重 1 个月"于 2014 年 2 月 20 日初诊。

患者于 2013 年 4 月 5 日活动后突然出现心前区压榨样疼痛,并放射至左侧肩背部,伴心悸、汗出,休息后不缓解,遂至东莞康华医院诊治,完善心电图、心肌酶学等检查,考虑"急性广泛前壁心肌梗死",立即行冠状动脉造影示左主干狭窄 80%、前降支及回旋支闭塞,并行急诊经皮冠脉介入术(PCI)(左主干、前降支、回旋支狭窄处各植入支架 1 枚)。术后坚持服用"阿司匹林肠溶片 100mg、每日 1 次,氯吡格雷 75mg、每日 1 次,阿托伐他汀钙片 20mg、每晚 1 次"。术后仍有发作性胸前区闷痛,活动后诱发,伴气促不适,每次持续时间约半小时,服用复方丹参滴丸可缓解。为进一步了解冠状动脉病变血管再通情况,2013 年 7 月于北京阜外医院行冠状动脉造影,示前降支及回旋支支架内再狭窄,狭窄率约 80%～90%,再次于前降支及回旋支狭窄处各植入支架 1 枚,并继续服用上述药物。第 2 次 PCI 后仍有心绞痛发作,性质大致同前,疼痛程度有所减轻,自觉疲倦乏力,平素上三楼时即感气促,纳眠一般,二便尚调。现患者为寻求中医药治疗,求诊我院。既往无高血压、糖尿病病史;吸烟史 40 余年,每日 1 包,现已戒。

查体:血压 120/80mmHg,心率 62 次 /min,律齐,各瓣膜听诊区未闻及病理性杂音,余查体无异常,舌质淡红,苔薄白,脉沉细。

中医诊断:胸痹(胸阳不振,痰瘀内阻)。

西医诊断:冠状动脉粥样硬化性心脏病(二支血管病变),支架植入术后,心功能 Ⅱ 级。

辨证分析:患者中年男性,平素生活不规律,半年内行 2 次冠状动脉支架植入术。PCI 可归属中医"祛邪"之法,有"活血破瘀"之功效。术前病机本虚标实,加之 PCI 的"破瘀"作用,易耗伤人体正气,损伤心阳,使心阳不振,气机阻滞,痰浊、瘀血内生,阻滞心胸,不通则痛,故见胸闷痛;气虚无以濡养,故见乏力;胸阳不振,故见舌质淡红苔薄白,脉沉细。四诊合参,本病当辨证为胸阳不振、痰瘀内阻。

治法： 益气通阳，活血祛痰。

处方： 瓜蒌皮 20g，桂枝 30g，枳实 15g，陈皮 10g，郁金 15g，香附 10g，延胡索 30g，红花 9g，炙甘草 10g，丹参 20g，黄芪 30g。10 剂，日 1 剂，水煎服。

二诊（2014 年 3 月 2 日）：服药后患者诉胸闷痛有所减轻，仍感乏力，舌质淡红，苔薄白腻，脉沉细。患者苔白腻，考虑湿浊较重，予上方改郁金为白芷加强化湿；患者仍有胸闷痛，改延胡索为川芎，以加强活血止痛。

处方： 瓜蒌皮 20g，桂枝 30g，枳实 15g，陈皮 10g，白芷 20g，香附 10g，川芎 15g，红花 9g，炙甘草 10g，丹参 20g，黄芪 30g。7 剂，日 1 剂，水煎服。

三诊（2014 年 3 月 9 日）：患者胸闷、胸痛等症状缓解，仍感乏力，舌质淡红，苔薄腻，脉沉细。患者胸闷痛症状缓解，予上方去瓜蒌皮、香附，加大黄芪用量至 50g，加党参 10g，以加强补气通阳之功。

处方： 桂枝 30g，枳实 15g，陈皮 10g，白芷 20g，川芎 15g，红花 9g，炙甘草 10g，丹参 20g，黄芪 50g，党参 10g。14 剂，日 1 剂，水煎服。

四诊（2014 年 3 月 23 日）：患者无胸闷胸痛等明显不适，乏力较前明显减轻，舌质淡红，苔薄白，脉沉有力。患者舌苔薄白，湿浊已去，予上方去白芷。

处方： 桂枝 30g，枳实 15g，陈皮 10g，川芎 15g，红花 9g，炙甘草 10g，丹参 20g，黄芪 50g，党参 10g。14 剂，日 1 剂，水煎服。

服药后，患者未再出现明显胸闷胸痛，乏力缓解。于 2014 年 7 月至北京阜外医院行冠状动脉造影，提示前降支原有狭窄处狭窄约 65%，病情明显好转。

按语： 本病例以"支架内再狭窄"致心绞痛反复发作为临床特点，究其原因，涉及生理学、操作技术及机械等多种因素，其中支架扩张不足、支架断裂或变形、钙化等为常见原因。虽然 PCI 后规范服用双抗、他汀类等药物治疗，但支架内再狭窄率仍很高，即使采取经皮腔内冠状动脉成形术（PTCA）、冠状动脉旋磨技术、血管内放射治疗、支架内再放支架等补救措施，但疗效欠佳，故目前"支架内再狭窄"成为 PCI 领域尚需攻克的难题。PCI 注重局部干预，整体关注不足是其缺点；而整体治疗、整体调节是中医的优势之一，术后用中药调整阴阳、调畅气血，使"阴平阳秘""气血调和"，恰可弥补介入治疗的不足。

支架内再狭窄与中医的"心脉痹阻""心脉不通"相似，属中医学"胸痹心痛"范畴。《金匮要略》云："夫脉当取太过不及，阳微阴弦，即胸痹而痛，所以然者，责其极虚也。"胸痹心痛的病机首先是上焦阳虚，胸阳不振，失于温煦，推动无力，导致痰浊、瘀血、寒邪等阴寒之邪上乘阳位，阻滞心脉，引起疼痛。其标

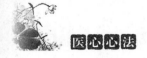

实在于心脉不通,其本虚在于上焦阳微。本病案属于PCI后支架内再狭窄心绞痛发作,属"胸痹心痛"范畴。PCI可归属中医"祛邪"之法,有"活血破瘀"之功效。术前病机为本虚标实,加之PCI的"破瘀"作用,易耗伤人体正气,损伤心阳,使心阳虚弱,无力推动血液运行,致血液流动缓慢,易形成瘀血、痰浊,而瘀血、痰浊阻滞血脉则致血脉不通,最终导致心脉瘀阻。

治疗方面,通过益气温通心阳,兼以活血祛痰的方法,取得了明显疗效。方中瓜蒌、桂枝辛温通阳、宽胸散结,大剂量桂枝以起温通心阳之功,枳实涤痰散结,郁金、香附、陈皮、延胡索理气止痛,红花、丹参活血化瘀,黄芪补气。诸药共用,共起益气通阳、活血祛痰之功。通过患者复查冠状动脉造影,我们可以看出,患者冠状动脉狭窄有所减轻,临床症状缓解,从而证实中医在临床上运用益气通阳、活血化痰法治疗支架术后再狭窄所致的胸痛具有良好疗效。

(吴永刚整理,2014年8月19日)

案三:冠状动脉重度狭窄显著改善1例

刘某,男,80岁,教师。2015年1月18日初诊。

患者1个月前无明显诱因出现胸闷胸痛,经广东省人民医院查冠状动脉CTA示:①冠心病,单支病变;②第一对角支近段、左旋支近段偏心性钙化;③主动脉硬化,主动脉瓣钙化。现患者胸闷胸痛,头胀,头昏,口干,抽筋,无恶寒发热,无恶心欲呕,舌淡苔白,脉弦滑。既往有高血压病史,血压最高180/80mmHg。

中医诊断:胸痹(瘀血阻络)。

西医诊断:冠状动脉粥样硬化性心脏病。

治法:活血化瘀,通络止痛。

处方:自拟消斑方加减。

黄芪10g,桃仁10g,红花5g,桂枝6g,当归10g,炙甘草3g,水蛭5g,地龙10g。7剂,日1剂,水煎服。

二诊:胸痛、头胀好转,仍头昏不清,胸闷,二便调,舌淡红苔薄白,脉滑数。上方加石菖蒲、瓜蒌皮。

处方:黄芪30g,桃仁10g,红花6g,桂枝10g,当归10g,炙甘草10g,水蛭5g,地龙10g,石菖蒲6g,瓜蒌皮10g。7剂,日1剂,水煎服。

三诊:胸背痛病发,头晕1天,活动后加重,神清气爽,舌淡苔白,脉沉细。上方去石菖蒲,加车前草。

处方:黄芪30g,桃仁10g,红花5g,桂枝10g,当归10g,炙甘草10g,水蛭

5g,地龙 10g,瓜蒌皮 10g,车前草 10g。7 剂,日 1 剂,水煎服。

四诊:胸痛、口干、下肢沉重,神疲,精神差,舌淡红苔白,脉细。查体:眼睑、爪甲苍白。血压 130/70mmHg。上方去水蛭,加生地黄、麦冬、牛膝。

处方:黄芪 30g,桃仁 10g,红花 6g,桂枝 20g,当归 10g,炙甘草 10g,地龙10g,牛膝 10g,瓜蒌皮 20g,车前草 10g,生地黄 10g,麦冬 10g。7 剂,日 1 剂,水煎服。

五诊:上证好转,舌淡苔白,脉沉细。唇甲好转。血压 138/76mmHg。守上方。

六诊:胸痛减轻,早上活动后则胸闷,口干,舌淡红苔白,脉细。血压136/80mmHg。上方去生地黄、麦冬、车前草,加川芎、丹参。

处方:黄芪 30g,桃仁 10g,红花 6g,桂枝 10g,当归 10g,炙甘草 10g,地龙10g,牛膝 10g,瓜蒌皮 20g,川芎 10g,丹参 10g。7 剂,日 1 剂。

七诊:偶发胸闷,时间较前缩短,舌淡红苔白,脉细。血压 140/70mmHg。上方去地龙,加香附 10g、苍术 10g、白芷 10g。

八诊:平素自测血压 130/70mmHg,心率 65 次 /min 左右。抽筋减少,胸痛头晕,足指痛,舌淡红苔白,脉沉细。上方去香附、苍术、白芷,加桑枝 30g、鸡血藤 30g。

九诊:期前收缩、抽筋均减少,上楼则气促,大便偏干,舌淡红苔白,脉弦。血压 130/70mmHg。上方去桃仁、桂枝、瓜蒌皮、牛膝、丹参,加白芍 10g、木瓜20g、火麻仁 30g。

如此加减变化,共治疗 20 次,服药 140 剂,患者症状消失,未再发作。于2015 年 6 月 25 日查冠状动脉 CTA 示:冠状动脉粥样硬化。①左冠状动脉前降支、左回旋支、对角支、中间支血管壁多发钙化。②左冠状动脉前降支、左回旋支、对角支及中间支近段多发局限性钙化性斑块致管腔轻度狭窄。现停服硫酸氢氯吡格雷片(波立维),服用阿司匹林、阿托伐他汀钙片(立普妥)。

按语:这是一个运用中医药治疗冠心病的典型案例。患者坚持不懈运用中药治疗,最后获得良好效果。患者初始冠状动脉 CTA 示左前降支重度狭窄,约 70%～80%;第一对角支中度狭窄,约 50%～60%;左旋支近段中度狭窄,约 50%～60%。治疗后冠状动脉 CTA 示前降支轻度狭窄,对角支及中间支近段未见明显狭窄,左回旋支轻度狭窄。前后对比,治疗效果显著,免除了患者放置支架的痛苦,改善了生活质量。

历代医家对胸痹有不同的认识,这些构成了胸痹治疗的主要内容。多年临床实践证实,胸痹多由虚、郁、痰、瘀而致,治宜补虚、化痰、开郁、化瘀四法。本病例即为化瘀法的具体运用,方中桃仁、红花、地龙、水蛭皆为活血化瘀药,桂枝温阳通脉是治疗胸痹的常用药。以上药为基础,随症加减,疗效显著,从而证明了瘀血在胸痹发病中的重要作用。与常规运用行气宽胸、活血化瘀、化痰通络等多法结合治疗胸痹不同,这次基本运用活血化瘀一法就收到了良好效果。

活血化瘀法在胸痹的治疗中占有重要地位,只要患者依从性好,中医药就能在心血管治疗方面发挥巨大作用。(2015年7月8日林志强整理)

脉胀(高血压)

(一)基本概念

脉胀是指营卫气血运行异常,导致经脉内气血压力过大所引起的脉搏胀满。正如《灵枢·胀论》所云:"营气循脉,卫气逆为脉胀。"脉胀的病位在血、脉,是独立于脏腑之外而又与脏腑密切相关的一种血脉疾病。高血压是指动脉内血压持续升高所导致的心血管综合征,属于血管疾病。二者从概念上是一致的,所以,脉胀的概念可以用来解释高血压的病因病机,指导高血压的临床治疗。

1.诊断要点 脉胀的临床表现不一,一般可根据症状、舌象、脉象以及血压测量情况综合诊断,如果没有任何临床症状,只要符合高血压的诊断标准,也可以明确诊断。临床上根据症状的有无,分为4个亚型。

(1)眩晕型:头晕,眼花,甚至站立不稳,头重脚轻,走路有摇摆感;平时伴有胸闷、恶心、呕吐、耳鸣、头重或胀闷不适等感觉。

(2)头痛型:头痛,头胀,目赤,耳鸣。头痛主要在双侧颞部,也可以在巅顶、前额、左侧或右侧等。

(3)混合型:头痛和头晕并行或者交替,常伴耳鸣、面潮红、急躁易怒或心烦失眠等症状。

(4)无症状型:无临床症状,偶有疲劳、头胀等不适,而血压升高,多在体检时发现血压升高。

西医诊断标准,主要参照《中国高血压防治指南(2018年修订版)》中的诊断标准:在未使用降压药物的情况下,非同日3次测量诊室血压,收缩压(SBP)≥140mmHg和/或舒张压(DBP)≥90mmHg。收缩压≥140mmHg和舒张压<90mmHg为单纯收缩期高血压。患者既往有高血压史,目前正在使用降压药物,血压虽然低于140/90mmHg,仍应诊断为高血压。同时排除继发性高血压。

2.病因病机 脉胀的病因病机比较复杂,一般来说,与年老体弱、正气不足、脾肾虚弱;起居失调,气血紊乱;饮食不节,过食肥甘厚味,导致痰浊内生;

情志抑郁,肝气郁结;以及先天遗传等因素有密切关系。气虚无力推动,血液在脉内运行迟滞;阴虚无以制阳,则阳气上亢;脾虚运化失司,则痰浊内生,阻滞血脉;气滞则血瘀,或久病致瘀,或痰瘀互结,导致脉道不畅,甚至闭塞不通;气郁化火、火性炎上,甚至阳化风动等,均可引起营卫气血在脉内运行逆乱,甚至脉道阻滞不畅,引起脉搏胀满,血压升高。

3.病机关键 脉胀的病位在血脉,病性属脉内营卫气血紊乱,病涉心、肝、脾、肾四脏。病机关键在于虚、郁、瘀、痰、风、火。中青年患者多见肝阳上亢、肝火亢盛,中老年患者多见脾胃气虚、肾虚和痰瘀,且各年龄段均可引发中风、胸痛、心衰等并发症,而老年人为高发人群。

(二)治疗

治疗原则

(1)急则治其标:《灵枢·胀论》云:"无问虚实,工在疾泻。"当血压处于高位,脉弦有力时,当急则治其标,首选泻法,如针刺、放血、清火、平肝、活血、化痰等法。如果把握不好急则用泻法的原则,极容易引发心脑血管并发症。所以《灵枢·胀论》提醒:"其于胀也,当泻不泻,气故不下,三而不下,必更其道,气下乃止,不下复始,可以万全。"即西医学所说的"降压才是硬道理"。如果血压增高,则"必更其道",引发脏腑病变。

(2)缓则治其本:脉胀的成因比较复杂,当症状控制、血压控制后,当辨证求因,审因论治,"谨察阴阳所在而调之,以平为期"(《黄帝内经》),如用补气、养血、滋阴、平肝、化痰、活血等法进行治疗。正如《灵枢·胀论》所说:"其于胀也,必审其脉,当泻则泻,当补则补,如鼓应桴,恶有不下者乎?"

(三)脉胀病在血的治疗

病在血,调之血。主要是通过补气、清火、平肝、滋阴、化痰、活血等方法,改善气血性质,改善气血运行,使营卫气血恢复条达、和畅、平顺的正常状态。

1.补气法

目的:通过补中益气,升发清阳,达到气血运行旺盛,血脉通畅的目的。

适应患者:由于年老体弱或久病不愈,脾胃气虚,清阳不升,脑窍失养引起的眩晕,乏力,肢体困倦,心悸气短,劳则加剧,舌淡红,苔薄白腻,脉弦滑、轻取力尚可、重按则虚,血压升高者

主方:补中益气汤(《脾胃论》)加减。

处方:黄芪 30～60g,党参 10～20g,白术 10g,茯苓 10～20g,升麻 10g,柴胡 10g,川芎 10g,炙甘草 10g。

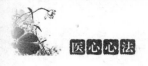

加减：

舌苔厚腻者,加苍术 20～30g、白芷 10～20g。

舌淡无华者,加熟地黄 20g、制首乌 10g。

舌暗或有瘀斑者,加红花 6～10g、丹参 10～20g、三七 10g。

腰酸腿痛者,加补骨脂 20～30g、杜仲 10～20g。

头晕者,加天麻 10～20g、僵蚕 10～20g。

2. 清火法

目的: 通过清热泻火,使过旺之肝火得除,血脉得静,气血流通恢复正常。

适应患者: 由于肝火亢盛引起的头胀头痛,面红目赤,急躁易怒,口干欲饮,大便干燥,舌红苔黄燥,脉弦数有力,血压升高。

主方: 龙胆泻肝汤加减。

处方: 龙胆 10～20g,栀子 10～15g,黄芩 10g,夏枯草 10～20g,生地黄 10～20g,柴胡 10g,车前草 10g,石决明(先煎)30g,生牡蛎(先煎)30g。

加减：

口干舌燥者,加麦冬 20g、玄参 10～20g。

大便干结者,加生大黄 6～12g、决明子 10～20g。

尿黄者,加淡竹叶 10g、白茅根 10～20g。

急躁易怒者,加黄连 6g、生石膏 10～30g。

3. 化痰法

目的: 通过健脾益气、化痰通络的方法,改善血液黏稠状态,恢复营卫气血的正常运行。

适应患者: 由于痰浊阻滞引起的眩晕,头痛,头重如蒙,胸闷作呕,甚至呕吐痰涎,舌淡胖、有齿痕,苔白腻或滑,脉滑或沉细,血压升高。

主方: 半夏白术天麻汤(《医学心悟》)加减。

处方: 半夏 10g,白术 10g,天麻 20g,陈皮 10g,白芷 10～30g,苍术 10～30g,川芎 10～20g,胆南星 10g。

加减：

舌苔白腻者,加石菖蒲 10～20g、豆蔻 10g。

舌苔黄腻而干者,加黄芩 10g、竹茹 10～20g。

眩晕伴恶心呕吐者,加吴茱萸 6g、生姜 5 片。

天旋地转明显者,加白附子 10g。

腹胀不欲食者,加莱菔子 10～20g、枳壳 10～15g。

大便溏泄者,加黄芪 20～30g、党参 10～20g。

4. 理气法

目的: 通过疏肝理气,达到疏理气血,疏通血脉,恢复气血正常运行的目的。

适应患者: 由于肝气郁结,气机不畅引起的头痛,头晕,表情郁闷,喜叹息,胸闷不舒,胁胀嗳气,舌质瘀暗,苔薄白,脉弦涩,血压升高。

主方: 逍遥散(《太平惠民和剂局方》)加减。

处方: 当归 10g,柴胡 10g,茯苓 10g,白术 10g,甘草 10g,白芍 10g,薄荷 6g,生姜 10g。

加减:

喜叹息者,加郁金 10～20g。

烦躁者,加牡蛎 30g(先煎)、栀子 10g。

失眠者,加酸枣仁 20～30g、远志 10～20g。

头晕者,加天麻 20g、僵蚕 10～20g。

大便干结者,加决明子 10～20g、大黄 6～12g。

5. 活血法

目的: 脉胀病久则入络,或气滞血瘀、或痰浊阻塞,易致血脉瘀塞,甚至闭塞不通。通过活血化瘀的方法,改善脉道,使脉道通畅,气血运行畅顺,达到恢复血压的目的。

适应患者: 血液瘀滞引起的头痛,头晕,肢体麻木,唇甲瘀暗,舌质淡暗、有瘀点,舌下脉络瘀滞,苔薄白,脉细或细涩。

主方: 血府逐瘀汤(《医林改错》)加减。

处方: 当归 10g,红花 6～12g,地龙 10g,川芎 10～20g,桃仁 10g,赤芍 10g,牛膝 10g,枳壳 10g,炙甘草 10g。

加减:

伴气滞明显者,加香附 10g、青皮 10g。

伴痰多者,加半夏 10g、陈皮 10～15g。

伴乏力倦怠、脉沉细弱者,加黄芪 30～60g。

伴腰酸软者,加杜仲 20g、川断 10～20g。

有出血倾向者,去红花、地龙,加藕节炭 20～30g、茜草 10～20g。

6. 滋阴法

目的: 由于先天不足,或后天失养,导致肾阴不足,水不涵木,阴不潜阳,虚阳上亢者,通过滋阴潜阳法,使肾阴得充,虚阳得降,血脉得充而达血压下降的

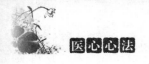

目的。

适应患者:肾阴不足,或者阴虚阳亢,引起眩晕,头痛,目眩,心烦少寐,五心烦热,口干而不欲饮,盗汗,耳鸣腰酸,舌红少津,苔少或无,脉细数。

主方:六味地黄丸合镇肝熄风汤(《医学衷中参西录》)加减。

处方:熟地黄10~20g,山茱萸10g,山药10~20g,牛膝10~20g,代赭石30g(先煎),生龙骨30g(先煎),生牡蛎30g(先煎),龟甲10~20g(先煎),白芍10g,玄参10g,甘草10g,牡丹皮10g。

加减:

口干者,加麦冬10~20g、生地黄10~20g。

口鼻干燥者,加生地黄20g、百合10~20g。

大便干者,加火麻仁30g、草决明10~20g。

心烦不宁者,加栀子10g、淡豆豉10~20g。

眼花眼干者,加菊花10g。

7. 平肝法

目的:通过平肝潜阳药物,使亢阳下潜,阴阳平衡,从而达到平调气血、降低血压的目的。

适应患者:素体阳亢,或阴不敛阳,虚阳上亢,甚至阳化风动,鼓动气血运行加速,气血上冲,引起血压升高、眩晕头痛、面色潮红、口干、心烦、睡眠不宁,舌偏红,苔薄白,脉弦细数。

主方:天麻钩藤饮(《中医内科杂病证治新义》)加减。

处方:天麻10~20g,钩藤20~30g(后下),石决明30g(先煎),决明子10~20g,夏枯草10~20g,黄芩10g。

加减:

大便干结者,加大黄6g。

口干欲饮者,加麦冬10~20g。

眩晕伴天旋地转者,加僵蚕10~20g。

伴恶心者,加吴茱萸6g。

伴耳鸣者,加蝉蜕10g、菊花10g、枸杞10~20g。

8. 补阳法

目的:通过温补阳气,鼓动气血运行,恢复血脉畅通,达到气血流通、血压下降的目的。

适应患者:由于心肾阳气虚弱,无力鼓动气血运行,导致血压升高、心跳变慢,心悸,心中空虚,舌淡苔白,脉沉迟等。

主方:麻黄附子汤加减。

处方:麻黄 6～9g,制附子 10～30g,细辛 6g,红花 6～9g,当归 10g,川芎 10～20g,黄芪 30g,杜仲 10～20g,炙甘草 10g。

加减:

肢体麻木者,加鸡血藤 30g、三七 10g。

活动后气促者,加葶苈子 10g、党参 10～20g。

大便干者,加白术 30g、枳壳 10g。

大便烂者,加茯苓 10～20g、干姜 10g。

(四)脉胀病在脉的治疗

该阶段是脉胀的持续发展,逐渐影响到脉管的变化,如脉管僵硬,裹挟无力,或脉搏挛缩,或动脉内膜斑增厚,甚至斑块形成,导致血管狭窄或者闭塞。

病在脉,调之脉,重点针对动脉粥样化的性质、程度等治疗。总的治疗原则应以疏通血脉为主,临床上可根据动脉狭窄的程度及临床表现,分为以下 4 型进行中医药治疗。

1. 缓解痉挛法

目的:针对**脉络绌急**,通过活血通脉,柔肝缓急,达到疏通气血、缓解血脉痉挛的目的。

适应患者:动脉血管痉挛,导致头痛,眩晕,肢体麻木,握物无力,伴畏寒肢冷,舌淡苔白,脉弦紧。

主方:当归四逆汤(《伤寒论》)加减。

处方:当归 10g,桂枝 10～20g,白芍 10～20g,陈皮 10g,天麻 10～20g,红花 6～9g,炙甘草 10g 等。

2. 温阳通脉法

目的:针对动脉内膜增厚,**脉络痹阻**,通过益气活血,温阳通脉,促进气血流通,达到控制或改善动脉内膜增厚及斑块形成的目的。

适应患者:动脉内膜增厚,或有早期斑块形成,临床见头晕,头昏沉,胸闷,肢体麻木,行走不利,舌淡暗苔白,脉坚实而大。颈动脉彩超或血管造影检查可发现动脉硬化或者有不同程度狭窄。

主方:黄芪桂枝五物汤(《金匮要略》)加减。

处方:黄芪 30g,桂枝 20g,赤芍 10g,当归 10g,川芎 10～20g,牛膝 10g,桃仁 10g,鸡血藤 30g,甘草 10g 等。

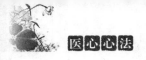

3. 逐瘀化痰法

目的: 针对**痰浊附壁**,通过化痰活血,疏通血脉,达到改善动脉硬化及斑块形成的目的。

适应患者: 慢性眩晕,程度较轻,可见于老年单纯收缩期高血压合并颈动脉粥样硬化及斑块形成,病程长;临床见头晕,头重,神疲乏力,胸闷,恶心,纳呆,或者无明显症状,舌淡苔白腻,脉弦滑等。彩色多普勒超声可明确诊断。

主方: 桃仁红花煎(《陈素庵妇科补解》)加减。

处方: 地龙 10g,水蛭 5～10g,陈皮 10g,当归 10g,红花 6～9g,川芎 10～20g,桂枝 20～30g,黄芪 30～40g,炙甘草 10g,法半夏 10g 等。

4. 破血逐瘀法

目的: 针对血脉闭塞,通过破血逐瘀法,达到改善血脉流通的目的。

适应患者: 肢体麻木、疼痛,或者突然出现剧烈胸痛胸闷,或者中风偏瘫,半身不遂,语言不利,舌暗、边有瘀点,苔白,脉沉涩。相当于缺血性中风,头颅CT 可以明确诊断。

主方: 补阳还五汤(《医林改错》)加减。

处方: 黄芪 30g,赤芍 10g,桃仁 10g,红花 6～9g,地龙 10g,鳖甲 30g,穿山甲 10g 等。

加减: 以上四法,可根据血脉阻塞程度及所引起的症状,随证加减(略)。

(五)脉胀急症的处理

脉胀急症是指由某种诱因引起的血液上冲,脉搏胀满,引发全身不良反应,如果不能及时处理,将引发心脑肾等严重并发症的情况,相当于西医学的高血压危象、高血压脑病、恶性高血压等高血压急症。临床上,一般按下面两种类型辨证施治,必要时联合西药及静脉用药。

1. 清热息风法

目的: 通过清热解毒、息风散瘀的方法,使炽盛之热毒得清,血热得静,气血得行,达到恢复营卫气血正常运行的目的。

适应患者: 由于热毒炽盛、鼓动气血上冲,而出现头痛头胀,面红目赤,身热烦躁,气粗口干,目赤耳鸣,大便干燥,舌红苔黄,脉弦数,血压急剧升高者。

主方: 羚羊钩藤汤合犀角地黄汤加减。

处方: 水牛角 10～30g,生地黄 20～30g,牡丹皮 10g,白芍 10～20g,钩藤 20～30g,羚羊角粉 0.5～1g(冲),怀牛膝 10g,黄芩 10g,栀子 10g,龙胆 10～20g,甘草 10g 等。

中成药：若意识昏愦,可配合灌服安宫牛黄丸;或静脉滴注清开灵注射液、醒脑静注射液等。

2.化痰息风法

目的：通过化痰息风,祛除内伏经络气血之风痰,达到疏通经络,恢复气血正常运行的方法。

适应患者：由于风痰阻滞经络,气血不通所致的头晕目眩,甚至恶心呕吐,胸脘痞满,舌强言謇不语,神志不清或已清,甚者半身不遂,口舌歪斜,偏身麻木,舌质暗红或暗淡,舌苔白厚而腻,脉弦滑。

主方：半夏白术天麻汤加减。

处方：天麻 20g,半夏 10g,陈皮 10g,茯苓 10～20g,僵蚕 10～30g,枳实 10g,胆南星 10～20g,石菖蒲 10～30g,代赭石 10～30g 等。

中成药治疗,可参照上法所列药物随证应用。

（六）个人体会

1.关于高血压的临床研究思路　高血压是现代疾病,是根据血压计测量出来的疾病,其发病原因、形成机制都不明了,所以,西医学专家定义其为以动脉血压持续升高为主要表现的心血管综合征,属于血管疾病的范畴,且其治疗一直以西药为主。由于中医古代文献中没有这种病的记载,所以,中医先辈们根据其出现眩晕、头痛等症状情况,参照眩晕、头痛治疗,在以眩晕、头痛为主要表现的高血压治疗中起到了一定作用。但由于眩晕、头痛与高血压的本质不同,用眩晕、头痛理论合理解释高血压显然不合适。那么,中医药治疗高血压应该用什么理论指导呢? 这是一个重大理论问题。笔者认为,既然要用传统的中医学治疗高血压,就必须有一种理论能够从中医角度解释高血压的形成、发展、变化,也就是说,研究思路要从中医角度出发,寻找一种能够合理解释高血压的中医理论,才是解决中医药治疗高血压的根本出路。本书中提出的脉胀理论是依据《黄帝内经》中关于"脉胀"的理论提出来的,证之临床,从血脉理论出发,确能比较准确地解释高血压的生理病理特征,较之先辈们提出的眩晕理论前进了一大步。该理论一经提出,便受到业界同行们的高度认同。由此说明,研究现代疾病的中医药治疗,首先要转变思路,从中医理论研究现代疾病,才是唯一出路,不能永远处在"现代某病相当于中医某范畴"的模糊思路之下,否则,中医是不会得到认同的,也是没有生命力的。

2.关于临床证型　自 20 世纪 50 年代以来,国内医家根据高血压易出现面红、潮热、头晕、头痛等,提出辨证治疗以阴虚阳亢、肝火亢盛为主,多年来,

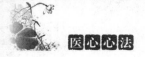

临床大都参照滋阴平肝、清肝泻火来治疗高血压，确实也起到了很好的作用。但近来随着人口老龄化、生活水平的不断提高以及饮食结构的改变等，临床证型也在发生变化。临床所见，现在的高血压患者中，阴虚证和阴虚阳亢证已经十分少见，代之以痰浊证、血瘀证、气虚证及阳亢证为临床最为多见的证型。因此，医者不应墨守成规，应该根据临床实际进行治疗和研究。

3. 关于中药降压 不可否认，中医药治疗高血压在降血压方面确实不尽如人意，同西药比较起来，其降压幅度、可重复性等方面均有很大差距。究其原因，也是由于没有完全合理解释高血压的发生机制，所以，中药治疗很难做到精准医疗，达到理想效果。但中医药治疗的优势在于疏通气血、疏通血脉、综合调理，在稳定血压、调节血压、改善动脉粥样斑块、改善血管狭窄等方面确有疗效。所以，中医药治疗高血压，不要过度强调降血压情况，而更应该关注患者的整体情况，如症状改善、个人感觉、动脉硬化的改善、生活质量的提高等等，这才是中医药治疗现代疾病的优势所在。

4. 关于老年单纯收缩期高血压 老年单纯收缩期高血压是一种特殊类型，其特点是收缩压增高而舒张压不高，甚至还偏低，血压水平波动较大，易引起中风、冠心病等并发症。这种类型多由于动脉硬化、血管弹性减退所致。西药治疗多主张用钙拮抗剂和利尿剂，中药治疗多用补气、化痰、活血通脉法治疗，很有效果，可充分发挥中医中药双向调节作用，可使收缩压降低而不影响舒张压，进而缩小脉压，有效保证心脑血管供血。此类治疗可参照后面脉痹的治疗。

5. 关于降压水平的把握 降压是硬道理，临床所见，确实如此。临床不乏因为血压过高导致脑出血或者脑梗死的案例。以往在中医治疗上有一些误区，认为中药重在改善症状，对血压水平关注不够，这是不对的。不管是中医治疗，还是中西医结合治疗，血压一定要降到适合的水平，最好在 130/80mmHg 左右，可以最大限度地避免高血压并发症的发生。

6. 关于降血压中药的应用 几十年来，有许多降血压中药药理研究的报道。据不完全统计，能够降血压的中药有 100 种之多。但临床应用时，不能脱离辨证论治的原则，如黄芪降血压，若患者属于气虚，黄芪确能降血压，若患者属于肝火亢盛，则黄芪是不能使用的。另外，许多报道说钩藤能降血压，临床上也是在辨证为肝阳上亢或肝火亢盛的情况下才有用，若患者表现为神疲乏力，舌淡胖或有齿痕，脉沉细迟的脾虚证，用钩藤恐犯虚虚实实之戒，临床当须知之。这是因为中医讲究整体观念的同时，更加着重于个体化的辨证治疗，其临床治病的理论就是建立在辨证的基础上。其实，现代降血压药物的五大类，也是要根据患者情况选择应用的，有的患者应用钙拮抗剂有效，有的则用血管紧张素阻滞剂有效，而有的则用利尿剂有效，道理是一样的。所以，不要试图根据药理研究结果，把能够降血压的药物堆积在一起，就能把血压降下来。

7. 临床案例

案一：清热平肝法治疗高血压案

黄某，男，59 岁，广东某集团董事长。2010 年 8 月 20 日就诊。

主诉： 眩晕、心悸、血压升高 3 年。

3 年前起，出现眩晕，面红，失眠，偶有心悸，头痛，多在熬夜或失眠时明显。到某省级医院检查，发现患有高血压，最高血压达 180/105mmHg，24 小时心电图检查发现阵发性窦性心动过速，平均心率 80 次 /min，偶有室上性期前收缩。诊断为高血压。遂用降压药物硝苯地平控释片（拜新同）、琥珀酸美托洛尔缓释片（倍他乐克）治疗，血压和心悸都能控制在正常范围。2010 年 2 月起，上述症状逐渐出现并日益加重，医生将拜新同改为苯磺酸氨氯地平片（络活喜），倍他乐克改为比索洛尔，治疗半年左右，效果仍不理想，血压一直保持在 140～150/90～95mmHg。稍遇紧张或者劳累，即眩晕，失眠，心悸，血压升高。遂经人介绍到我院求治。

初诊时见患者面色潮红，舌偏红，苔薄白，脉弦稍数。血压 150/100mmHg，心率 85 次 /min，律齐，心脏各瓣膜听诊区未闻及明显病理性杂音。

诊断： 高血压 2 级。辨证为肝阳上亢。

治法： 平肝潜阳。

处方： 天麻钩藤饮加减。

天麻 10g，钩藤 20g，地龙 10g，川芎 10g，蝉蜕 10g，栀子 10g，枸杞 20g，白芍 10g，石决明 30g（先煎），炙甘草 10g。7 剂，日 1 剂，水煎服，煎 2 次，日 2 服。原降压药不变。

2010 年 8 月 27 日二诊： 患者自述眩晕、面红、心悸等症状消失，夜眠可，血压 140/85mmHg，心率 75 次 /min。遂守上方再服 7 剂。

2010 年 9 月 2 日三诊： 患者症状消失，血压 130/80mmHg，心率 70 次 /min。遂照上方去石决明，加桂枝 10g，用配方颗粒配制成冲剂，每天 1 次，巩固治疗。

如此断续治疗 1 年，至今血压平稳。患者将此方视为秘方保存，如果血压偏高，心率增快，服用上方 3 剂即可消除症状，使血压平稳。

按语： 本例患者眩晕、失眠、心悸等症状均为高血压所致，诊其脉，属于比较典型的肝阳上亢，其治疗用药，主要针对性使用平肝潜阳之品以对"证"治

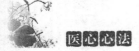

疗,而非针对高血压治疗。调理阴阳的偏盛偏衰是"治病求本"之法,肝阳得降,阴阳平衡,则血压自降,心神自宁。(2011 年 1 月 20 日王清海整理)

案二:补中益气汤治疗高血压

何某,女,58 岁,退休工人,广州市人。初诊时间:2006 年 9 月 4 日。

主诉:头痛 1 周余,加重 2 天。

现病史:缘患者既往有高血压病史 7 年余,血压最高达 185/100mmHg,平素服用倍他乐克 12.5mg,硝苯地平(心痛定)10mg,一日两次治疗,血压控制尚可,血压波动于 130/85mmHg 左右。近日由于劳累,常自觉头后部疼痛憋胀不适,无恶心呕吐,无胸闷心悸,自测血压升高,最高达 180/100mmHg,时伴上肢麻木感,自行服用上述药物后,血压控制不佳,波动于 170/98mmHg 左右,纳差,眠差,二便尚可,舌质淡苔白,脉细。

中医诊断:头痛(脾胃气虚,清阳不升)。

西医诊断:高血压 3 级(极高危组)。

西医治疗措施:以降压治疗为主,增大心痛定剂量。

辨证论治:此为脾胃气虚,清阳不升所致,治以补益中气、升发清阳为法,拟方以补中益气汤加减。

处方:黄芪 30g,党参 40g,白术 10g,茯苓 15g,升麻 6g,柴胡 10g,当归 10g,陈皮 6g,甘草 6g,熟附子 20g(先煎),干姜 10g。3 剂,水煎服,日 1 剂,早晚分服。

2006 年 9 月 7 日复诊:服用前方后,头部憋胀感较前明显减轻,上肢麻木感消失,血压控制可,波动于 130/85mmHg 左右,纳眠可,舌淡红苔薄白,脉弦。再服上方 4 剂,以巩固疗效。

按语:高血压当属中医"头晕""眩晕"等范畴,古人认为此病多由于肝、脾、肾等脏器功能受损所致。查阅患者病历,医者已使用了平肝潜阳等法,治疗未效。今结合症状及舌脉,辨中气不足、清阳不升为本病的主要病机。《素问·六微旨大论》曰:"出入废则神机化灭,升降息则气立孤危。故非出入则无以生长壮老已,非升降则无以生长化收藏。是以升降出入,无器不有。"脾胃的升降气化功能是维系人体内各脏腑气机升降出入正常的关键所在。升清降浊,必以脾胃为枢纽。中州亏虚则清阳精微不能上养清窍,空窍失养,间或夹浊阴上犯则头晕作矣。正如《灵枢》所述:"上气不足,脑为之不满,耳为之苦鸣,头为之苦倾,目为之眩。"亦所谓"内伤脾胃,百病由生""脾胃一伤,五乱互作"也。补中益气汤是李东垣《脾胃论》中记载的体现"损者益之""劳者温之"

的一首名方。《本草正义》言："凡饥饱劳役,脾阳下陷,气怯神疲者……授以东垣之补中益气汤,无不捷效,正以黄芪为参、术之佐,而又得升、柴以升举之,则脾阳复辟,而中州之大气斡旋矣。"方中以黄芪健脾益气,参、草补中,此三药为君;白术、茯苓健脾,当归补血,陈皮理气,共为臣;佐以升举清阳的柴胡、升麻。患者"久病及肾"导致脾肾阳虚,故选用了大补肾阳的附子,又因"附子无干姜不热",故选干姜起协同作用。全方共奏健脾益气、升阳举陷的功效。选用之方药抓住了病机之本,故虽选用了柴胡、升麻等药,血压不升反降。(苏慧整理,2006年10月)

案三:青年高血压合并滑精案

敫某,23岁,未婚。2016年5月29日初诊。患者近1年来经常滑精,6～10天1次。初诊症见周身疲乏,腰酸脚酸,视力、记忆力减退,心悸时作,易出汗,睡眠、饮食尚可,二便调,舌质暗红,舌体胖大,舌苔薄白,脉弦细数。血压(BP)155/92mmHg。患者为早产儿,高血压病史8年余,血压波动在150/90mmHg左右,未服用降压药。证属肾阴亏虚,心气不足,心肾不交;治宜滋阴养心,交通心肾。予知柏地黄汤加减。

处方:熟地黄20g,山茱萸10g,山药20g,泽泻10g,牡丹皮10g,茯苓30g,知母10g,黄柏10g,肉桂5g,车前草10g。7剂,水煎服,每日1剂。

二诊:2016年6月5日。1周未出现滑精,周身乏力,腰酸不适,偶有心悸。舌红胖大,脉弦细数。BP 154/90mmHg。

处方:前方去肉桂,加桂枝30g、党参20g。7剂,水煎服,每日1剂。

三诊:2016年6月12日。2周未出现滑精,乏力、腰酸、心悸均较前缓解,易出汗,舌淡胖,苔白腻,脉弦细。BP 142/92mmHg。

处方:前方去熟地黄、桂枝、车前草、党参,加生地黄20g、菟丝子10g、益智仁20g、钩藤20g。7剂,水煎服,每日1剂。

四诊:2016年6月19日。3周未出现滑精,前症悉减。舌红胖大,脉弦细数。BP 138/84mmHg。

处方:上方去钩藤。7剂,水煎服,每日1剂。

五诊:2016年7月3日。连续5周未出现滑精,眠可,舌淡红,苔薄白,脉细。BP 142/100mmHg。

处方:上方黄柏减量到5g,菟丝子加量到20g。7剂,水煎服,每日1剂。

按语:高血压,中医典籍中常以"眩晕""头痛""中风"等论述。高血压出现率最高的证型是气虚痰浊型、阴虚阳亢型、肝火亢盛型、阴阳两虚型。本病高血压属无症状型,系由患者先天肾精不足发展成为肾阴虚不能制阳,症见周身疲乏,腰酸脚酸,视力、记忆力减退,心悸时作,易出汗,滑精。

滑精首见于《黄帝内经》,称"精时自下"。《灵枢·本神》曰:"是故怵惕思虑者则伤神,神伤则恐惧流淫而不止。……恐惧而不解则伤精,精伤则骨酸痿厥,精时自下。"《素问·上古天真论》曰:"肾者主水,受五脏六腑之精而藏之。"《折肱漫录·遗精》云:"梦遗之证……大半起于心肾不交。"遗精的病机总属肾失封藏,精关不固,临床辨证应分清虚实或者虚实夹杂,新病多虚实参见,久病虚多实少。临证尚需辨清是属梦遗还是滑精,如用心过度,邪念妄想梦遗者,多责于心;精关不固,无梦滑泄者,多由于肾。

四诊合参,患者为早产儿,周身疲乏,腰酸脚酸,视力、记忆力减退,心悸时作,易出汗,滑精。中医辨证为先天不足,肾精不固,阴不制阳。治以补肾益精,养阴以制阳,予知柏地黄汤加减治疗。六味地黄丸出自《小儿药证直诀》,由熟地黄、山茱萸、山药、泽泻、牡丹皮、茯苓六味药组成,常用来滋肾阴,用来治疗肾阴不足之证。加知母、黄柏,为知柏地黄丸。首诊易丸为汤,以加强功效,加大茯苓用药,淡渗脾湿,并助山药之健运,与泽泻共泻肾浊,助真阴得复其位;患者舌脉均可见虚火之相,故用知母、黄柏,加强清热降火之功;少量肉桂取阴中求阳之意,温固肾阳;车前草归小肠经,可利下焦湿热,助心火从小便排出。二诊患者服上方7剂,1周未出现滑精,效不更方,去肉桂,加桂枝温通经络,加党参补中益气以解疲乏症状。三诊患者症状缓解,效不更方,熟地黄改用生地黄以加强滋阴之功,加菟丝子补肾益精,加益智仁补肾固精,加钩藤清热息风兼治疗高血压。四诊患者3周未出现滑精,血压降至正常,效不更方,去钩藤。五诊患者病情稳定,舌质由暗红转淡红,遂在原方基础上减少黄柏用量,减轻清热力度,加大菟丝子用量以增强全方补肾益精之力。五诊患者诸症悉减、巩固疗效。本案高血压兼遗精,从本而治,注重滋阴泻火,标本兼治,此患者先天不足,肾阴亏虚,心火偏盛,予知柏地黄汤加减,注重补肾益精,兼以清热,俾本得治,则高血压、滑精诸症皆除。《济生方·白浊赤浊遗精论治》指出:"心火上炎而不息,肾水散漫而无归。"辨证准确,用药精准,疗效显著。(王瑞,2016年7月4日)

心衰

(一)基本概念

心衰即西医学的心力衰竭,是各种心脏疾患的最终结果,表现为体力活动受限,气促、疲乏或心悸,尿量减少,水肿,甚至休克,危及生命。心力衰竭属于中医"心悸""怔忡""咳喘""痰饮""水肿"等范畴。但近年来,中医临床医生按照有关中医临床诊断标准,用心衰对应于慢性心力衰竭的诊断来辨证论治,这样针对性强,治疗效果会更好。因此,本篇心衰基本是按照西医学之慢性心力衰竭进行讨论。

心衰是由于心脏阳气不足,心主血脉功能减退,致使血液不能正常循脉道运行,气、血、水郁积于体内,引起气促,活动则加剧,甚至不能平卧,平卧时憋气,甚至需端坐呼吸才能缓解的一种疾病。

1. 诊断要点　在合并心脏疾病的基础上,出现气促,活动后加剧,体力耐力下降,甚至夜间不能平卧,平卧则憋气,端坐呼吸,可伴下肢水肿、心悸、咳痰,舌淡白、苔薄白或腻,脉沉细无力等。

临床可参考彩色多普勒超声检查,可发现心脏扩大、左心房扩大、各瓣膜关闭不全、左心室射血分数(EF)下降,甚至肺动脉压力增高,化验检查可见脑钠肽(BNP)水平升高,胸部 X 线检查可见肺淤血等。

临床上需排除慢性阻塞性肺疾病引起的气促。二者的鉴别要点在于,后者是肺部疾病引起,主要见于肺气肿、肺纤维化、哮喘等,而前者是心脏收缩功能下降引起的心病及肺的病变,临床不难鉴别。

2. 病因病机　经云:"夫不得卧,卧则喘者,是水气之客也。"已经明确指出喘不得卧是由于心下有水气引起的,究其因,是心气不足,心主血脉功能下降,致使血脉瘀阻;母病及子,心病及脾,脾气虚弱,不能正常运化水湿,水湿内停;肺主气,司呼吸,为水之上源,心病及肺,肺气损伤,不能正常通调水道,上焦之水不能下输膀胱,停于心下;肾主水,疾病进一步发展,心病及肾,可致肾水泛滥,引起全身水肿。

从西医学角度看,多见于在合并冠心病、肺心病、风湿性心脏病、心肌病、心肌炎、心脏瓣膜病等基础上,导致的心脏射血分数降低,心脏扩大,引起肺循环或者大循环淤血。

3. 病机关键　心、脾、肾三脏阳气虚弱,水湿内停,瘀阻血脉,是心衰的关键病机。气、血、水是关键要素。临床治疗只要抓住气虚、血瘀、水停,则抓住了心衰的关键。

(二)治疗

1. 治疗原则　温阳补气、活血利水是心衰治疗的基本原则,但何时需要温阳、何时需要补气、何时需要利水、何时需要活血,则要根据患者情况而定。

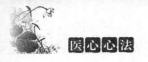

2. 温阳益气法

目的: 经云"阳化气,阴成形"。通过补益脾肺之气,温通阳气,使心脏阳气充足,脾胃健运,肾阳蒸腾,气化正常,可推动血液运行,将体内停滞之水化为气,走三焦而下行,通调水道,下输膀胱,上焦水气得除,心衰自愈。

适应患者: 心脏阳气虚弱,心主血脉功能减退,临床表现为气促,活动则加剧,休息可好转,伴软弱乏力,舌淡,苔白,脉沉迟而无力者。临床检查见心脏扩大,射血分数降低,但没有明显肺淤血及大循环淤血者。

主方: 四君子汤(《太平惠民和剂局方》)。

处方: 党参 20～30g,白术 10～20g,茯苓 10～30g,炙甘草 10g。

加减:

疲倦乏力明显,加黄芪 30～60g。

畏寒肢冷,加制附子 10～30g、桂枝 10～30g、干姜 5～10g。

气促明显,动则加剧,加制麻黄 6～10g、苦杏仁 10g。

口干,舌红,加麦冬 10g、五味子 10g。

咳嗽咳痰,加陈皮 10g、法半夏 10g。

3. 温阳利水法

目的: 通过温阳利水,疏导水之上源,健运中焦之湿,调动肾气的气化功能,将多余的积水排出体外,减轻心脏负担,达到治疗心衰的目的。

适应患者: 心衰气促明显,咳嗽痰多,痰色稀薄,甚至下肢水肿,舌淡白无华、有齿痕,苔白滑,脉沉滑或弦滑。检查发现有肺淤血、水肿等水湿内停为主的患者。

主方: 五苓散合真武汤(《伤寒论》)。

处方: 制附子 10～30g,茯苓 10～30g,猪苓 10～20g,白术 10g,桂枝 10～30g,泽泻 10～30g,车前草 10～20g。

加减:

痰多,加陈皮 10～20g、法半夏 10g、竹茹 10g。

气促,加葶苈子 10～20g、炙麻黄 6～12g。

畏寒肢冷,加制附子 10～30g、干姜 10g。

口吐涎沫,加生姜 10g、吴茱萸 6g。

舌苔腻,加苍术 10g。

大便烂,加黄芪 20～30g、黄连 3～6g。

大便干,加大黄 3～9g。

4.活血利水法

目的:对于大病久病,血脉瘀滞,血瘀水停而引起的顽固性心衰,通过活血利水,达到纠正心衰的目的。

适应患者:心衰伴喘促气急,水肿、甚至伴胸水腹水,舌暗淡,或有瘀点,舌下脉络瘀紫,苔白滑,脉沉涩或沉细等。

主方:血府逐瘀汤(《医林改错》)合真武汤(《伤寒论》)加减。

处方:制附子 10~20g,茯苓 10~30g,葶苈子 10~20g,桃仁 10g,红花 6~10g,益母草 10~30g,川芎 10g,当归 10g,生地黄 10g。

加减:

水肿明显,加车前草 10~20g、泽泻 10~30g。

畏寒肢冷,加桂枝 10~30g、黄芪 30~60g。

气促明显,加制麻黄 6~12g、杏仁 10g。

瘀血明显,加水蛭 5~10g。

恶心呕吐,加生姜 10g、法半夏 10g、吴茱萸 10g。

5.益气活血利水法

目的:通过益气活血利水,综合调整,达到心衰恢复的目的。

适应患者:心衰程度较轻,表现为乏力,平静时无不适,活动或上楼则气促,甚至夜间不能平卧,卧则喘,舌淡苔白,脉沉细弱者。

主方:自拟心衰方(该方有奇效)。

处方:黄芪 30g,党参 20g,白术 10g,茯苓 20g,葶苈子 10~20g,制附子 10~20g,桂枝 10~20g,炙麻黄 6g,炙甘草 10g。

加减:

喘促明显,加大麻黄用量至 9~12g,加杏仁 10g。

畏寒肢冷,加干姜 10g、巴戟天 10~30g。

腰酸膝软,加杜仲 20g、补骨脂 10~30g。

纳差腹胀,加莱菔子 10~20g。

咳嗽咳痰,加陈皮 10g、法半夏 10g。

(三)个人体会

1.心衰与呼衰的鉴别 心衰和呼衰患者都以喘促气急为主要表现,在中医都可纳入喘证范畴。二者病机也有相同之处,都是影响了肺的功能,导致肺气宣发和肃降功能失常,肺气上逆而喘。但二者不同的是,心衰是由于心肌收缩力减退,心脏泵血功能下降,血液蓄积心内,导致心脏扩大,进一步发展,引起肺淤血,导致肺气不降而上逆;而呼衰则是肺本身的病变,如肺气肿、肺纤维化、肺炎等,直接导致肺气不利。二者病因病机不同,治疗有异,前者重点在补益心气,为治本之法,伴以活血利水;后者则以行气化痰,疏通气道为主。故临证时必须鉴别清楚。

从临床表现上,心衰的气促以活动后加重、休息后减轻为主要特征;一般不伴有咳嗽痰多,严重时不能平卧也是其特征之一。呼衰的气促则休息时也明显出现,可平卧,多伴痰多。再结合病史和基础疾病,二者不难鉴别。

2. 关于急性心衰 急性心衰是一种危急重症,多因劳累、紧张等诱发,患者突然出现呼吸困难,甚至张口抬肩,端坐呼吸,咳吐白色或粉红色泡沫痰,伴面色青灰,四肢湿冷,脉搏细速,血压升高等。需与过敏性哮喘发作相鉴别。后者多有过敏史,诱发因素也与过敏原有关,发作时以喉头发紧、呼吸困难、面色青紫甚至唇甲青紫等为特点。二者亦不难鉴别。

急性左心衰的治疗需要争分夺秒,需要西医学的急救措施,如吸氧、镇静、利尿、扩张血管、强心、心电监护等措施,中药的参附针等也可使用。此不赘述。

3. 关于补心泻肺法 治疗慢性心衰必须注意五脏相关,尤其应注重心肺同治。心肺同居上焦,位置相邻,经络相连,且心主血、为君主之官,肺主气、为相傅之官,两者在生理上相互联系,病理上相互影响。《素问·经脉别论》曰:"食气入胃,浊气归心,淫精于脉。脉气流经,经气归于肺,肺朝百脉,输精于毛皮。毛脉合精,行气于腑,腑精神明,留于四脏。"说明心肺共同参与血液的生成、运行及水液代谢,尤其在血脉运行功能方面是相互协同的。血液的正常运行有赖于心的推动,而血液的吐故纳新则需依赖于肺主治节和朝百脉功能的正常发挥。肺为水之上源,若心病日久,运血无力,"血不利则为水"(《金匮要略》),水停上焦,影响及肺,肺失宣肃,致水液输布失常,不能通调水道、下输膀胱,反过来加重心脏功能,出现气促、喘息上气,甚则不能平卧等症状。《素问·痹论》所云"心痹者,脉不通,烦则心下鼓,暴上气而喘",就是指这种病理机制。故心衰的病机是心气先虚,肺水再郁,故治疗单从心来论治往往收效不佳,必须补心、泻肺,心肺同治,方能收功。临床上常常用参芪补心,葶苈子泻肺,心肺同治。

《医学衷中参西录》中记载黄芪"能补气,兼能升气,善治胸中大气(即宗气)下陷"。宗气是由水谷之气与自然界清气相结合聚于胸中的气,关系到一身之气的盛衰,与肺脾两脏关系密切。黄芪归肺、脾两经,通过补益脾肺之气使宗气充盛,而宗气的盛衰与心主血脉、肺主气司呼吸的功能密切相关。《灵枢·邪客》曰:"宗气积于胸中,出于喉咙,以贯心脉,而行呼吸焉。"故重用黄芪不仅能健脾补肺益气以助呼吸,还能使宗气充盛,补益心气而行营血,且现代药理研究证实黄芪还有增强心肌收缩力、扩张冠状动脉及周围血管、保护心血管系统的功能;党参归肺、脾两经,与黄芪相须为用,通过对宗气生成的协同作用,加强补益心气而行气血之功。葶苈子味辛性寒、辛散苦降,虽为攻利峻品,但与大量温补之品配伍,去性存用,旨在使药力直达病所,专泻肺中水饮而平喘,如《神农本草经》中记载葶苈子主"饮食寒热,破坚逐邪,通利水道"。肺水除则肺之宣肃功能得以恢复,肺主通调水道、朝百脉助心行血的功能才能得以正常发挥。

4. 关于麻黄的应用　麻黄味辛、微苦,性温,入肺、膀胱经,功能发汗、平喘、利尿,本为辛温解表药,但临床常用来治疗慢性心衰所出现的活动后气促,效果显著。究其理,则是心衰患者之所以出现喘促等肺的证候,是因为心肺相关。二者同居上焦,心主血,为阳中之太阳;肺主气,为阳中之太阴。且肺为水之上源,能通调水道,下输膀胱。二者相互为用,相互依存。心病日久,波及于肺,导致肺的宣发肃降功能减退,失于输布水道,致使水停上焦,阻塞气道,故喘。麻黄宣肺、平喘、利尿,故心衰患者出现喘促气急时,可以用麻黄治之,效果极佳。用量一般为 6～9g,最大用量可达 12～15g。但需注意心率,麻黄有加快心率之弊,若心率过快,当需慎用。若用后出现心率过快,则需停用。一般停用后心率会逐渐恢复正常。必要时可用 β 受体阻滞剂对抗之。此外,不可久用,一般连续使用不超过 1 个月。

5. 关于葶苈子的应用　葶苈子味辛、苦,性大寒,亦入肺、膀胱经,功能泻肺行水、祛痰定喘,为治水停上焦之要药,在心衰患者治疗中起到很重要的作用。常用量为 10～15g,一般不超过 30g。因其气大寒,量少可被其他温性药中和之,量大则有伤心肺之气之嫌,当需注意。

6. 关于强心、利尿、扩张血管剂　强心、利尿、扩张血管为治疗心衰的经典用药。急性心衰患者,是必用之品。而对于慢性心衰患者,则需要根据情况使用。若出现下肢水肿,为水钠潴留,适当选用利尿剂,如呋塞米、氢氯噻嗪、螺内酯等,水肿一旦消除,则可减量或者去除,单用中药即可;若心率过快,可适当使用强心剂,如地高辛,每天 1 次,用量宜小,可用半量或者全量,待心率降至 70 次 /min 以下,当停药。扩张血管药在慢性心衰中基本不用,中药治疗已经足够。

(四)临床案例

案一:补心泻肺法治疗重度心衰1例

叶某,女,71 岁。2017 年 1 月 15 日初诊。

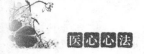

主诉:喘促反复发作1年余,加重1周。

患者既往冠心病病史1年余。1年前即出现活动后气促,休息后可自行缓解,曾在附近医院治疗,具体不详,效果不佳。近1周加重,就诊时症见:轻微活动即气促,夜间睡眠不能平卧,平卧则加重,甚至呈端坐呼吸,无明显咳嗽咳痰,晨起时眼睑浮肿,心慌,心悸动。舌暗,苔薄白,双手脉沉细,尺部脉细弱。查体:双下肢轻度浮肿。听诊:第一心音强弱不等,心律不齐,心率141次/min,二尖瓣可闻及收缩期3级杂音。辅助检查:心电图示快速型心房颤动,异常Q波(V_1、V_2),心肌缺血征。心脏彩超示左心增大,右房增大;主动脉瓣关闭不全(中-重度);二尖瓣关闭不全(中-重度);三尖瓣关闭不全(中-重度);估测肺动脉高压(轻度);左心室收缩功能降低;左心室舒张功能降低。左心室收缩功能(EF)24%。心腔及大血管:主动脉根部30mm,升主动脉34mm,左心房50mm,右心室20mm,室间隔11mm,左心室(收缩末)46mm,左心室(舒张末)52mm,左心室后壁8mm,右心房65mm×44mm,肺动脉20mm。

中医诊断:心衰。辨证:阳气亏虚,血瘀水停。

西医诊断:慢性心力衰竭,心功能Ⅳ级。

治法:以补心泻肺、温阳通脉为法,扶正与祛邪并举。治拟心衰方。

处方:黄芪30g,党参20g,白术10g,茯苓20g,葶苈子10g,制附子20g,桂枝20g,炙麻黄6g,炙甘草10g,车前草10g。3剂,每日1剂,水煎服,分早晚2次温服。

另用地高辛2.5mg,呋塞米、螺内酯各1片,每天1次。

嘱其清淡饮食,保持心情舒畅,适当活动。

2017年1月19日二诊:气喘较前减轻,夜间平躺较前好转,下肢浮肿消退,活动后气喘明显减轻。守方加黄芪至60g。14剂,用法同前。

2017年2月5日三诊:气喘明显减轻,可缓慢上2~3楼,行走久后觉乏力,下肢浮肿消失,大便偏烂,2~3次/d,舌质红、有瘀点,少苔,脉细弱。上方去附子、车前草,改党参为太子参,炙麻黄减为3g,葶苈子减为10g,桂枝减为10g,加麦冬、五味子各10g。7剂。停用地高辛、呋塞米、螺内酯。

2017年2月12日四诊:气喘基本消失,可上3楼,乏力较前减轻,双下肢无浮肿,大便可,口干。舌质暗红有瘀点,脉沉细。心电图示心房颤动,心率81次/min,左心室高电压,心肌缺血征。心脏彩超示左房、右房增大;主动脉瓣、二尖瓣、三尖瓣关闭不全(均为轻度);左心室收缩功能降低;左心室舒张功能降低。左心室收缩功能(EF)43%。心腔及大血管:主动脉根部27mm,升主动脉 32mm,左心房 39mm,右心室 20mm,室间隔 9mm,左心室(收缩末)39mm,左心室(舒张末)49mm,左心室后壁 9mm,右心房 54mm×38mm,肺动脉 20mm。上方桂枝加至 15g,加红花 6g。14 剂,用法同前。

2017 年 2 月 26 日五诊:气促减轻,口干明显,但不欲饮,舌有涩涩感,夜眠较差,纳一般,二便调。舌淡红,苔薄白少津,脉沉细。上方去桂枝、红花,加生地黄 20g,酸枣仁 20g。14 剂,以巩固疗效。

随访 1 年未复发。

按语:该案例是运用补心泻肺法治疗慢性心衰的典型案例。

该患者心衰发生的根本原因是心阳不足,加之患者年逾七旬,脏腑功能衰退,故在本案的治疗中始终注意顾护正气,强调补心温阳治疗为主。另外,方中大胆使用葶苈子以泻肺,补泻并用,温通并用,在众多补气温阳药的基础上发挥其祛邪作用,使邪有出路,俾正气得复,端坐呼吸、气喘消失,心率下降,心衰控制。(杨琳整理,2017 年 12 月 15 日)

案二:真武汤加味治疗重度心衰 1 例

冯某,女,84 岁。住院时间:2005 年 2 月 7 日—3 月 21 日。

有高血压、心功能不全、糖尿病、肾功能不全病史多年。反复气促、浮肿,最近因上述症状加重而来就诊,前医屡用强心、利尿药而罔效。来诊时见动则气促,不能平卧,咳嗽,咳白色稀痰,颜面及双下肢浮肿,按之如泥,舌淡红苔微黄腻,脉沉。肌酐 210μmol/L。胸片提示心脏增大,胸腔积液。考虑肺气不利,失其通调之职,治以宣肺利水。

处方:北杏仁 12g,黄芩 10g,桔梗 12g,茯苓 20g,泽泻 15g,车前子 15g,法半夏 10g,甘草 6g。2 剂,水煎服。

服用 2 剂后,患者咳嗽稍有好转,但仍气促、浮肿,时有呕恶,尿少。详察舌脉,舌苔已转为白腻,脉仍沉、尺脉无力。此当肾阳不足,无以制水,水饮上泛,故处以真武汤加味。

处方:熟附子 10g(先煎),生姜 10g,白芍 6g,茯苓 20g,白术 10g,苏子 10g,葶苈子 10g。

服药 2 剂后,尿量渐多,数日之后浮肿消退,气促缓解。

按语:患者久病体虚,气促、浮肿、咳嗽咳痰乃肾阳不足,水湿泛滥,水饮凌心射肺所致,究其根本原因是肾阳衰微,不能制水。初诊未能抓住病机,故效不显。二诊详察脉证,谨守病机,故获良效。真武汤于《伤寒论》中凡两见,一见于太阳病中篇,一见于少阴病篇。太阳为寒水之经,少阴乃主水之脏,皆

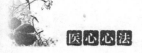

关乎水,故本方为制水之方。方中以附子之辛烈,壮肾之阳,使水有所主;生姜助附子,有散水之意;白术健脾使水有所制,茯苓助其健土,于制水中寓利水之道;芍药和阴,不使阳偏胜。诸药合用,重在温阳利水。凡少火衰微,阴水迷漫之证均可用之。徐灵胎将此方概括为"镇伏肾水,挽回阳气"八个字,可谓恰当矣。本例患者,患病多年,有心衰、肾衰、久虚不复,肾中之阳衰愈,水失所主,治疗颇为棘手,中西药物投之罔效。然从中医论之,治疗之根本在于温肾阳、逐寒水,故予真武汤,佐以苏子、葶苈子降气利水,切中病机,故2剂即见效。(2005年4月10日黄培红整理)

脉痹(动脉粥样硬化)

(一)基本概念

历代医家都认为,《素问·痹论》所云之痹证,是指关节疼痛之痹证。孰不知,其中的脉痹则相当于西医学所称之动脉粥样硬化。如文中所云"风寒湿三气杂至,合而为痹也……以夏遇此者为脉痹",说明外感六淫也是脉痹的重要成因之一。而且"荣卫之气,亦令人痹"。其发病最先侵犯血脉,所谓"痹……在于脉则血凝而不流",大概相当于血液黏稠、动脉粥样硬化及斑块形成;其症状是"或痛,或不痛,或不仁",又因"五脏皆有合,病久而不去者,内舍于其合也……脉痹不已,复感于邪,内合于心",很符合动脉粥样硬化所致冠状动脉堵塞引起的冠心病。所以,当出现心痹的时候,则会"心痹者,脉不通……暴上气而喘",而且心痹与情志因素也相关,"淫气忧思,痹聚在心"。

根据上述分析,脉痹是由于外感六淫,内伤七情,营卫之气失于正常运行,气血凝聚,导致血脉不通的一种疾病。西医学之动脉粥样硬化可以参照脉痹进行辨证论治

1.诊断要点 由于脉痹症状不典型,或痛,或不痛,或不仁,所以,临床可无任何症状,或者有肢体麻木、疼痛,或者走路多即肢体疼痛。超声检查可见颈动脉、锁骨下动脉、脑动脉、肢体动脉等处发现有粥样硬化或者斑块形成,甚至导致狭窄者,即可明确诊断。

若脉痹不已,内舍于心,则出现胸痹心痛,可参照胸痹心痛辨证论治。

2.病因病机 与胸痹心痛之病因病机基本相同,不外乎饮食不节、起居失常、劳逸过度、情志因素,或者外感六淫之邪所致,此不赘述。

3.病机关键 脉痹之病机关键,在于气虚、气滞、痰浊、瘀血四方面。气虚推动无力则血行迟滞;气滞则血瘀不畅;痰浊、瘀血为有形之邪,痰瘀同源,二

者常互相为害,阻滞经脉,营卫气血运行不畅,病久而不去,则凝聚为斑块,堵塞脉道,形成脉痹。

(二)治疗

1. 治疗原则　补气、行气、化痰、活血化瘀等为治疗大法。其中补气、行气以治本,化痰活血以治其标。临床上常常标本兼治,多法联用。

2. 补气法

目的:通过补益心脾之气,加强心主血脉之力,促进血液循环正常进行,而不至于血行迟滞,壅塞不通,达到预防和治疗脉痹的目的。

适应患者:高龄体虚,乏力,有动脉粥样硬化迹象,舌淡,苔白,脉沉细无力等。

主方:四君子汤加减。

处方:党参 10～30g,白术 10～20g,茯苓 20～30g。

加减:根据患者身体情况可酌情加减。

阳虚恶寒者,加桂枝 10～30g、制附子(先煎)10～20g。

肾虚腰膝酸软者,加杜仲 10～30g、巴戟天 10～20g。

气虚明显者,加黄芪 20～60g。

伴有阴虚少津者,加麦冬 10～20g。

血虚者,加当归 10g、熟地黄 20g、白芍 10g。

3. 行气法

目的:通过疏理气机,促进气血正常流动,达到预防或消除斑块的目的。

适应患者:情志抑郁,气机不畅所致的胸闷,喜叹息,甚至悲伤欲哭,郁郁寡欢,舌淡红,苔白,脉弦。

主方:逍遥散加减。

处方:柴胡 10g,白芍 10g,枳壳 10g,黄芩 10g,香附 10g,木香 10g,甘草 10g,生姜 3 片,大枣 5 枚。

加减:

呃逆频频,加吴茱萸 6g、柿蒂 10g。

胸胁痛者,加青皮 10g、陈皮 10g、延胡索 30g。

食欲不振者,加莱菔子 10g、炒麦芽 30g。

失眠多梦者,加酸枣仁 30g、首乌藤 30g。

心悸口干舌红者,加玄参 10g、莲子 20g。

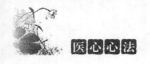

4. 化痰法

目的:通过化痰,达到稀释血液,促进气血流动,预防和消除斑块的目的。

适应患者:形体较胖,平素痰多,舌苔白腻或黄腻,脉滑。

主方:温胆汤加减。

处方:陈皮10g,瓜蒌皮10～20g,法半夏10g,茯苓20～30g,竹茹10～20g,枳实10g。

加减:

舌苔白滑者,加苍术10～20g、白芷10～20g。

舌苔黄腻者,加黄芩10g。

舌质淡胖者,加薏苡仁20～30g、车前草10g。

大便溏泄者,加藿香10g、豆蔻10g。

神疲乏力者,加黄芪30g、党参20g。

腰膝酸软者,加桑寄生10～30g、补骨脂10～30g。

5. 活血化瘀法

目的:通过活血化瘀,消癥散结,促进斑块消退或消除。

适应患者:颈动脉及心、脑血管内膜增厚、斑块形成而呈不稳定型,还在继续发展中,并且易脱落形成血栓堵塞的患者,无论其有无冠心病、中风,以及程度如何,都适合用这个方法治疗。对于血液黏稠,易形成血栓者,也同样适用该法治疗。

主方:血府逐瘀汤加减。

处方:当归10g,生地黄10g,桃仁10g,红花10g,枳壳10g,赤芍10g,柴胡10g,甘草10g,桔梗10g,川芎10g,牛膝10g。

加减:

伴气虚者,加党参10～20g、黄芪10～30g。

伴阴虚者,加麦冬10～20g、玄参10g。

伴苔白腻而痰湿重者,加陈皮10g、法半夏10g。

伴斑块明显且不稳定者,加三七10g、水蛭10g、地龙10g。

伴胸闷者,加瓜蒌皮10～20g、香附10g。

伴上肢麻木者,加桂枝10～20g、桑枝20～30g。

伴下肢麻木者,加牛膝10g、木瓜10g、鸡血藤30g。

伴肢体冰冷感者,加制附子(先煎)20～30g,上肢冷加桂枝20～30g,下肢冷加肉桂6～10g。

（三）个人体会

1. 关于动脉斑块　动脉内膜增厚、斑块形成的发生与年龄、饮食、起居、劳倦等因素密切相关。其形成也是渐进性的，病程周期长短不一，可长达30年，也可在几个月内形成，有些甚至在几小时内形成，如冠状动脉内血栓形成就是如此。后者由于短期内迅速形成，堵塞血管，形成急性心肌梗死或者脑梗死，所以，严格意义上应叫做血栓形成；前者却是由于动脉内膜损伤、胆固醇进入，形成内膜增厚，甚至内膜破裂，在各种因素作用下形成斑块附壁。二者形成机制不同，危害程度不同，后者一般较急，前者则呈缓慢形成状态。但二者的治疗则有相似之处，此所谓异病同治也。

2. 关于斑块能否中医药治疗　由于斑块的形成时间长短不一，程度轻重不一，危害程度不一，所以，是否需要治疗、能否通过治疗达到阻滞其形成进程、减轻甚至消除斑块等，都有不同看法。一部分医者认为，斑块一旦形成，是不可能消除的，但近年研究发现，不稳定斑块是可以减轻或者消除的。自己近年临床所见，确有通过中医药干预治疗，改善了斑块，甚至消除的案例，证明斑块是需要治疗的，也是能够治疗的。

3. 关于斑块中医治疗的关键　由于斑块形成是一个慢性过程，且多见于中老年人，所以多表现为多种因素并存，如气虚、阴虚、阳虚、血瘀、痰浊、气滞等。所以，临床上要综合考虑，多法联用，随证加减，可获不错效果。一般来说，补气、行气、化痰、活血四法联合应用，效果甚佳。补气多用参芪之类，活血多用当归、红花、桃仁之属，化痰多用陈夏，破血消癥则非水蛭、地龙莫属。中医强调"阳化气，阴成形"，斑块之所以形成与阳气虚弱，阳不化气有关，所以，同时还要兼顾通阳化气之桂枝、附子等纯阳之品，方可收到更佳效果。

（四）临床案例

案一：颈动脉斑块改善案

吴某，男，50岁，因高血压2年余，于2014年10月14日来我院就诊。

临床表现：平素头胀不适，面红，睡眠差，饮食二便可，舌红，苔薄白，脉弦。血压160/95mmHg。颈动脉超声检查示左侧颈总动脉分叉前壁见9.5mm×2.5mm、右颈总动脉分叉后壁见9.9mm×1.9mm中等斑块回声附壁，动脉内径正常。化验检查：尿酸升高，胆固醇升高，余可。

诊断：高血压2级（极高危组），颈动脉硬化症，高尿酸血症，高胆固醇血症。

治疗：中医辨证为肝阳上亢，治以天麻钩藤饮以平肝潜阳。

处方：天麻10g，钩藤20g，石决明30g（先煎），草决明10g，栀子10g，黄芩

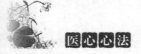

10g,川芎 10g,泽泻 10g,莱菔子 10g,山楂 10g。每天 1 剂,水煎,分 2 次服。

另服医院制剂平肝胶囊,每天 3 次,每次 2 粒。拜新同 30mg,每天 1 次;厄贝沙坦片(安博维)1 粒,每天 1 次;阿托伐他汀钙片(立普妥),每天 1 次,晚上服。

共治疗 2 个月,于 2014 年 12 月 17 日复诊,查血脂正常,尿酸偏高,血压正常、在 125/80mmHg 左右,颈动脉超声示双侧颈动脉斑块均消失。当时超声医生怀疑检查不准,换一个检查技术熟练的超声医生复检,斑块确实找不到了,最后为颈动脉硬化声像。

按语:该案例取得动脉斑块消失的成功,是伴随着高血压的改善而获得的,用天麻钩藤饮以平肝潜阳,降血压;加川芎、泽泻、决明子、山楂活血以消斑,竟然取得了显著疗效。同时该病例也应用了西药阿托伐他汀,应该也有一定的作用。(2015 年 1 月 6 日王清海整理)

案二:半夏白术天麻汤治疗颈动脉斑块案

邵某,女,69 岁。2015 年 1 月 15 日初诊。

患者晨起头晕,走路不稳,眼花,四肢关节痛,下肢沉重,活动后气短乏力,舌淡红,苔白,脉沉细。血压左上肢 190/100mmHg、右上肢 180/96mmHg。既往有高血压病史;双侧颈动脉硬化并双侧颈动脉粥样硬化斑块形成,右侧颈内动脉狭窄 74%。

中医诊断:脉胀(眩晕型),脉痹(气虚痰瘀)。

西医诊断:颈动脉硬化并颈动脉斑块形成,高血压 3 级(极高危组)。

治法:益气化痰,活血化瘀。

处方:白术 30g,天麻 10g,川芎 10g,茯苓 20g,白芷 20g,黄芪 30g,枳壳 10g,桑寄生 30g,南蛇藤 30g,附子 10g(先煎),炙甘草 10g,大枣 10g。

2015 年 1 月 25 日复诊:服上方后,头晕眼花好转,四肢关节痛,手痛,下肢冷,左侧耳鸣,睡眠差,难入眠,舌淡苔白,脉沉细。血压 180/90mmHg。

处方:白术 30g,天麻 10g,川芎 10g,茯苓 20g,白芷 20g,黄芪 30g,红花 9g,桑寄生 30g,桑枝 20g,桂枝 20g,炙甘草 10g,大枣 10g。

2015 年 2 月 1 日三诊:患者自测血压稳定,头晕消失,手痛,舌淡红苔白,脉沉细。

处方:白术 30g,天麻 10g,川芎 10g,茯苓 20g,白芷 20g,红花 9g,桔梗 15g,桑寄生 30g,桑枝 20g,桂枝 20g,竹茹 20g,炙甘草 10g,大枣 10g。

2015 年 2 月 8 日四诊:自测血压稳定,无头晕,手痛、难眠均好转,舌淡红苔白,脉沉细。

处方：白术 30g，天麻 10g，川芎 10g，茯苓 20g，白芷 20g，红花 9g，桔梗 15g，桑寄生 30g，桑枝 20g，桂枝 20g，竹茹 20g，炙甘草 10g，大枣 10g。

2015 年 2 月 15 日五诊：自测血压正常，下肢有力，不能久立，舌淡红苔白，脉沉细。

处方：白术 30g，天麻 10g，川芎 10g，茯苓 20g，白芷 20g，红花 9g，桔梗 15g，桑寄生 30g，桂枝 30g，黄芪 60g，杜仲 30g，化橘红 10g。

2015 年 3 月 1 日六诊：血压稳定在正常范围，症状消失，舌淡红苔白，脉细滑。

处方：白术 30g，天麻 10g，川芎 10g，茯苓 20g，红花 9g，桔梗 15g，桂枝 30g，桑寄生 30g，黄芪 60g，杜仲 30g，化橘红 10g。

2015 年 3 月 15 日七诊：血压平稳，乏力减轻，仍有心悸，活动后明显，多汗，舌淡红苔白，脉沉细。

处方：白术 30g，天麻 10g，川芎 10g，茯苓 20g，红花 9g，桔梗 15g，桂枝 30g，桑寄生 30g，黄芪 60g，杜仲 30g，党参 20g。

2015 年 3 月 29 日八诊：血压心率均平稳，气促消失，下肢有力，舌淡苔白，脉沉细。

处方：白术 30g，天麻 10g，川芎 10g，茯苓 20g，红花 9g，桔梗 15g，桂枝 30g，桑寄生 30g，黄芪 60g，杜仲 30g，党参 20g。

2015 年 4 月 12 日九诊：降压药已停，血压平稳，近期膝冷，膝关节以下痛，眠差，气促乏力，口干，鼻燥，多汗，舌淡苔白腻，脉沉细弱。

处方：白术 30g，天麻 10g，川芎 10g，茯苓 20g，红花 9g，桔梗 15g，桂枝 30g，桑寄生 30g，黄芪 60g，杜仲 30g，党参 20g，白芷 30g，苍术 20g，木瓜 30g，牛膝 10g。

2015 年 4 月 29 日十诊：心悸消失，颈动脉斑块消失，耳鸣，舌淡红苔白，脉沉细。

按语：中医学认为饮食失节，损伤脾胃，运化失调，津液化为痰浊，阻遏清阳；"气为血之帅"，气虚血行不畅，血停脉中而为瘀血，痰瘀互结而致动脉粥样硬化并斑块形成，可见动脉粥样硬化的形成以气虚为本、痰瘀为标。因此，治疗应以益气化痰、活血化瘀为基本原则。此案以半夏白术天麻汤为基础方加减变化，天麻息风止眩晕可改善眩晕等症状；白术、茯苓健脾祛湿以杜生痰之源为辅，甘草、大枣调和脾胃均为佐使药，川芎、红花活血化瘀，黄芪益气健脾。诸药合用，共奏健脾化痰、活血化瘀之功。（2015 年 5 月林志强整理）

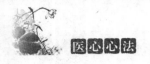

案三:颈动脉斑块消失案

黎某,女,52岁,2019年3月24日就诊。

自诉高血压病史有1年左右,近期头晕、头胀、心悸,舌淡苔白,脉沉滑。测血压130/100mmHg,2019年1月23日在外院做颈动脉超声检查,发现右侧颈动脉分叉处侧壁有一混合回声斑块,大小约4.8mm×1.7mm,斑块分级为1级。肱动脉血管内皮功能降低。

西医诊断:高血压合并颈动脉硬化。

中医诊断:脉胀(眩晕型),脉痹(痰瘀阻滞)。

治疗:化痰祛风,活血消斑。

处方:半夏白术天麻汤加减。

法半夏10g,天麻20g,陈皮10g,僵蚕20g,川芎20g,水蛭10g,地龙10g,丹参20g,炙甘草10g,大枣10g,生姜3片。水煎服,7剂。

西药继续用其原来的氨氯地平降压治疗。由于血脂不高,没有应用他汀类药物治疗。

二诊:2019年3月31日。患者自述症状明显改善,头胀减轻,心悸仍有,舌脉同前。继用上方加桂枝20g、白芍10g,7剂。

三诊:2019年4月7日。患者头胀、心悸等症状消失,舌淡红苔白,脉沉滑。在上方基础上去白芍,余同前。7剂。

经过半年的加减变化治疗,头晕、头胀、心悸等症状均消失,血压在130/80mmHg左右。于7月23日到外院检查,发现斑块没有了,原来的肱动脉内皮功能降低也没有了。黎女士很好奇,问:我的斑块怎么不见了?

按语:颈动脉是斑块好发区域之一,尤其是分叉处,这是由于血流方向及切应力的改变,若血脂偏高或者血液黏稠,此处就容易形成斑块。若再加上血压持续升高,更加促进斑块的形成。中医认为,斑块的形成大多是痰浊、瘀血等有害物质停留在血脉,形成血脉瘀阻。中医通过化痰、活血、疏通血脉,有可能导致斑块消失。我们在临床上诊治的类似案例还有不少。该例患者应用半夏白术天麻汤为主治疗,就是应用一些化痰、活血、祛风、通络的药物,并取得了成功。但是,由于斑块的类型较多,主要有稳定性和不稳定性两大类,斑块大小和分级也不一样,形成时间长短也不同,加之患者的年龄及生活习惯等因素,所以并非所有斑块都能消失。如果能够控制斑块的继续增长,或者斑块能够有所减小,颈动脉血管狭窄有所减轻,也已经很好了。(2019年8月1日王清海整理)

案四：肢体麻木案

沙某,女,76岁,广州市人。2006年11月23日就诊。

患者左侧上下肢麻木3个月,夜间睡眠时麻木明显,白天活动后可减轻。查颈椎轻度骨质增生,脑血流轻度异常。舌淡苔薄白,脉细数。诊断为颈椎病。中医诊断为痹证(脉痹);辨证为气血不足,经脉不通,筋肉失养。治以养血通脉。

处方:黄芪30g,当归10g,桂枝20g,鸡血藤30g,白芍10g,红花6g,桃仁10g,水蛭10g,桑枝40g。7剂,水煎,日1服。

二诊:症状明显减轻,再予上方7剂。

共3周21剂,肢体麻木完全消失,病告愈。

按语:本例患者年事已高,气血亏虚,气虚不能推动血液运行而血行瘀滞,血虚则脉道空虚而血流不畅,气血俱虚则脉道不利,气血痹阻,经脉失养,而出现肢体疼痛、肿胀、酸楚、麻木等症状。气血不足,血脉不通是该病的病机关键,四肢又为诸阳之末,治疗时应养血活血,使肌肤得养,且温通要贯穿治疗的始终。黄芪甘温,可荣筋骨,更擅补气,气足则血旺,血旺则气行有力,用于痹证气虚血滞,筋脉失养者。当归甘平柔润,长于补血,能“通脉”。《得宜本草》曾云黄芪“得当归能活血”。黄芪、当归相使为用,则补血生血活血之效更著,有阳生阴长、气旺则血生之义。以黄芪、当归为药对以治风理血,实乃从化源滋生处着眼。桂枝温通,白芍补血,二者相配,有调和营卫之妙。红花、桃仁、水蛭、桑枝及鸡血藤,增强其活血通痹之力,故收良效。(2006年12月30日王清海整理)

案五：肢体动脉痉挛症(雷诺病)治愈1例

林某,男,65岁,汕头人,家住广州市海珠区某花园。2018年12月11日初诊。

患者自诉患雷诺病10余年,一年四季均见双手腕以远发青紫,冰冷,冬天尤甚。经多家医院治疗,收效不大,遂来我处就诊。观其身体总体不错,血压、心率、血脂、肝肾功能等均正常。舌淡苔白,脉沉细。

西医诊断:雷诺病。

中医诊断:脉痹。辨证为阳气虚弱,血脉不通。

治疗:温阳通脉。

处方:四逆汤加减。

制附子20g(先煎),干姜10g,炙甘草10g,当归10g,川芎10g,桂枝20g,白芍10g,鸡血藤30g,黄芪30g。水煎服,14剂。另用药渣煮水泡手。

二诊:2018年12月25日。患者服上药后自觉冰冷感减轻,手掌手指青紫

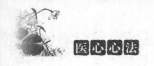

减轻。在此基础上加大黄芪至 50g。14 剂。

三诊:2019 年 1 月 9 日。病情继续好转,自述最近天气虽然很冷,也没有出现加重的情况。以上方为基础,稍做加减,如此持续治疗近 4 个月。

2019 年 4 月 28 日复诊:患者手掌手指青紫完全消失(见书末彩图),色如常人,病已治愈。

按语:该患者患雷诺病已多年,经多方治疗,收效甚微。本次治疗,抓住寒凝血瘀、脉痹不通的基本病机,采用温阳通脉法治疗,竟收全功。尤其是患者治疗期间,正值冬季,也再次检验了中医治疗效果的确切性。(2019 年 5 月 12 日王清海整理)

第二节　心系杂病治法

眩晕

(一)基本概念

眩是眼花,晕是头晕,由于二者常合并出现,故名眩晕。一般情况下,患者仅有晕眩的感觉,或伴有头重脚轻,个别患者表现为视物旋转,或伴恶心呕吐等。偶有突然晕倒,不省人事,旋即苏醒者,则属于晕厥范畴。

1.诊断要点　眩晕是以症状命名,故诊断并不难。不管是什么原因引起的头晕,或伴眼花,临床上凡是以头晕、眼花为主要表现的疾病,都可诊断为眩晕。

2.病因病机　根据中医文献记载,眩晕的病因病机不外乎风、痰、虚,故有无风不作眩、无虚不作眩、无痰不作眩的描述。又,眩晕表现为动,风主动,肝主风,故《黄帝内经》有"诸风掉眩,皆属于肝"的说法。临床所见,亦有肝火亢盛、火性炎上,或肝阳上亢,阳化风动所引起者,仍然属于风证。近年研究发现,眩晕属瘀血者,亦不在少数。久病多瘀,眩晕临床多呈反复发作、缠绵难愈的特点,故反复发作的眩晕,多与瘀血有关。

3.病机关键　眩晕的病机关键是风、痰、虚、瘀,病涉肝、脾、肾、心四脏。故临床多从肝、脾、肾、心入手,从风、痰、虚、瘀立法治之,多有良效。

(二)治疗

1.治疗原则　祛风化痰,活血化瘀,养血补虚。

2.祛风化痰法

目的:通过祛风化痰,疏通经络,达到恢复阴阳气血平衡的目的。

适应患者:由于风痰引起的眩晕,症见眩晕,如坐舟船,甚者视物旋转,闭目减轻,睁眼加重,舌淡,苔白腻,脉弦或弦滑。

主方:半夏白术天麻汤加减。

处方:天麻10～20g,法半夏10g,陈皮10g,防风10g,白术10g,炙甘草10g。

加减:

视物旋转者,加僵蚕10～30g、白附子10g。

舌下瘀斑者,加地龙10g、川芎10g。

伴恶心呕吐者,加吴茱萸6～9g、干姜10g。

伴耳鸣者,加蝉蜕10g。

舌苔白滑者,加泽泻10～20g、车前草10g。

3. 滋阴补肾法

目的:肾主骨生髓,通于脑。肾精不足,则精不上荣,髓海空虚,引起脑转耳鸣。通过补肾滋阴填精,达到补充脑髓,使精充髓满,眩晕自除的目的。

适应患者:由于肾精不足引起的眩晕、耳鸣、失眠、多梦、精神疲惫,甚至腰膝酸软,舌红,苔少,脉沉细。

主方:六味地黄丸加减。

处方:熟地黄20～10g,山药10～20g,山茱萸10g,茯苓10～20g,泽泻10g,牡丹皮10g。

加减:

肝血不足,视物昏花者,加枸杞10g、白芍10g。

眩晕,站立不稳,走路时自觉地下高低不平者,加蝉蜕10g、僵蚕10g。

阴阳两虚,腰酸肢冷者,加杜仲10～30g、巴戟天10～20g、菟丝子10～20g。

4. 益气补血法

目的:由于心脾两虚,气血不足,不能上荣,导致眩晕者,通过补益气血,使脉道充盈,脑窍得养,而眩晕自除。

适应患者:由于年老体弱、大病久病或崩漏失血等因素,导致心脾不足,气血两虚,见眩晕、视物昏花,面色苍白,爪甲、眼睑苍白,舌淡白无华,苔白,脉沉细无力。

主方:归脾汤合四物汤加减。

处方:黄芪30g,当归10g,白术10g,党参10～20g,熟地黄10～20g,白芍10g,酸枣仁10～30g,茯苓10～20g,远志10～20g,龙眼肉10～20g。

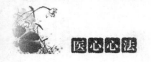

加减：

伴心悸不安者,加莲子 10～30g、牡蛎 30g。

伴心烦心慌者,加栀子 10g、淡豆豉 10～20g。

手脚麻木者,加鸡血藤 20～30g、桂枝 10g。

四肢冰冷者,加附子 10～20g(先煎)、桂枝 10～30g、干姜 10g。

食欲不振者,加莱菔子 10g、枳壳 10g。

恶心反胃者,加吴茱萸 6g、法半夏 10g。

5. 清肝泻火法

目的：肝郁化火,肝火上炎,上扰清窍,导致眩晕者,通过清肝泻火,使肝火得清,脑窍得静,而眩晕自除。

适应患者：肝火上炎,面红目赤,急躁心烦,眩晕头痛,口苦,便干尿赤,舌红,苔黄干,脉弦滑数。

主方：龙胆泻肝汤加减。

处方：龙胆 10～20g,栀子 10g,黄芩 10g,柴胡 10g,生地黄 10～30g,泽泻 10g,木通 10g,甘草 10g。

加减：

大便干者,加大黄 6～12g(后下)、决明子 10～20g。

心烦急躁,坐立不安者,加龙骨、牡蛎各 30g。

眩晕明显者,加天麻 10～20g、钩藤 10～30g。

舌苔黄腻者,加苍术 10g、黄柏 10g。

伴头痛者,加川芎 10g、菊花 10g。

6. 益气活血法

目的：由于气血不足,血脉瘀阻,不能上荣脑窍,导致大脑供血不足,引起眩晕者,通过益气活血,增加大脑供血,达到消除眩晕的目的。

适应患者：患有脑动脉硬化,或者动脉狭窄,或者椎动脉狭窄,导致眩晕、时发时止,舌暗苔白,脉沉涩等。

主方：补阳还五汤加减。

处方：黄芪 30g,当归 10g,地龙 10g,川芎 10g,红花 10g,桃仁 10g,赤芍 10g。

加减：

眩晕重者,加天麻 10～20g、僵蚕 10～20g。

颈动脉斑块形成者,加水蛭 10g。

乏力体倦者,加党参 10～20g。

肢体麻木者,加桂枝 10～30g、桑枝 10～30g。

(三)个人体会

1. **关于眩晕的疑难性** 眩晕是一种临床症状,其发生原因十分复杂,临床上能够明确原因者十之一二尔,80%～90% 的眩晕是不清楚原因的。所以,眩晕是一种疑难病。

根据西医学研究,眩晕不外乎中枢性眩晕和周围性眩晕。

中枢性眩晕,多由于缺血、外伤、疾病等因素,致使中枢神经损伤。这种损伤常可持续多年,时发时止,时轻时重。

周围性眩晕,多见于内耳损伤,或者由前庭神经水肿或迷路炎症引起,多伴有耳鸣。临床表现多与耳鸣并见。

血管性眩晕,是一种血管张力改变引起的眩晕,多与动脉血管张力增加有关。

晕厥,是一种一过性大脑缺血缺氧引起的意识障碍,可由心律失常引起,也可由神经调节失常引起。临床上大多原因不明。

不论哪一种眩晕,要诊断清楚,都有一定困难。而且即使诊断清楚了,治疗难度也很大,没有对症治疗药物。临床上治疗眩晕,一定要认识到其复杂性和疑难性。

2. **关于中医治疗** 虽然古代医籍中有许多关于眩晕的治疗,但临床上真正疗效显著的方法并不多。临床上若不能明确病因,做不到对因治疗,而中医辨证治疗有较好的效果。本书所述的 5 种治法,就是自己多年的临床经验和体会。尤其祛风化痰法、益气补血法、清肝泻火法,常常很有效果,后学者可以参考应用。

3. **关于眩晕的注意事项** 由于眩晕具有发作性特点,而且往往发作诱因不清楚,所以,生活上的注意十分重要。一般情况下,眩晕发作期,不适宜开车、骑车等,以免发生意外。生活上保证充足睡眠是极其重要的环节。适当饮茶,诱导利尿,有时也能减轻眩晕的发作。饮食可适当清淡,但不能没有营养,肉类、蛋类不可少。同时还要忌烟酒。常出现晕厥者,不宜单人外出,以免发生意外。

4. **关于晕厥的急救** 晕厥是大脑一过性缺血缺氧引起,一般很快就会醒来,大都无生命危险。可用指掐人中的方法,一般很快苏醒。醒后适宜饮用糖水,可促进快速恢复,尽可能减少进一步的损伤。

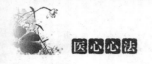

(四)临床案例

案一:痰湿型眩晕治验

史某,女,50岁,河南省周口市人,在广州麓湖山庄探亲并居住。来广州后不久即出现头晕,有时视物旋转,伴头重,疲乏无力,曾在我院门诊其他专家处就诊,检查发现脑血流速异常,考虑为脑供血不足,治以丁咯地尔、注射用灯盏花素等治疗,症状无改善,后又改用静脉应用苯海拉明治疗,仍无效,且呈加重趋势。经老乡介绍,于2005年10月21日来门诊找余诊治。余诊其来时舌淡白有齿痕,苔薄白而腻,脉滑。当时辨证为气虚痰湿,即予静脉注射黄芪注射液,口服益气化痰之中药治疗。方用温胆汤加味:黄芪30g,党参15g,陈皮10g,半夏10g,枳实10g,竹茹18g,生姜10g,炙甘草6g。水煎服,每日1剂,连用7剂。

药后症状明显减轻,患者十分高兴,但考虑经济问题,要求停用输液,只服中药,再进7剂,症状不再继续改善。余考虑是否为丁咯地尔在起治疗作用,又用回该药治疗,仍无效。余再次认真检查,发现患者舌质舌苔和脉象并没有明显改善,思忖再三,忽然明白,此患者虽年已50岁,但体质壮实,应该没有气虚,主要是从河南来到广州,对广州潮湿的气候和饮食不适应,引起湿邪困阻,清阳不升,治疗应加以调整,遂减少补气药之用量,改用化痰祛风:法半夏10g,吴茱萸5g,白术10g,苍术10g,荷叶10g,天麻10g,胆南星12g,僵蚕10g,蝉蜕10g,党参15g。5剂,用法同前。药后症状明显减轻。药已中的,再进5剂而痊愈。

按语:眩晕的病机十分复杂,气血亏虚、肾精不足、肝阳上亢、痰湿阻滞、血脉瘀阻等均会引起头晕。本例即属于典型的痰湿阻滞中焦,清阳不升,清窍失养,故头晕。一开始的治疗只注意了舌淡有齿痕,就判断为气虚与痰湿并重,虽然开始时取得了一定效果,但不能得到根治,原因是痰湿不除,病难痊愈。本例综合考虑了患者的体质以后,果断改变了治疗方针,以化痰祛湿为主,补气为辅,同时佐以荷叶以升发清阳,使痰湿化,清阳升,精明之府得以水谷之气濡养,眩晕自除。(2005年11月15日王清海整理)

案二:贫血致眩晕案

曾某,59岁,女。2017年12月7日初诊。

患者面色蜡黄,结膜苍白,爪甲无华,头晕明显,舌淡嫩苔少,脉沉细无力。门诊急查血常规示红细胞计数 2.43×10^{12}/L,血红蛋白42g/L。血液流变学检查提示全血低黏血症。血生化八项、肝功能、血脂四项、尿常规未见明显异常。

泌尿系彩超提示右肾小囊肿,右肾多发结石,左肾结石,膀胱未见异常。肝胆胰脾彩超提示肝大小正常,内未见异常声像;胆囊不大,内未见异常声像;胰脾不大。妇科彩超提示子宫萎缩,双侧附件未见包块。常规心电图检查提示窦性心律,ST 段改变。

中医诊断:虚劳(心脾两虚)。

西医诊断:重度贫血。

处理:患者血红蛋白水平偏低,建议住院治疗,查明贫血原因,纠正贫血。患者要求回本地医院住院治疗,拟输血治疗,患者拒绝,遂拟方胶艾汤加减,7剂。饮食方面嘱患者及家属,可多予补血之品,如阿胶、红枣等调服。

处方:阿胶 10g(烊化),艾叶 10g,熟地黄 20g,川芎 10g,当归 10g,白芍 10g,枸杞 30g,制首乌 10g,龙眼肉 20g,黄芪 50g。7 剂,日 1 剂,水煎 400ml,分2 次温服。

2017 年 12 月 14 日复诊:患者面色仍苍白,结膜苍白,爪甲无华,诉头晕较前明显减轻,活动后易出现心悸,食后呃逆,食后益甚,眠差,夜间睡眠易醒,二便调,纳可,舌淡嫩,苔薄白,脉沉细,夜尿 3～4 次 / 晚。患者儿子诉饮食调养方面,时常予红枣、阿胶、鱼胶等炖服,患者尚可接受。门诊予复查血常规,提示血红蛋白 44g/L,红细胞计数 2.51×10^{12}/L。大便检查:隐血弱阳性。原方基础上黄芪加到 60g。

处方:阿胶 10g(烊化),艾叶 10g,熟地黄 30g,川芎 10g,当归 10g,白芍 20g,枸杞 30g,何首乌 30g,龙眼肉 30g,黄芪 60g。10 剂,日 1 剂,水煎 400ml,分 2 次温服。

生血宝合剂 15ml,每日 3 次;琥珀酸亚铁 200mg,每日 3 次。

2017 年 12 月 24 日三诊:患者就诊时面色转红,头晕、头胀消失,食后仍有不适,仍有少许呃逆,但较前已有缓解,舌淡红,苔薄白,脉沉。饮食调养方面,患者儿子除予红枣、阿胶、鱼胶等炖服外,常予猪肝、猪血等予患者食用。门诊查血红蛋白 73g/L,红细胞计数 2.91×10^{12}/L;大便隐血提示弱阳性。上方去白芍,加桑椹 30g,吴茱萸 6g,高良姜 10g。

处方:阿胶 10g(烊化),艾叶 10g,熟地黄 30g,川芎 10g,当归 10g,枸杞 30g,何首乌 30g,龙眼肉 30g,黄芪 60g,桑椹 30g,吴茱萸 6g,高良姜 10g。7 剂,日 1 剂,水煎 400ml,分 2 次温服。

生血宝合剂 15ml,每日 3 次;琥珀酸亚铁 200mg,每日 3 次。

2017 年 12 月 31 日四诊:患者面色转红,睑结膜淡红,精神状态好转,双

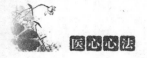

目有神,说话有气力。自述前夜左下腹隐痛,但自行缓解。舌淡红苔白,脉细。门诊查红细胞计数 3.49×10^{12}/L,血红蛋白 94g/L;大便检查:隐血弱阳性。上方去吴茱萸、高良姜,加砂仁 10g、三七 10g。

处方:阿胶 10g(烊化),艾叶 10g,熟地黄 30g,川芎 10g,当归 10g,枸杞 30g,何首乌 10g,龙眼肉 30g,黄芪 60g,桑椹 30g,砂仁 10g(后下),三七 10g。7剂,日 1 剂,水煎 400ml,分 2 次温服。

生血宝合剂 15ml,每日 3 次;琥珀酸亚铁 200mg,每日 3 次。

按语:此老年女性患者为不明原因贫血。西医学对贫血的治疗原则首先是病因治疗,但辅助检查均未能明确贫血具体病因,仅有大便潜血,且为弱阳性。初于门诊就诊时,患者面色蜡黄,睑结膜爪甲苍白,有气无力,精神状态非常差,血红蛋白才 42g/L,红细胞计数 2.43×10^{12}/L,已经达到输血指征,但患者拒绝输血。患者 4 次就诊,均为单纯中医辨证治疗,加日常饮食调摄。4 次就诊,疗程才短短 21 天,血红蛋白已经升高到 94g/L,红细胞计数也升至 3.49×10^{12}/L,体现中医药疗效良好之处。此患者辨证为心脾两虚,治疗以止血补血、调补心脾为主,主方为胶艾汤。胶艾汤出自《金匮要略》,亦名归芎胶艾汤,主治冲任虚寒所致妇人 3 种下血。作用为调补冲任,固经止血,多用于冲任虚损、血虚经寒的妇人下血证,且所下之血,色呈浅淡或暗淡,质稀或伴腹痛,喜温喜按,头晕目眩,舌淡、脉细等。胶艾汤由四物汤加阿胶、艾叶、甘草组成。阿胶养血止血,艾叶温经止血,均为妇科治血之要药;干地黄、芍药、当归、川芎养血和血,甘草调和诸药。《太平惠民和剂局方》中的补血调经妇科药方四物汤即本方去阿胶、艾叶、甘草衍变而来。芎归胶艾汤为补血剂之祖方。患者虽非妇科下血,但总体原则补血止血,故选用本方。脾胃为阳明水谷之海,为生血之源,治疗兼顾脾胃,故复诊时加黄芪补气。患者饮食上予大量补血、生血食品,三诊时有呃逆等胃脘不适,故去白芍酸敛碍胃之物,加用吴茱萸制酸、高良姜温胃散寒、桑椹补肾养血。四诊时胃部症状已缓解,故去吴茱萸、高良姜。因服用大量滋腻之品,有碍脾胃运化,故加砂仁芳香调理气机,起运化中枢之功;加三七活血止血,使大量补血药的组方补而不滞。在贫血患者的治疗上,也不可忽视饮食调摄,生血也需要大量的原材料,故患者家属在饮食调护上予大量补血食品,也是促进快速生血的原因之一。(江育如整理,2018 年 1 月 7 日)

案三:补中益气汤治疗眩晕案

骆某,女,50 岁。2017 年 8 月 20 日就诊。

主诉:眩晕反复发作 3 个月,加重 1 个月。

3个月前无明显诱因出现眩晕,未治疗,后逐渐加重,视物旋转,曾到各医院就诊,诊断为眩晕病,应用中药及西药治疗,效果不明显,近1周加重,活动、站立甚至平静状态下都会引起眩晕,遂来我处就诊。当时证见眩晕,如坐舟船,体位变动时头晕加重,无明显恶心呕吐,无晕厥现象,舌淡苔白,脉沉细。辨证为风痰上扰,与半夏白术天麻汤加减。

处方:天麻20g,半夏10g,白术10g,茯苓20g,黄芪30g,川芎10g,丹参10g,僵蚕10g,炙甘草10g。7剂,日1剂,水煎服。

服上药后,症状改善不明显,遂在上方基础上加减变化,如是2个月余,症状时轻时重,反反复复。余思忖患者效果不理想,是否辨证有问题? 再详细询问,患者诉头晕多在体位变化时明显,尤其平卧起床及蹲位转站立位时明显,且舌淡,脉沉细无力,遂考虑是否为中气不足,清阳不能上荣脑窍所致,故改为补中益气汤加减。

处方:黄芪30g,党参20g,白术10g,茯苓20g,陈皮10g,当归10g,升麻10g,柴胡10g,天麻20g。7服,日1剂,水煎服。

再诊,患者头晕明显减轻。如是加减治疗月余,头晕症状消失,临床告愈。

按语:经云:"清阳出上窍。"又云:"上气不足,脑为之不满,耳为之苦鸣,头为之苦倾,目为之眩。"该例患者即属于中气不足,清阳不能上荣所致之眩晕。前用半夏白术天麻汤,是习惯用药所致,并未认真辨证思考,故效果不显著,且反反复复。后改为补中益气汤,则立刻见效。可见,临床上不要依赖习惯用药,还是要认真辨证,真正做到个体化治疗,才是提高临床疗效的根本。(2018年1月8日王清海整理)

耳鸣

(一)基本概念

耳鸣是一种以自觉耳中鸣响为主要症状的病证。临床上表现各有不同,从病程分,可分为急性耳鸣、慢性耳鸣;从耳鸣性质分,可分为耳鸣如蝉、如雷、或如汽车轰鸣;从病机分,可分为实证耳鸣、虚证耳鸣;从症状分,可分为单独耳鸣、或伴耳聋;从病因分,有的能明确病因,大多病因不明。

1.诊断要点　凡临床以耳鸣为主诉的疾病,都可诊断为耳鸣。

2.病因病机　耳鸣的病因病机不明确,西医学检查往往查不出结果。中医认为,肾开窍于耳,又肾主骨生髓,通于脑,脑为髓海。经云:"髓海不足,则脑转耳鸣。"故耳鸣多与肾有关。又肝肾同源,肝与胆相表里,胆的经络绕耳,

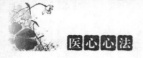

故肾脏自病、肾病及肝、肝病及胆、肝胆自病，均可引起耳鸣。临床所见，耳鸣多由肝火、肾虚所致。如情志郁结，郁而化火，肝胆火旺，上扰脑窍，引发耳鸣；思虑过度、久看电脑、房劳伤肾等，导致肾精不足，髓海空虚，也可引发耳鸣。此外，外感风寒，内伤痰湿、饮酒过度，酒湿内蕴，上扰清空，引发耳鸣者，在临床上也不少见。

3. 病机关键 耳鸣的病因病机虽然复杂，但不外乎肝火、肾虚、窍闭三端。病机可为火扰清窍、痰阻窍闭、精亏不荣。若明乎此，则耳鸣治疗可望收良效。

（二）治疗

1. 治疗原则 清肝泻火，化痰通窍，补肾填精。

大致突发性耳鸣多属实，可治愈；持久性慢性耳鸣多属虚，难治。窍闭者可治，精亏者难治。遵医嘱者可治，沉溺酒色者难治。

2. 清肝泻火法

目的：通过清泻肝胆之火，恢复脑窍清静，则耳鸣自愈。

适应患者：平素情志抑郁，郁久化火，或素体肝胆火旺，上扰清窍，导致耳鸣，症见突然耳鸣，呈隆隆声，时发时止，伴耳聋，舌红苔黄，脉弦数有力。

主方：天麻钩藤饮加减。

处方：天麻 10～20g，钩藤 10～20g（后下），石决明 20～30g（先煎），决明子 10g，夏枯草 10～20g，栀子 10g，甘草 10g。

加减：

耳鸣如蝉者，加蝉蜕 10g、僵蚕 10g。

耳鸣隆隆者，加黄芩 10g、蒲公英 10g。

舌苔黄厚者，加龙胆 10g、薏苡仁 10～20g。

3. 化痰通窍法

目的：通过祛风化痰，通窍开闭，以达耳窍通畅，耳鸣自愈。

适应患者：由于素体体虚，过敏性鼻炎，或者感冒风寒，致鼻塞流涕，耳鸣隆隆，头重昏沉，或者咳嗽痰多，舌淡红，苔薄白，脉浮。

主方：苍耳子散加减。

处方：苍耳子 10g，辛夷花 10g，细辛 6g，白芷 10g，炙甘草 10g。

加减：

痰多者，加法半夏 10g、陈皮 10g。

发热、恶寒、无汗者，加麻黄 6g、桂枝 10g。

咽痛者，加牛蒡子 10g、桔梗 10g、板蓝根 10g。

4.滋阴补肾法

目的:通过滋阴填精,补肾养肝,达到肾精充足,髓海充满,脑窍得荣,耳鸣自愈的目的。

适应患者:劳心过度,精血暗耗,或长期使用电脑工作,久视伤血,或房室过度等,导致精血不足,髓海失充,脑窍失养引起的耳鸣如蝉,声细而持久,舌红或淡,苔少,脉沉细弱者。

主方:六味地黄汤加减。

处方:熟地黄 10～20g,山药 10g,山萸萸 10g,茯苓 30g,泽泻 10g,牡丹皮10g。

加减:

舌淡无华者,加枸杞 10～30g、龙眼肉 10～20g、桑椹 10g。

舌红无苔者,加女贞子 10g、鳖甲 30g、龟甲 30g。

腰膝酸软者,加菟丝子 10g、牛膝 10g、桑寄生 10g。

伴肝阳上亢者,加钩藤 10g(后下)、栀子 10g。

伴失眠多梦者,加酸枣仁 10g、首乌藤 30g。

(三)个人体会

1.耳鸣的难治性　耳鸣是一种症状,由于发病原因不明,所以治疗颇难。突发性耳鸣,可以在短时间内减轻,甚至治愈。若反复发作,成为慢性,则治疗相当棘手。一定要认真辨证,准确用药,而且还要做好患者的工作,要坚持治疗,不能松懈,更不能病急乱投医。

2.关于西药治疗　对于暴发性耳鸣伴耳聋者,多为前庭神经炎症水肿,用抗生素治疗往往有效,可首选氧氟沙星,再配合调节前庭功能的盐酸氟桂利嗪胶囊(西比灵)、具有营养神经功能的维生素 B 族,效果更佳。临床医生也不可偏执中医、西医,能解决问题即可。对于慢性耳鸣,抗生素则无应用必要,可以中药治疗为主,配合六味地黄丸、耳聋左慈丸之类,效果不错。

(四)临床案例

案一:黄连阿胶汤加味治疗耳鸣1例

马某,男,56 岁,干部。住院时间:2004 年 11 月 10 日—12 月 14 日。耳鸣20 余年,如蝉鸣,终日不休,每于劳累或饮酒后加重,影响睡眠,终日为之烦恼不已。舌红,苔少,舌根黄腻,脉细。初投养阴清热药,未见效果。经仔细考虑,辨为肝肾阴虚,下焦湿热,虚风上扰;治以养阴祛风为主,佐以清下焦湿热。

处方:阿胶 10g(烊化),酸枣仁 15g,夜交藤 30g,天麻 15g,钩藤 15g(后下),

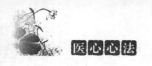

地龙 15g,蝉蜕 12g,僵蚕 10g,白花蛇舌草 15g,川连 6g,黄柏 12g,甘草 6g。

服用此方十数剂后,耳鸣逐渐好转,最后基本消失,以补益肝肾药调理善后。

按语:此例患者耳鸣 20 余年,屡治无效,已基本放弃治疗,未料竟取得良好效果,令人喜出望外。关键还是在于辨证。患者肝肾不足,阴虚风动,上犯耳窍,故耳鸣不休,故尝试在养阴的基础上加大量祛风、息风药,风邪去而耳窍自宁,耳鸣自止。待风邪去后再图善后,以补益肝肾之药治疗其本。(2005 年 1 月 10 日黄培红整理)

案二:龙胆泻肝汤治疗顽固性耳鸣 1 则

丁某,男,70 岁,退休干部。初诊时间:2006 年 11 月 5 日。

主诉:耳鸣,听力下降年余,加重 1 周。

现病史:患者诉耳鸣,听力下降年余,曾在外院用聪耳明目之法治疗,但患者诉效果不佳。平素性情急躁,1 周前因生气后觉耳鸣,耳聋加重,有堵塞感,用手堵耳朵后,症状未能缓解;并伴头晕,以头两侧为甚,口干口苦,口气酸腐,心烦心慌,小便色黄,大便干,舌质偏红,苔薄黄,脉弦细数。遂至我院门诊治疗,门诊医师考虑患者年至古稀,故多用补益肝肾之法,但效果不佳。既往有冠心病病史 20 余年,前列腺增生病史 10 余年。

中医诊断:耳鸣(肝胆湿热)。

西医诊断:中耳炎,冠心病,前列腺增生。

辨证分析:患者,男,70 岁,以"耳鸣,听力下降年余,加重 1 周"就诊,四诊合参,此当属中医"耳鸣"范畴。患者年至古稀,气血衰弱,脏气虚衰;兼患者情志不遂,肝郁化火,火热伤阴,无力制阳,肝火循经上攻头目,气血壅盛经脉,故头晕;肝胆相表里,肝热传胆,胆气循经上溢,则为口苦;津液为火热所灼,故口干;足少阳胆经入耳中,胆热循经上冲,则耳鸣、耳聋;热蒸耳道,故有堵塞感;肝失疏泄,则脾胃运化失职,致湿邪内蕴,随热上冲,故见口气酸腐;热伤津液,故见小便黄,大便干结。舌质红,苔薄黄,脉弦细数,皆为肝胆湿热之征。

此为肝胆湿热所致,法当清泻肝胆湿热,方拟龙胆泻肝汤加减。

处方:龙胆 10g,柴胡 10g,栀子 10g,黄芩 10g,生地黄 10g,泽泻 10g,牡丹皮 10g,当归 10g,车前草 10g。7 剂,水煎服,日 1 剂,早晚分服。

复诊:2006 年 11 月 12 日。服药 1 周后,症状稍减,仍有耳鸣、耳聋,诉大便干难解。加大黄 6g,并嘱大黄另包后下,待大便通畅后,停用大黄,再服上方7 剂。

三诊：2006年11月19日。服药后，诉诸症减轻，舌淡红，苔薄黄。再予3剂巩固治疗。

按语：患者年已古稀，临证多从虚证论治。本患者湿热之象明显，复用补益肝肾之品，然补益之品，温热居多，故使湿热之邪愈甚，病情不得缓解。患者平素性情急躁，肝木偏旺，内蕴湿热。湿热不除，易于化火。肝火上冲，故见头晕；少阳经行于头之两侧，肝胆经互为表里，故见头两侧痛甚。湿热扰心，故见心烦心慌；湿热下注，则小便黄；湿热阻于肠间，故见大便难。方中龙胆、栀子苦泻肝火；柴胡、黄芩疏泄肝热；车前草、泽泻导热下行；肝体阴而用阳，肝火不清，必耗伤肝阳，故方中用当归、生地黄滋阴养肝。用大黄通腑泄热，俾湿热得清，诸症自解。（2006年12月苏慧整理）

附：耳鸣笔记

经常给人看病，许多人诉有耳鸣、眩晕、头目不清。余对该证体会不深，一般都从肾开窍于耳入手，认为肾精不足则耳鸣；其理论根据是《黄帝内经》的一段话，即"髓海不足，则脑转耳鸣，胫酸眩冒，目无所见，懈怠安卧"，还有一段话，是说"上气不足，脑为之不满，耳为之苦鸣，头为之苦倾，目为之眩"。多以左归丸、六味地黄丸、肾气丸等方治之，或有效，或无效。大抵有效者十之二三，无效者十之六七。吾曾为该症状疗效不好而苦恼，也专门查阅中医古代文献及西医学的相关资料，却并无大的收益，思路总在上述"肾虚"的圈子里转。前几天我自己出现了这个问题，才深刻体会到了该病的苦恼，也对该病的病因及治疗有了新的感悟。特将此过程及感悟写下来，以为后学者作临证参考。

8月22日，时至初秋，但广州仍炎热如常。晨起沿麓湖晨运，出汗如雨，因急于上班，无暇等待热水，而用冷水冲洗，从头部开始向下冲洗，匆匆洗完即去上班。到了门诊时，又是一身大汗，进入房间，早有学生打开了空调，温度调到22℃。到10点左右，即感觉头部不适，困倦。对此并不在意，以为是工作劳累引起。谁知下午开始，竟出现头眩，耳有轰鸣声，如飞机降落时的感觉，到了晚上，越发严重。余思考为什么会出现眩晕耳鸣？肾虚？不可能。我的饮食、睡眠、思维、意识、体力等一切如常。肾虚怎么会突然出现？第二天该症状不见缓解。余思忖再三，忽然觉得可能与运动后大汗出，接着用冷水洗澡洗头有关。汗出时汗孔开张，忽遇冷水，毛孔立闭，寒湿侵袭，蒙蔽清空，故也。《黄帝内经》曰："其高者，因而越之……其有邪者，渍形以为汗；其在皮者，汗而发之。"即用荆防败毒散，按桂枝汤法将息之。果然，药后头汗出，耳鸣眩晕等症状豁然若失，非常轻松。暗自高兴，原来眩晕并非皆是肾虚，也有寒湿蒙蔽者。

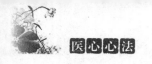
到了第3天,中药还在吃,症状却再次出现,而且更有甚者,总觉耳朵有堵塞感,总想按压住耳朵、用手挖耳屎,以图开窍,皆无果。为什么?难道是感冒了?但没有鼻塞流涕,没有咽痛发热,没有恶风恶寒,怎么会是感冒?那么,不是感冒又是什么?难道是中耳炎?但发病突然,且素无耳病病史,怎么一下子得了中耳炎?会不会是一种不典型的感冒?想到此,即用诺氟沙星和氯芬黄敏片(感冒通)治之。午后大睡了3个小时,再起来时,耳鸣果然没有了。

看来,耳鸣、眩晕,且不可一概以肾虚论治。大抵久病者肾虚居多,新病者要考虑外感引起的中耳炎症可能。如果用祛风散寒的方法解决,固然好,如果再配合抗生素治疗,特别是诺氟沙星,可能效果更好。切记!(2012年8月26日)

再遇耳鸣

近几天迎接国家住院医师规范化培训检查,自己是主管领导,比较忙,加上陆续搬家,很累,前几天开始,左耳又聋了,全身急躁,总觉要病一场,果然昨天发作了。

昨天是周一,上午门诊,约11点,忽然感觉耳鸣,开始以为是电脑的声音,问学生是不是听到电脑的声音?大家说没有。我意识到可能是耳鸣发生了,于是到门外试试,声音一样响,呈类似电子设备发出的声音,证明确是耳鸣。于是我马上到耳鼻喉科检查,测听力为左耳重度耳聋,右耳轻度耳聋;仪器检查,外耳、耳膜均无异常。医生诊断为神经性耳鸣,处以泼尼松20mg,每天1次;甲钴胺每天3次,每次1片;前列腺素钠,每天3次,每次1片。我自己根据以往经验,加服左氧氟沙星。当即服药,至中午1点,耳鸣竟消失了,甚是高兴。结果到晚上10点准备睡觉时,耳鸣再次发作,而且加服西比灵。2小时后,耳鸣消失。很庆幸药物的奇效时,今天上午喝了一杯咖啡,中午再次发作耳鸣,我以为有上火,就加服了双黄连口服液,等到下午3点,耳鸣得到控制。现在是晚上,不知今晚还会不会被耳鸣折磨了……

从中医角度考虑,肾开窍于耳,耳鸣多因肾虚使然,但本次耳鸣有以下特点,一是暴发性,二是间断性,三是伴随上火、大便干,四是在心身俱疲的基础上发生。因此,本次发作不应是肾虚,而是心身过劳,胆经虚火上扰所致。结合近几天饮茶较多,今天又饮咖啡而诱发,考虑这种暴发性耳鸣是不能喝茶和咖啡的。这应该为以后临床治疗提供重要参考。(写于2017年11月4日)

再续:

其实11月4日以后,耳鸣又多次反复,时发时止,持续时间不一,最长可达 12 小时以上,最短也有 2～3 小时。声音时大时小,开始耳鸣发作时,听力还能维持,持续久了,左耳就几乎听不到了。如此反复,甚是烦恼。同事建议我服用耳聋左慈丸,并给我买了 2 盒。该药是六味地黄丸加减。具此,我调整了治疗方案,先是吃了 2 天的板蓝根冲剂以清热毒,后坚持服用耳聋左慈丸、阿司匹林、西比灵、复方维生素 B 片。一直到 11 月 12 日,耳鸣终于停止了,至今 3 天未再发作。

2012 年和今年两次发作耳鸣,皆因上火所致。上火源于连续工作,过度疲劳,精血暗耗,阴不制阳,肝胆虚火上炎,上扰耳窍,引发耳鸣。可见,人体不能过于劳累,要适当休息,放松心理。同时也提醒医者,耳鸣的治疗要关注肾虚和肝胆之火两端。(王清海,写于 2017 年 11 月 15 日)

头痛

(一)基本概念

头痛是以症状命名的一种疾病。凡以头部疼痛为主要表现的疾病都可以诊断为头痛。根据疼痛部位,可分为太阳头痛、少阳头痛、阳明头痛、厥阴头痛、偏头痛等;根据头痛性质,可分为头风头痛、伏风头痛、瘀血头痛等。根据病因,可分为血管性头痛、神经性头痛、点位性头痛、高血压头痛、眼源性头痛、鼻窦炎性头痛等。

1. 诊断要点　头痛的诊断并不难。凡以头痛为主诉的疾病都可以诊断为头痛。若以其他疾病为主,伴随头痛者,则不必诊断为头痛,如感冒伴有发热、恶寒、头痛、身痛等症状,则按感冒治疗,不在此讨论之列。

太阳头痛,多以颈部及后枕部为主,可伴脑后有热流感;

阳明头痛,以前额疼痛为主,可伴闷痛,连及眉棱骨;

少阳头痛,以双侧或单侧颞部太阳穴、耳前耳后为主,可伴刺痛、胀痛;

厥阴头痛,以巅顶头痛为主,可呈闷痛、刺痛;

偏头痛,头痛局限于一侧,或左或右,呈反复发作性;

神经性头痛,头痛无固定部位,性质多变,与精神紧张、睡眠不好有关;

血管性头痛,以胀痛、跳痛为主,患者可感觉到头部血管跳动感。

2. 病因病机　头痛的病因病机,不外乎内因和外因两端。

外感头痛,多由风邪作祟。风为阳邪,其性走上,所谓"伤于风者,上先受之",故风邪多侵袭上部脑窍。风为百病之长,多挟寒、热、湿之邪,故头痛变得比较复杂,常缠绵难愈,可经久多年。临床表现多为头痛时发时止,痛无定处,或左或右,或前或后,遇风加重。挟寒者头痛剧烈,挟湿者头痛沉闷,挟火者头痛头胀。

内伤头痛,多因情志所伤、阴血不足、血脉瘀阻,脑窍不通而致。情志所伤,多见于女性患者,情志抑郁,气机停滞,引起头痛隐隐,时发时止;或者大怒暴怒,气血并走于上,引起剧烈头痛。若因养生不慎,痰浊内生,阻滞气血运行,引起脑络阻塞,也可出现头痛隐隐,且多伴眩晕、头胀、视物模糊等。

临床诊治头痛,需结合西医学检查,如颅脑 CT、MRI、TCD 等,若能明确病因,则治疗更加有针对性,效果会更好。

3. 病机关键 头痛病因虽多,病机复杂,总不过风、火、痰、瘀、气、血。其中,最关键的病机就是风中脑窍、脑络瘀阻、气血不足三端。若能明乎此三端,则头痛治疗不难矣。

(二)治疗

1. 治疗原则 疏风散寒除湿、化痰活血通络、调补气血阴阳。临床当参照病因分析,辨证治疗。可结合现代物理检查结果,针对性治疗。

2. 头风头痛

证候:头痛隐隐,时发时止,或痛无定处,或定于一侧,或两侧交替疼痛,痛点位于颞侧、或巅顶、或前额、或后项,舌淡苔薄白,脉多浮或滑。

病因:此皆因风邪侵入巅顶,伏藏颅脑经络之中,久而不去。风性善行而数变,故痛无定处,或左或右,或上或下,或前或后,或居于一侧,或两侧交替;病久入血,可致瘀阻经脉,故可见头痛时缓时急。

治疗:疏风活血,温通经络。

主方:川芎茶调散加减。

处方:川芎 10～20g,白芷 20～30g,羌活 20g,细辛 6g,苍术 10～20g,桂枝 10～30g,防风 10g,藁本 10～20g,红花 10g,炙甘草 10g。

服法:水煎 2 次,共 400ml,早晚分 2 次,餐前服,服后吃热粥,并盖被休息,令其头部出汗即愈,头部不出汗者不愈。

效果估计:一般 1～2 周可愈。

3. 瘀血头痛

证候:头痛如刺,部位固定,或缓或急,舌瘀暗,或有瘀斑瘀点,舌下脉络瘀暗,苔白,脉涩或细。

病因:此皆因风邪病久入血,或头部外伤,瘀血未除,瘀于局部,故头痛如刺,相对固定,或缓或急。

治疗:通窍活血,温通经络。

主方:通窍活血汤加减。

处方:川芎 20～30g,桃仁 10～15g,红花 10～15g,地龙 10～20g,当归 15～20g,赤芍 10g,桂枝 20～30g,炙甘草 10g。

服法:同前,不须吃粥以发汗。

效果估计:一般 2～3 周可愈。

4. 痰湿头痛

证候:头沉重疼痛,反复不愈,可伴头晕,身困,乏力,思睡而多梦,思维不集中,记忆力减退,舌淡胖,或有齿痕,苔白腻,脉滑或沉。

病因:此多因感受外湿,久留不去,或嗜食肥甘厚味,痰湿内生,蒙蔽脑窍,清阳不展,故头沉重疼痛,甚至头重如裹,头晕乏力、思睡多梦等。

治疗:温通化湿,芳香开窍。

主方:藿香正气散加减。

处方:藿香 10～20g,白芷 20～30g,苍术 20～30g,豆蔻 10～15g,薏苡仁 20～30g,石菖蒲 20～30g(后下),荷叶 10～20g,细辛 6～10g,桂枝 20～30g,炙甘草 10g。生姜引。

服法:同上,不须吃粥以发汗。

5. 血虚头痛

证候:头痛隐隐,失眠多梦,心绪不宁,心烦急躁,心悸易惊,郁郁寡欢,不欲言或喋喋不休,舌红或淡红,脉细或细数。

病因:此皆发生于长期精神抑郁的患者,多由于思虑过度,精血暗耗,血不上荣,脑窍失养所致。

治法:滋阴调肝,养血清脑。

主方:天王补心丹加减。

处方:天冬 30g,五味子 10g,酸枣仁 30g,远志 20g,柴胡 10g,白芍 10～20g,山茱萸 10～20g,枸杞 20～30g,党参或太子参 20～30g,决明子 10g,天麻 10g,莲子心 3～6g,栀子 10～15g。

服法:同前,可吃粥,但不须发汗。

6. 炎症性头痛

证候:多痛连前额,疼痛剧烈,持续较久,反复发作,舌质舌苔、脉象可无异常。CT 检查可明确为上颌窦、筛窦、蝶窦等处炎症。

治疗:首选青霉素类,或选头孢类、喹诺酮类抗生素治疗。

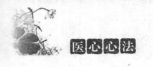

中药可考虑使用苍耳子散,或可有效。

7. 占位性头痛

证候:头痛隐隐,时发时止,可逐渐加重,无明显诱因。有4个特点要特别注意:一是头痛常由轻而逐渐加重,且呈持续性;二是头痛兼见头胀,疼痛固定;三是进行性加剧,呈钝痛;四是有时可有短暂失忆、失明、失聪等现象。

CT 或 MRI 检查可发现肿瘤,如垂体瘤、转移瘤等。

病因:多为脑部转移瘤,但也有因脑部寄生虫感染而来。

治疗:按肿瘤对症处理,中药一般只有安慰作用,不能解决问题。

8. 出血性头痛

证候:多为中青年,平素身体健壮,无头痛史,或偶有头痛史,在情绪激动、劳累、紧张、用力大便、洗热水澡等情况下,突然剧烈头痛,很快伴恶心呕吐、视物不清,或颈项强直、二目直视、瞳孔不对称,甚至突然死亡等凶险情况。CT 检查可以确诊出血与否及出血位置、出血量大小,对指导治疗可起决定性作用。

病因:多为脑血管瘤或高血压合并脑动脉硬化,在各种不良刺激下诱发脑出血或蛛网膜下腔出血,预后好坏与出血部位、出血量大小及抢救是否及时、措施是否合理有关。

治疗:首先进行外科手术治疗。止血、清除血肿、解除压迫是治疗的最低目标,治疗越早,方法越合理,预后越好。待出血停止、病情稳定时,也可用中药治疗。

9. 脑震荡后遗症头痛

证候:可呈发作性头痛,常因用脑过度、情绪激动、劳累、日晒等而诱发。头痛一般较轻,常与头晕、头昏并见,一般不伴呕吐。

病因:一般都有明确的头部外伤史,通过问诊不难查出。多由外伤后引起脑部瘀血,压迫脑部神经或者脑膜而引起。

治疗:活血化瘀治疗有效,可用通窍活血汤、补阳还五汤、血府逐瘀汤等治疗。

(三)个人体会

1. 关于病名 严格地讲,头痛只是一个症状,但由于引起头痛的原因不同,治疗方法也明显不同,所以,用头痛作为病名,可以把各种以头痛为主要表现的病证综合起来进行分析,是有理由的。西医学也把胸痛、疼痛等作为一个专门的学科进行分类,应是参考了中医病证的分类方法。

2. 关于头痛分类与病机概要

（1）按经络循行划分：不外太阳、阳明、少阳、厥阴 4 种。凡前额及眉棱骨痛，病属阳明，白芷为必用之品，且其用量必在 30g 以上才能见效；痛在双侧太阳穴，病属少阳，川芎为必用之品，其用量不应少于 15g，最大可至 30g；痛在后脑，则病属太阳，羌活为必用之品，可用至 20～30g，常收良效；痛在巅顶，病属厥阴，其病在上，藁本为必用之品，用量可达 20～30g。

（2）按病邪划分：不外风、寒、痰、瘀四端。凡痛处浅表，或偏一侧，不论新久，大抵在表而属风属寒，川芎茶调散为必用之品，且很有效果；凡痛处较深，隐隐作痛，患者难以准确表达疼痛位置者，大抵在里而属痰瘀，通窍活血汤与二陈汤可作首选。

（3）按西医学理论划分：不外血管性、神经性、炎症性和肿瘤性 4 类。凡是当血压升高时头痛明显，伴面红、急躁、可以感觉自己血管有跳动声音者，属于血管性疾病，控制好血压，或者应用龙胆泻肝汤、天麻钩藤饮之属即可改善；凡是经常性头痛，紧张、劳累、思考问题过多时发生，伴睡眠不佳，辗转反侧者，多是神经性头痛，调节自主神经，或者养血清心安神即可缓解；若前额头部疼痛剧烈，反复加重，时缓时急，可能是上颌窦炎，如筛窦炎、蝶窦炎等；若头痛隐隐，深不知处，逐渐加重，甚至伴有重视、视物模糊甚至失明等，多为肿瘤性的，如垂体瘤、脑瘤，或者其他部位肿瘤脑转移。

（4）按发病缓急划分：不外慢性病和急性病。反复发作者，一般都是慢性病，大多无性命之虞，通常中医药治疗效果颇佳；若突然头痛剧烈、短时间内即伴恶心呕吐，甚至脖子僵硬、二便失禁等，要考虑脑出血、蛛网膜下腔出血、脑血管瘤破裂出血等，可以让人顷刻毙命，当分秒必争，立刻抢救。

3. 头痛患者就诊的三点注意事项

（1）详细问诊：详细系统询问发病时间、病史长短、每次发病的诱因、本次发病的诱因、曾做过何种检查、是否做过 CT 或 MRI、以前医生做过什么诊断、吃过什么药，是否有效。如果患者能如实回答，其诊断已经心下了了，剩下的就是检查，证实自己的判断和治疗了。

（2）必要的检查：如果患者反复发作、程度不重，而且每次都清楚诱因，或者已经做过多次检查，可以暂不做检查，只是治疗即可；如果是急性头痛，不管其有无诱因、之前有无做过相关检查，都必须再进行检查。通常 CT 扫描颅脑以排除出血、梗死、占位、炎症等病变，又快又好，准确率高。如果患者病情不急，头痛不剧烈，也可以做 MRI，后者显像更加清晰，诊断更准确，只是扫描时

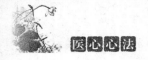

间长,不适合脑出血的患者。

（3）**治疗措施的选择**:对于慢性反复发作性头痛,一般都吃过许多药物,这时尽量不再使用西药治疗,缓则治其本,可选择中医药治疗,而且药物剂量要大,大多数患者都有效,即使应用西药,也尽量用调节神经的药物,不要随便用扩血管药物。对于急性头痛,急则治其标,可选择西医西药治疗为主,必要时首选介入性治疗,等病情稳定后再选择中药治疗。

（四）临床案例

案一:出血性头痛案

王某,女,54岁,深圳人,深圳孙逸仙心血管医院退休职工。发病日期:2013年9月18日晚(中秋节前1天)。

患者有糖尿病病史,平素性情急躁,常因家务小事发脾气。当晚去厕所时,突然感到剧烈头痛,恶心呕吐,视物不清,有大小便失禁感,急呼其丈夫(心血管医生),其丈夫急呼120急救车,同时联系深圳市人民医院神经外科医生,待120急救车回到医院,立即送CT检查,结果示大脑前动脉血管瘤破裂渗血,瘤体约100mm×30mm,诊断为蛛网膜下腔出血,立刻送手术室进行封堵手术。手术成功,1周后可下床活动,但遗头痛、头重、食欲不振、睡眠不实。舌淡瘦,苔黄白而腻,脉弦滑。辨证为痰瘀阻窍,以痰湿为主。

处方:白芷20g,苍术20g,石菖蒲20g(后下),川芎10g,羌活20g,藁本20g,细辛6g,三七10g,莱菔子10g,桂枝10g。3剂,水煎服,日1剂,分2次服。

3天后回电,头痛大减,可入睡,食欲好转,有轻度胃痛,即于上方加入木香10g、延胡索20g治之而愈。

按语:该患者明确诊断为蛛网膜下腔出血,做了手术封堵术,术后依然有头痛,乃属于出血性头痛。虽然出血已止,但溢出脉外之血仍堵塞脑窍,阻滞气血运行,故头痛不已。用活血化瘀兼祛风止痛之法,果能收到桴鼓之效。

（2013年10月5日王清海整理）

案二:祛风除湿治愈头痛患者1例

于某,男,46岁,2012年7月8日初诊。反复头痛10余年,全头痛,呈间歇性,遇环境不好、空气窒闷时明显,平卧时加重,曾做头颅CT检查,未见异常,舌淡红苔白,脉沉细。考虑风湿阻滞清窍,拟祛风散寒、除湿,予川芎茶调散加减。

处方:川芎20g,荆芥10g,防风10g,细辛6g,白芷20g,薄荷6g(后下),炙甘草10g,蔓荆子30g,藁本20g,羌活20g。

7月15日复诊：患者诉头痛症状改善不显著,仍觉头痛不舒,舌脉同前。考虑风、湿并存,在原方基础上给予调整,去白芷,加入独活20g,与羌活共奏祛风除湿之效,并将藁本加至30g,以止头痛。

7月23日三诊：头痛稍减轻,1周内发作较重者1次,程度较轻,不需服用扩张脑血管、改善脑血液循环的西药可以缓解。查舌淡红,苔白,脉沉细。仍以上方为主方,去细辛、独活、薄荷,加入蝉蜕10g、天麻10g、葛根30g。

8月5日四诊：患者服上方7剂,后因事未及时复诊,并停药。本次随诊诉近日间断有头痛发作,药后缓解,故去蝉蜕、天麻、葛根,再加白芷30g除湿,加黄芪30g补气以行经络中湿邪,加紫苏叶15g(后下)轻清上达头窍,予7剂。

8月12日五诊：诉服药期间偶有头痛发作,休息时加剧,多在夜间发作。经祛风除湿之法,症状少愈,颈项不舒,故变更治法,以发汗解肌、舒筋止痛为法,予葛根汤加减。

处方：桂枝20g,白芍10g,炙甘草10g,葛根30g,麻黄9g,防风10g,羌活20g,川芎20g,吴茱萸9g,白芷20g。7剂。

8月19日六诊：诉服药期间无头痛发作,停药则觉头痛,守原方,减白芷量为10g,加川芎至25g。

8月26日七诊：服药期间头痛发作1次,位置后移,仍守上方,去白芍,加薄荷6g(后下),再予7剂。

9月2日八诊：头痛未发作,舌淡红苔白,脉弦细。坚持守上方继续服用。后患者觉头痛明显缓解,曾因劳累、紧张而复发头痛1次,以头左后部位为主,仍以葛根汤加减调治而愈。

9月16日来诊,诉已无头痛,唯觉夜眠差,故去麻黄,加莱菔子20g调理。

按语：本例头痛可归属中医学"久头痛""伤风头痛""伤湿头痛""太阳头痛"范畴。川芎茶调散出自《太平惠民和剂局方》,功能疏风止痛,用于外感风邪头痛,偏正头痛或巅顶作痛,恶寒发热,目眩鼻塞,舌苔薄白,脉浮者;现亦有将本方加减,用于治疗血管性头痛、脑外伤后综合征、鼻渊、鼻息肉、眩晕、颈椎病、内伤头痛、三叉神经痛、牙痛、椎-基底动脉供血不足、帕金森病运动障碍等等,临床报道有一定疗效。本例服川芎茶调散前后共月余,症状改善,但仍有发作,并诉后头部、颈项不舒,似《伤寒论》所述"项背强几几",故予葛根汤,仍加入祛风、除湿、止头痛之品,经调治而愈。

葛根汤出自《伤寒论·辨太阳病脉证并治中》:"太阳病,项背强几几,无汗恶风,葛根汤主之。"结合患者头痛,以后头部为重,颈项不适,可辨为太阳经

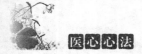

脉不利,予本方可明显改善症状,而头痛亦缓解。(张珍珍整理,2012年10月14日)

案三:大柴胡汤加减治疗太少两感证头痛1例

黄某,男,20岁,学生。**初诊:**2006年12月28日。**主诉:**头痛1个月,加重2天。

患者1个月前因感冒引起头痛,以两颞部和项后部较为明显。颞部疼痛呈跳痛。经查颅脑CT、经颅多普勒超声,无异常。间断服中药"川芎茶调散"等治疗,效果不佳。近2天头痛频繁,头两侧憋胀跳痛,项强,伴恶心欲吐,口干,疲倦,纳眠差,大便干结,舌质红苔黄腻,脉弦滑数。

西医诊断:血管神经性头痛。

中医诊断:头痛。

辨证为太少两感,波及阳明;治以和解少阳,外散风寒,内泻阳明热结。方拟大柴胡汤加味。

处方:柴胡10g,黄芩10g,法半夏10g,枳实10g,大黄6g(后下),羌活10g,独活10g,煅牡蛎30g(先下)。4剂,水煎服,日1剂。

二诊:头痛及项背强痛稍减,胃纳较前转佳,睡眠不佳。上方加夜交藤20g、煅龙骨30g(先下)。7剂,水煎服,日1剂。

三诊:患者家属代诉,其头痛完全治愈,已经上学。

按语:本案属太少两感,波及阳明之证。病因外感风寒引起,太少两感。两颞侧为少阳经脉所过,项后乃太阳经脉所行。风寒之邪侵袭太阳经脉则项强,侵袭少阳经脉则颞部头痛。邪在少阳,肝胆枢机不利,影响脾胃运化,故见呕吐、不思饮食;病邪入里化热,波及阳明,故见口干、大便干结。邪扰脾胃,影响脾胃升清,故见疲倦。热邪扰心,故见眠差。汪昂曰:"少阳固不可下,然兼阳明腑实则当下。"故方选大柴胡汤加减以和解少阳,外散风寒,内泻热结。如此表里和解,阳明热清,外邪已祛,再辅以安神之品,头痛自然而愈,诸症消失。(苏慧整理,2007年1月25日)

水肿

(一)基本概念

水溢皮下,引起皮肤肿胀,按之凹陷,即是水肿。根据分布范围,水肿可表现为局部性或全身性。局限性水肿可仅见于下肢、面部等,全身性水肿则从头面到肢体都可同时出现水肿,而且往往同时有浆膜腔积液,如腹水、胸腔积液和心包腔积液。西医学可分为心源性水肿、肾源性水肿、肝源性水肿、营养不良性水肿、黏液性水肿、特发性水肿、药源性水肿、老年性水肿等。根据水肿的程度可分为轻度水肿、中度水肿、重度水肿。①轻度水肿:仅见于眼睑、眶下软组织,胫骨前、踝部的皮下组织,指压后可见组织轻度凹陷。②中度水肿:全身疏松组织均有可见性水肿,指压后可出现明显的或较深的组织凹陷,平复缓慢。③重度水肿:全身组织严重水肿,身体低垂部皮肤紧张发亮,甚至可有液体渗出,有时可伴胸腔积液、腹腔积液等。《金匮要略》称之为痰饮、溢饮。

此外,尚有感受外邪引起的急性头面部水肿,称风水,亦属"水肿"范畴。

1. 诊断要点　凡是皮肤表面出现肿胀,按之凹陷者,即可诊断为水肿,可见诊断并不难。但伴有胸腔、腹腔等积水者,则需依赖超声、X线检查等手段确诊。

2. 病因病机　肾主水,脾主制水,肺为水之上源,三焦主通调水道,下输膀胱,故水肿与脾、肺、肾和三焦功能失调有密切关系。《素问·经脉别论》云:"饮入于胃,游溢精气,上输于脾。脾气散精,上归于肺,通调水道,下输膀胱。水精四布,五经并行,合于四时五脏阴阳,揆度以为常也。"若肾阳虚弱,不能化气行水;脾虚不能制水;肺气虚,不能行上源之水,三焦气化失调,不能通调水道,水液不能正常下输膀胱,而停于体内,溢于皮肤,均可引起水肿。

此外,尚有感受风热之邪,或初感风寒,入里化热,邪热郁于肌肤,引起一身头面尽肿者,多属急证、表证。

3. 病机关键　经云:"阳化气,阴成形。"脾、肺、肾三脏阳气虚弱,或者阴寒太盛,遏制阳气,导致津液不能气化输布,停留体内,溢于皮肤,是其病机关键。

(二)治疗

1. 治疗原则　《金匮要略》云:"病痰饮者,当以温药和之。"故水肿的治疗当以温阳利水为基本原则,可视病情适当配合滋阴、活血、行气等,则水肿大多可愈。

2. 温阳利水法

目的:由于肾阳虚损,不能主水,致使水停皮下,通过温阳化气行水,可使水湿得除,水肿得消。

适应患者:肾阳虚弱,水肿光亮,按之凹陷,恶寒肢冷,腰膝酸软,舌淡胖、有齿痕,苔白滑,脉沉。

主方:真武汤加减。

处方:制附子20～30g(先煎),茯苓20～30g,白术10～20g,白芍10g,生

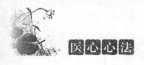

姜 3 片,大枣 3 枚。

加减:

水肿严重,加车前草 20g、泽泻 10～20g。

阳虚明显,加杜仲 20g、干姜 10g、桂枝 10～30g。

气虚明显,加黄芪 20～30g、防己 10g。

后期阴虚渐现,口干,便干,加火麻仁 10～30g、麦冬 10～20g。

伴喘促气急,加炙麻黄 6～12g、杏仁 10g、葶苈子 10g。

3. 健脾制水法

目的:由于脾虚不能制水,导致水湿内停者,通过健脾化湿法,达到去除水肿的目的。

适应患者:轻度水肿,疲乏少气,食欲不振,舌淡,苔白腻,脉沉。

主方:四君子汤合木防己汤加减。

处方:黄芪 20～30g,党参 10～20g,防己 10～20g,桂枝 10～30g,茯苓 20～30g,甘草 10g。

加减:同温阳利水法。

4. 泻肺行水法

目的:由于肺行水功能减退,导致肺中水饮壅塞,胸满喘咳,一身面目浮肿,此时可运用泻肺行水法,达到消除水肿的目的。

适应患者:水肿、胸水,水停心下,甚至胸满喘咳,一身面目浮肿,舌淡嫩,苔白滑,脉浮滑。

主方:葶苈大枣泻肺汤合五苓散加减。

处方:葶苈子 10～30g,大枣 10g,桂枝 10～30g,茯苓 20～30g,泽泻 10～30g,白术 10g。

加减:

伴喘促者,加炙麻黄 6～12g、杏仁 10g。

伴大便干结者,加大黄 6～12g(后下)、火麻仁 10～30g。

腹胀者,加厚朴 10～30g、枳实 10～15g。

伴腹水者,加防己 10～20g、车前草 10～20g。

5. 发汗利水法

目的:由于风热侵袭,热郁肌肤,导致的急性头面水肿者,通过疏风散热、发汗利水,达到消除水肿的目的。

适应患者:感受风热,或感受风寒入里化热,热郁肌肤,出现一身面目悉肿,发热恶风,小便不利,苔白,脉沉者。

主方:越婢加术汤。

处方:麻黄6~12g,石膏10~20g(先煎),白术10~20g,炙甘草10g,大枣10g。

加减:

伴咳嗽者,加杏仁10g、前胡10~30g。

伴大便偏干者,加生大黄6~12g(后下)。

伴喘促者,加葶苈子10g、杏仁10g。

恶风明显者,加荆芥10~20g、防风10~20g。

伴咽喉痛者,加桔梗10~15g、牛蒡子10~20g。

(三)个人体会

1.关于心性水肿 临床上引起水肿的原因很多,但就心血管疾病而言,心性水肿更加常见。凡是有冠心病、高血压、风湿性心脏病等基础疾病,伴有气喘者,大多属于心性水肿。波及于肺,若无皮肤水肿,可参照心衰篇治疗,大多可收良效。若同时出现皮肤水肿,单纯中药利尿,效果较差,可配合呋塞米类利尿药,一般水肿会很快消退,然后用中药调理善后,是最佳选择。

2.关于阴水和阳水 阴水和阳水是从水肿部位划分的,腰以上肿为阳水,腰以下肿为阴水。阳水多属风热,阴水多属虚寒。心血管专科很少见到阳水,而阴水则十分常见。即便见到头面浮肿,也未必是阳水,属阳虚水泛者更为多见。学者不必刻板,一见到面部浮肿,即判断为风热侵袭,有时效果并不理想。根据自己的临床经验,对于头面部水肿,不管属阴属阳,适当应用麻黄治疗是有效的,这是因为麻黄既能发汗,又能利水,是一个治疗水肿不可或缺的药物。

3.关于温阳利水 目前,中医界普遍认同的水肿治疗大法为温阳利水,虽然有活血、滋阴等提法,但温阳利水是公认的治疗大法。临床上只要抓住温阳利水这个大法,基本上都会收到良好效果。但也不要忽略加减法,要做到真正的个体化治疗,就要知常达变,温阳利水为常,随证加减为变,即可达到最佳效果。

(四)临床案例

案一:汗法治愈颜面及下肢浮肿1例

伍某,女,67岁,广州市白云区江高镇人。2005年4月18日来诊。诉眼胞浮肿15天,伴下肢浮肿3天。15天前曾有感冒,其后出现颜面浮肿,以晨起眼胞浮肿明显,下午减轻,未予注意,3天前发现下肢轻度浮肿,按之轻度凹陷,

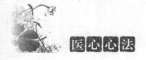

余无异常,遂经他人介绍来我院门诊求余诊治。余诊其脉浮,舌淡苔滑。检查尿常规、血常规、血肌酐、血尿素氮、血清蛋白等均正常,结合病史,诊断为风水之轻证,为风水浸渍,病在表,以汗法解之。

处方: 炙麻黄10g,白术10g,北杏仁10g,荆芥10g,防风10g,羌活12g,车前草15g,大枣10g,泽泻10g。4剂,每日1剂,水煎,分2次服。

4天后再诊,颜面及下肢浮肿完全消失,病告治愈。遂以调理气血以消息之。

按语: 本病由于感受风邪,风袭阳位,影响肺之通调水道之功,使水湿不能下输膀胱而浸渍头面,故颜面浮肿。早期未及时治疗,导致水湿下行,故下肢也渐出现浮肿。《素问·阴阳应象大论》云:"其有邪者,渍形以为汗;其在皮者,汗而发之。"《金匮要略》亦云:"病溢饮者,当发其汗。"本病生于感受风邪之后引起,虽然水肿,病仍在表,当以汗解之。本方以麻黄、白术为君,宗仲景越婢加术汤之意;荆芥、防风、羌活助麻黄发汗,使风从表出,故用以为臣。北杏仁宣发肺气,配泽泻、车前草以通调水道,使水湿下行,下输膀胱,从尿而解。诸药合用,共奏开鬼门、洁净府之效,故随手而愈。(2005年6月12日整理)

案二:苓桂术甘汤合麻黄附子细辛汤治疗重度水肿案

潘某,男,73岁,广东兴宁人。就诊时间:2010年7月8日。以双下肢浮肿3年为主诉来我院就诊。有高血压病史20余年。2007年起出现双下肢重度浮肿,经其他医院利尿消肿等治疗,以后时轻时重,不伴喘促气急、咳嗽咳痰等,但口唇紫暗,面色无华,不思饮食,疲倦乏力,舌淡,苔薄白而滑,脉沉迟。体格检查见心率40次/min,律齐,血压170/55mmHg,颈静脉怒张,肝颈静脉回流征阳性,双肺可闻及明显干性啰音,心尖区可闻及明显收缩期杂音(3/6级)。胸片示左心室增大,主动脉硬化,轻度肺淤血。心电图示几乎完全性房室传导阻滞,交界性异搏心律并左前分支阻滞。B超示左心室增大,心功能不全。

诊断: 高血压性心脏病,心功能3级;重度心律失常,几乎完全性房室传导阻滞,交界性异搏心律并左前分支阻滞。

中医辨证为心阳气虚,血瘀水停。考虑患者年龄较大,病情较重,遂动员其住院治疗。患者因经济问题而拒绝,遂给予温阳利水治疗,方用经验方"心衰方"。

处方: 党参30g,桂枝20g,丹参15g,益母草40g,制附子20g(先煎),葶苈子15g,黄芪30g,白茅根60g,红花6g,炙甘草15g。7剂,水煎服,日1剂,煎2次,早晚各1次。

另服医院制剂加味参附颗粒，每天 2 次，每次 1 包，冲服。心宝丸 2 粒，每天 3 次；呋塞米 20mg，每天 1 次；螺内酯 20mg，每天 1 次。连用 1 周。

7 月 15 二诊：水肿明显消退，但心率仍无改善，心率 36 次 /min，律齐。遂在上方中将党参加至 40g，炙甘草减为 10g，7 剂。用法同前，西药治疗同前。

7 月 22 日三诊：水肿完全消失，但心率 36 次 /min，律齐，血压 130/60mmHg，舌脉象同前、变化不大。仍以前方治疗 7 天。停用西药利尿剂，中药治疗同前。

7 月 29 日四诊：心率和心律仍无改善，复查心电图仍同前。考虑水肿已消，心律失常为主要矛盾，遂用苓桂术甘汤合麻黄附子细辛汤治疗。

处方：桂枝 30g，白术 20g，茯苓 40g，炙麻黄 10g，制附子 20g（先煎），杜仲 15g。7 剂，水煎服，日 1 剂，煎 2 次，早晚各 1 次。加味参附颗粒治疗同前。

8 月 5 日五诊：患者精神佳，食欲明显好转，可蹬三轮车卖豆腐。舌淡变为淡红，脉迟消失，听诊心率 79 次 /min，窦性心律，完全左束支传导阻滞。原几乎完全性心律失常消失。药已明显收功，遂用上方巩固治疗。

8 月 12 日六诊：患者心律基本稳定，偶有不完全房室传导阻滞出现，但可自动转复。遂加大附子用量至 30g，加细辛 9g，加丹参 10g、白芍 10g 以活血养阴。

按语：该例是由于高血压性心脏病引起的重度心律失常。几乎完全性房室传导阻滞是安装永久性起搏器的绝对指征。该例患者之所以能用中医中药治疗收功，主要在于三方面，一是辨证准确，二是用药恰当，三是药量合适。心者，君主之官，主血脉，为阳中之太阳。患者年事已高，且患高血压及高血压性心脏病已久，心脏阳气受伤，鼓动无力，故心跳迟缓，脉迟。一开始的治疗中注意了利尿消肿，而未顾及心律失常，故肿虽消而心律仍无改善。四诊时的治疗重点在于温助心阳，故方选苓桂术甘汤以健脾通阳，且重用桂枝 30g 在于温助心脏阳气，用麻黄附子细辛汤亦在于鼓舞心脏阳气，提高心跳速度，所以能够取得如此疗效。此案说明，只要能够正确运用中医理论，深入分析疾病病机，合理选方用药，尤其是经方，对于大病重病，往往能够起到西医学所起不到的惊人效果。（2010 年 8 月 19 日整理）

喘证

（一）基本概念

喘证是指呼吸急促，甚至张口耸肩，鼻翼扇动的一种疾病。喘也是一个症状，可见于多种疾病之中。西医学的慢性喘息性支气管炎、肺炎、肺气肿、肺心

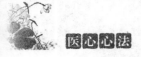

病、急慢性心力衰竭等可参考本辨证进行治疗。

1. **诊断要点**　喘证的诊断并不难。凡是临床上出现喘促气急,甚至张口抬肩、不能平卧者,即可诊断为喘证。

2. **病因病机**　肺主气,司呼吸,主宣发肃降。任何原因影响及肺都可以引起肺的呼吸功能异常,出现喘促气急。临床上可分为虚喘、实喘。虚喘是指年老体弱,久病大病,或过度劳累,伤及肺气,使肺司呼吸的调节功能失常,常见于慢性肺气肿、肺心病、慢性心衰等。实喘常由感受外邪,或痰浊内生,阻塞气道,引起喘促气急。

3. **病机关键**　肺主气司呼吸,肾主纳气。肺肾气虚是虚喘的关键病机。风寒袭表,外闭毛窍,以及痰浊阻肺,肺气不利是实喘的关键病机。

(二)治疗

1. **治疗原则**　降气平喘为所有喘证的治疗大法。虚喘需补益肺肾,实喘则重在化痰平喘。此外,肺与大肠相表里,保持大便通畅,也是治疗大法之一。

2. **降气平喘法**

目的:通过宣降肺气,达到平喘的目的。

适应患者:由于各种原因导致的肺气不降,上逆而喘。临床表现为喘促气急,动则加重,甚至不能平卧,舌淡苔白,脉滑或滑数。

主方:定喘汤加减。

处方:炙麻黄 6～12g,桑叶 10g,杏仁 10g,黄芩 10g,紫苏 10～15g,款冬花 10～20g,法半夏 10g,炙甘草 10g。

加减:

痰多者,加陈皮 10～15g 或化橘红 10～30g、竹茹 10～20g。

大便干者,加大黄 3～12g(后下)、枳壳 10g、厚朴 10g。

咳嗽者,加前胡 10～30g、桔梗 10g。

舌红无苔者,加麦冬 10～20g、五味子 10g。

3. **益肺平喘法**

目的:通过补益肺气,恢复肺主气司呼吸功能,达到平喘的目的。

适应患者:久喘气虚,痰不多,喘促不甚,但动则加重,静则缓解,舌淡苔白,脉沉细无力。

主方:四君子汤合三拗汤加减。

处方:党参 10～30g,白术 10g,茯苓 10～20g,炙麻黄 6～12g,杏仁 10g,炙甘草 10g。

加减：

脾虚明显，加黄芪 10～30g。

肾虚明显，加胡桃肉 10g、蛤蚧 10g。

心气虚明显，伴心悸者，加桂枝 10～30g。

伴胸闷者，加瓜蒌皮 10～20g、丹参 10～20g。

4. 宣肺平喘法

目的：通过宣发肺气，恢复肺的宣发肃降功能，达到平喘的目的。

适应患者：外感风寒，寒邪束表，肺气闭遏，不得宣发，导致肺气上逆，出现发热、恶寒，无汗，气促，舌淡苔白，脉浮紧。

主方：麻黄汤加减。

处方：麻黄 6～12g，桂枝 10g，杏仁 10g，炙甘草 10g。

加减：

鼻塞流涕者，加白芷 10g、防风 10g、辛夷 10g（包煎）。

咳嗽痰多者，加化橘红 10g、法半夏 10g。

头痛者，加羌活 10～20g、藁本 10g。

口干者，加石膏 10～20g（先煎）、麦冬 10～20g。

5. 清肺平喘法

目的：热壅肺气，肺气不利者，通过清宣肺热，达到平喘的目的。

适应患者：热壅肺气，见发热，潮红，口干，痰黄黏稠，气促，甚至张口抬肩，不能平卧，舌红，苔黄厚或干燥，脉滑数。

主方：清气化痰汤加减。

处方：陈皮 10g，杏仁 10g，枳实 10g，黄芩 10g，瓜蒌仁 10g，茯苓 10g，胆南星 10g，制半夏 10g。

加减：

痰多黏稠，加鱼腥草 10～30g、浙贝母 10g。

喘促明显，加麻黄 6～12g、石膏 20～30g（先煎）。

大便干结，加大黄 6～12g（后下）、厚朴 10～20g。

苔黄明显，加栀子 10g、蒲公英 10～20g。

发热，加金银花 10g、石膏 10～30g（先煎）。

（三）个人体会

关于喘证的鉴别　理论上讲，肺主气，喘出于肺，然临床上喘证的发生与心脏密切相关，二者相互影响。肺脏自病可喘，心病及肺亦喘，尤其是心脏功

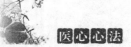

能不全、慢性心力衰竭的诊断中,喘促气急,动则加重,甚至夜间阵发性呼吸困难、端坐呼吸等是标志性表现,所以临床上若出现喘促气急,一定要进行心脏疾病和肺部疾病的鉴别。二者的鉴别要点,教科书都已经有明确讲解,不需再重复,但有两点必须注意,一是看基础疾病,二是看喘促的诱发因素。临床检查凡是有心脏扩大、心脏瓣膜疾病、心脏射血分数降低,同时又有喘促,活动后加剧,休息后好转等,基本上可以确定为心衰,可以参照心衰治疗。

(四)临床案例

案一:定喘汤治疗急性喘证发作1例

李某,男,78岁。住院时间:2005年1月9日—2月2日。

3天前不慎受寒,出现喘促、咳嗽。既往有慢性喘息性支气管炎病史。症见:喘促,咳嗽,咳黄白痰,大便干结,舌暗红苔黄。体检:双肺满布干啰音。此为痰热内蕴,肺气壅闭;治以宣肺降气,祛痰平喘;用定喘汤加减。

处方:炙麻黄10g,白果10g,北杏仁12g,黄芩12g,苏子12g,紫菀12g,款冬花15g,法半夏12g,桑白皮15g,竹茹12g,陈皮10g,甘草6g。

服药3剂,喘促大减,唯大便仍干结难解,有痰难咳,舌暗红苔薄黄。治当化痰活血,润下通便。

处方:鱼腥草30g,苇茎15g,冬瓜仁20g,桃仁10g,薏苡仁20g,北杏仁10g,浙贝母10g,橘红10g,茯苓15g,红花10g,郁金12g,火麻仁20g,肉苁蓉20g。

服用2剂后,大便通畅,咳嗽咳痰减少。

按语:患者年老,素有慢性喘息性支气管炎病史,不慎感受风寒,肺气闭塞,不得宣降,痰热阻肺,故喘促甚,急当治标,故以定喘汤加减宣肺降气、祛痰平喘。待喘定后,大便不通,此时若用大黄之类的峻下药物,恐其不能耐受,又因肺与大肠相表里,故用宣肺润下之法,选用千金苇茎汤加味,既可化痰宣肺止咳,又可润下通便,一举两得。(2005年2月10日黄培红整理)

案二:小青龙汤治愈慢性阻塞性肺疾病(COPD)并发呼吸衰竭1例

魏某,女,71岁,教师。就诊日期:2001年3月。

患者因慢性支气管炎、阻塞性肺气肿、肺心病、2型呼吸衰竭,曾在广州某医院住院治疗1个月,大量使用抗生素,病情不见好转,经人介绍入住我院。入院时见咳嗽,咳痰,痰色稀白,气促,动则加剧,胸闷,憋气,舌淡苔白滑,脉细滑。检查:桶状胸,肺气肿征,颈静脉充盈,肝颈征阳性,下肢无水肿。心脏听诊在剑突下明显,心率100次/min,律齐,心尖区可闻及收缩期杂音(2/6级),

双肺呼吸音粗,可闻及干湿性啰音。X 线片示肺野透亮度增高,肺纹理增粗紊乱。血气分析示 2 型呼吸衰竭。纤维支气管镜检查示右肺叶完全堵塞。

西医诊断:慢性支气管炎急性发作,阻塞性肺气肿,肺心病(失代偿期),2 型呼吸衰竭。

中医诊断:咳嗽,喘证。

辨证:肺肾虚衰,痰浊阻肺。

治疗:经用抗生素和化痰清肺药治疗 40 天,效果不好,肺部啰音不能消失。后停用所有抗生素,改用小青龙颗粒治疗。小青龙颗粒按照高等医药院校教材《方剂学》(许济群主编,王绵之副主编,上海科学技术出版社,1985 年 6 月第 1 版)中小青龙汤的原组方和原剂量制成。每剂为 1 天量,分 2 次冲服。连服 1 周,患者咳嗽明显好转,持续 4 个多月的肺部啰音竟消失了。出院后,患者到深圳居住,八月坚持由我院黄年斌医生寄药给她,坚持继续服药年余,原来长期不愈的咳嗽、气促完全消失,病情稳定。经检查,除肺气肿外,心肺功能完全正常。患者感到十分惊奇,困扰了她 30 余年的顽疾竟然治愈了。

按语:小青龙汤是《伤寒论》中治疗外感见寒,内有水饮之证。本例患者不是外感风寒,而是寒饮阻肺,肺肾两虚。采用小青龙汤治疗,关键在于温化痰饮。治疗咳嗽能够收效是在意料之中,但能使其多年的慢性阻塞性肺疾病并发呼吸衰竭治愈,实属意料之外。(2004 年 5 月 19 日王清海整理)

案三:麻杏甘石汤治疗重度肺炎1例

区某,男,33 岁。素体虚弱,有慢性支气管炎病史。2005 年 3 月 19 日就诊。3 天前不慎感受风寒,出现咳嗽咳痰,昨晚恶寒发热,体温最高达 39℃。现症见:发热恶寒,咳嗽、喘促,不能平卧,咳大量黄白痰,汗出,恶心欲呕。体检:体温 38.4℃,双肺满布干湿性啰音。胸片示支气管疾患并肺部感染。舌红苔黄,脉数。此为邪热闭肺,治当辛凉宣泄,清肺平喘。

处方:麻黄 5g,杏仁 12g,石膏 20g(先煎),苏叶 10g,法半夏 12g,甘草 6g。

服药 2 剂,热退,喘促、咳嗽大减,转以他方善后。

按语:《伤寒论》所云"汗出而喘,无大热者,可与麻黄杏仁甘草石膏汤",是指太阳病发汗不如法,热邪不解,壅迫于肺,其病机为邪热壅肺,肺气上逆,故以石膏清泻肺热,麻黄宣肺定喘,杏仁降肺气,甘草和中。本例患者的病机正是如此,故给予麻黄杏仁甘草石膏汤,加入苏叶以解表、法半夏降逆,切中病机,药证相合,故取捷效。亦说明经方运用得当,的确有显著的效果。(2005 年 4 月 10 日黄培红整理)

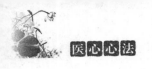
咳嗽

(一)基本概念

咳嗽是以症状命名的一种疾病。古人虽然认为有声无痰谓之咳,有痰无声谓之嗽,有痰有声谓之咳嗽。但临床上二者常合并出现,故没有严格区分的必要。

1.诊断要点 咳嗽是一个症状,诊断并不难。临床上凡是以咳嗽为主要表现的疾病,都可诊断为咳嗽。

2.病因病机 肺主宣发、肃降,且为娇脏,喜清静而恶浊扰,任何原因影响及肺的宣发和肃降功能,都可引起咳嗽,故云"咳出于肺"。咳嗽的病因很多,临床不外乎外感咳嗽和内伤咳嗽。外感咳嗽多由风寒、风热、秋燥等邪侵袭,肺气不利,上逆而咳。内伤咳嗽多由过食寒凉食物,伤及肺气,或者脾虚不运,痰湿内生,停滞于肺,阻塞气道,肺气不利而致。经云:"形寒寒饮则伤肺。"古人亦云:"脾为生痰之源,肺为贮痰之器。"

3.病机关键 咳嗽的关键病机是肺气不利,上逆而咳。

(二)治疗

1.治疗原则 咳嗽治疗的关键在于疏理肺气,去除病因,恢复肺宣发肃降的正常功能。

2.散寒化饮法

目的:用疏散风寒、温化痰饮的方法,达到祛除风寒外邪,温化痰饮,降逆止咳的目的。

适应患者:外感风寒,内有水饮,内外交感,侵袭于肺,肺气不利,引起咳嗽,痰多,痰白而稀,或伴恶风寒,头痛,舌淡苔白,脉滑或浮滑等。

主方:小青龙汤加减。

处方:麻黄 6～12g,桂枝 10～20g,白芍 10g,杏仁 10g,干姜 10g,细辛 6g,法半夏 10g,炙甘草 10g。

加减:

痰多,去白芍,加化橘红 10～30g、竹茹 10～20g。

无发热恶寒,麻黄改炙麻黄 6～12g。

伴发热恶寒,加羌活 10～20g、荆芥 10g、防风 10g。

夏月感冒引起的风寒咳嗽,加紫苏叶 10g、香薷 10g。

恶心,去干姜,加生姜 10g,或高良姜 10g。

3. 清肺止咳法

目的：由风热犯肺，肺气不利引起的咳嗽，通过疏风清热、宣肺化痰，达到止咳的目的。

适应患者：风热犯肺，肺气不利，见咳嗽，痰黄，咽痛，或微恶风寒，或恶热，大便干，小便赤少，舌红，苔薄黄，脉数。

主方：桑菊饮加减。

处方：桑叶 10g，菊花 10g，连翘 10g，薄荷 10g，杏仁 10g，桔梗 10g，芦根 20g，甘草 10g。

加减：

无头痛、咽痛，咳嗽频频，去菊花，加前胡 30g。

痰多，加化橘红 10～20g、法半夏 10g。

大便干，加大黄 6g（后下）。

尿赤，加淡竹叶 10g、车前草 10～20g。

尿热尿痛，加白茅根 10～30g、木通 10g。

咽痛，加牛蒡子 10g、黄芩 10g。

流清涕，加辛夷 10g（包煎）、苍耳子 10g。

流黄涕，加金银花 10g、竹茹 10g。

4. 健脾化痰法

目的：由于脾虚不运，痰湿内停，影响及肺，肺气不利，咳嗽痰多等，通过健脾化痰，标本兼治，达到治疗痰湿咳嗽的目的。

适应患者：脾虚痰湿，咳嗽痰多，痰或稀或稠，痰白易咳，伴乏力，舌淡白无华，苔白或腻，脉沉细或沉滑。

主方：陈夏六君汤加减。

处方：党参 10～20g，白术 10～20g，茯苓 0～30g，陈皮 10g，半夏 10g，炙甘草 10g。

加减：

气虚明显，加黄芪 30～50g。

痰多难咳，加竹茹 10g、枳壳 10g。

痰稀白，加干姜 10g、细辛 6g。

伴喘促，加五味子 10g、炙麻黄 6～12g。

大便稀烂，加藿香 10～20g（后下）、豆蔻 10g（后下）。

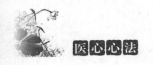

5. 滋阴润燥法

目的：肺阴不足，或者燥热伤肺，导致肺失濡养，肺气不利，上逆而咳。通过滋阴润肺，恢复肺的宣发肃降功能，达到止咳目的。

适应患者：肺阴不足，咳嗽，干咳少痰或无痰，甚至痰中带血，口干，不欲饮，舌红或红绛，苔少或无苔，脉沉细或细数。

主方：百合固金汤加减。

处方：生地黄 10～20g，熟地黄 10g，当归 10g，白芍 10g，甘草 10g，百合 10～20g，川贝母 10g，麦冬 10～20g，桔梗 10g，玄参 10g。

加减：

咳嗽重，去熟地黄，加前胡 10～30g。

口干舌红，加桑白皮 10g、薄荷 10g（后下）。

伴骨蒸潮热、盗汗、手足心热，加地骨皮 10g、银柴胡 10g。

痰中带血，加三七 10g、白及 10g、侧柏叶 10g。

心烦失眠，加栀子 10g、淡豆豉 10g。

大便干结，加决明子 10g、火麻仁 10～30g，必要时加大黄 10g（后下）。

（三）个人体会

1. 关于咳嗽的寒热辨识　咳嗽一证，大抵可分为寒咳、热咳、痰咳、燥咳。临床若能分清寒热虚实，分而治之，咳嗽一病，治疗并非难事。一般而言，凡是新发的咳嗽，多属寒咳或热咳；久咳之咳，多属燥咳或痰咳。寒热之辨，关键看舌象、脉象，其次是全身症状。舌红、苔黄者属热，舌淡、苔白者属寒；脉数者属热，脉不数者属寒；痰黄稠者属热，痰清稀者属寒；咳声响亮者属热，咳声重浊者属寒；发热汗出者属热，发热、恶寒、无汗者属寒；咳嗽伴咽喉痛者属热，咽喉痒者属寒。

至于燥咳和痰咳，以痰量多少为标准，不需多言。

2. 关于小青龙汤的应用　小青龙汤本为外感风寒，内有停饮而设，临床上则无论有无外感风寒，只要辨证为寒咳者，都可以应用。曾治一 60 余岁老妇，咳嗽数年不愈，在广州呼吸疾病研究所诊断为慢性气管支气管炎，用遍中西药物，效不佳，来我处住院。我根据其舌象、脉象、久咳等，判断其为咳，建议用小青龙治疗。该患者半信半疑，经过说服，最终采纳了我的意见。我用小青龙汤原方，改为中药配方颗粒，每天 2 次，每次 1 包，坚持服用半年，咳嗽竟收全功。故经方的应用，不必过于刻板，不必待诸证悉具。

3. 关于咳嗽与心系疾病　肺主气，咳出于肺，心主血，气为阳，血为阴，血液的运行靠气的推动。此外,血液必须经过"肺朝百脉"才能变化成有效的营养物质。二者联系十分紧密。临床上心系疾病常可引发肺的病变,如慢性心衰可引起喘促气急,急性心衰除了气促之外,也可引起咳嗽咳痰。故临床上的一般性咳嗽,首先从肺入手治疗,若咳嗽与气促同时出现,则要考虑与心的关系。

(四)临床案例

荆防败毒散治愈咳嗽1例

洗某,女,55岁,于2006年2月3日拟冠心病、心绞痛收住入院。

入院时症见胸闷,头晕乏力,气短懒言,纳寐差,二便尚可,舌淡苔白,脉弦滑。血压150/90mmHg,入院后中医诊断为胸痹(气虚痰阻)。西医诊断为2级高血压。经治疗后,患者症状明显好转。近日,患者诉咳嗽,咽喉部疼痛,值班医生给予清热消炎宁治疗,服用3天后患者症状无明显改善,仍有咳嗽、咽部疼痛,查看患者咽喉部有充血红肿,偶有恶寒,无发热,无汗,气短懒言,纳寐差,舌淡胖,脉浮但按之无力。今日天气骤然变冷,患者久病气虚,气虚卫外功能不固,风寒袭肺,肺气不利,气逆于上,则发为咳嗽。患者虽有咽喉部红肿热痛的表现,似乎为热邪所引起,但究其病机,有一分恶寒便有一分表证,本例虽然咽喉红肿疼痛,乃风寒外束,阳气不得外发而郁于内所致,仍应属风寒犯肺,方选荆防败毒散加减治疗。

处方:羌活10g,柴胡10g,前胡10g,枳壳10g,茯苓10g,荆芥10g,防风10g,桔梗10g,川芎10g,生姜6g,薄荷10g,党参10g,甘草6g。

第2天查房时,患者精神明显转佳,诉昨晚睡前服药1剂后,昨晚安睡,无咳嗽、咽痒,咽喉部已无疼痛。喜悦之情溢于言表。众人也惊叹中医辨证准确后,药效之速。

按语:本例患者初起以咳嗽、咽喉疼痛为主,查咽喉部红肿充血,最易误诊为风热感冒,早期服用清热消炎宁治疗,效果不佳,缘辨证不准确,只看到了局部的症状。方中用羌活、荆芥、防风辛温发散,发越郁阳;川芎行气祛风,柴胡疏散解肌,前胡祛痰,桔梗宣肺,枳壳降气,茯苓渗湿健脾;患者气虚用党参补气健脾,生姜温中散寒,薄荷清利咽喉,甘草调和诸药。诸药合用,起到益气解表、散风除湿之效。故能药到病除。此病非疑难杂病,小小感冒而已,之所以在此处列出,是因为临床上对感冒之风寒风热之辨并非易事,尤其在重视温病的南方,许多医生往往一见到咽喉红肿疼痛,极易误诊为风热外感,往往都会施以辛凉解表之法,其实并非都是如此,临证还需详辨才能方药中的,一举取效。(苏慧整理,2006年2月24日)

第五章　心系疾病常用中药的再认识

医与药,犹如武士与利剑。武士练功固然重要,但不熟悉武器的各种类与用法,要想赢得战斗的胜利,是不可能的。所以,医生必须熟悉和掌握中药的气味厚薄、升降浮沉,以及寒热温凉、走守补泻,方能处方用药,得心应手,才能取得最佳疗效。

然中药种类多达上万种,作为一名医生,要想全部掌握是难的。实际上,一个专科医生在临床上常用的药物是有限的。归纳一下,本人临床最常用的中药无外乎以下 120 余种,而用于心血管疾病的不超过 80 种。本章节就以下 15 类 120 余种中药的气味特征、功效特点,以及自己的临床应用体会,书之于此,以飨读者。

一、温通类

桂枝

入药部分: 樟科植物桂树的干燥嫩枝。

产地: 广东、广西、云南、四川、福建等地,以广东、广西所产者为优。

性味归经: 辛、甘,温。入心、肺、膀胱经。

功效: 发汗解肌,温经通阳,温化寒饮。

主治: 风寒感冒所致的恶风发热、头痛身痛、自汗;水饮内停心下所致的心下逆满、小便不利;风寒阻滞经络所致的肢体麻木、疼痛;寒凝经闭引起的痛经、闭经、少腹疼痛等。

临床应用体会:

桂枝性温味辛,为纯阳之性,能散能行能通。主要有三大功效,一为发汗解肌,主治太阳中风表虚证;二为温经通脉,为温经通阳、疏通血脉之佳品;三为通阳化气,用治痰饮水湿内停之心下悸动不安、咳嗽咳痰等。在心血管病方面,桂枝有其特殊的温阳通络、温通经脉的功效,在心系疾病中应用十分广泛。凡是由于心阳不足或者心阳痹阻所致的胸痹心痛、心悸易惊善恐、肢体麻木不仁等,均为必用之品。若与其他药物配伍应用,则可加强其治疗作用。如配赤芍、白芍、桃仁、红花可治疗肢体麻木;配附子可治疗心力衰竭;配三七、红花等可治疗冠心病心绞痛;配白芍、莲子、熟地黄可治疗心悸不安、心律失常等。由于桂枝有横通肢节的特点,能引诸药行至肩、臂、手指等,故又为上肢引经药,尤其在治疗上肢麻木时,桂枝为必用之品,若与桑枝联合应用则效果更佳。

临床体会,在治疗心血管疾病时,桂枝用量宜大不宜小,通常在20～30g,效果极佳,且未见口干、燥热等不良反应,亦未见鼻血等现象。

注意:桂枝有辛香气味,个别患者对桂枝的气味不适应,应注意患者的服药反应,及时调整。通常降低使用剂量即可,确属阴虚火旺者慎用。

肉桂

入药部分:樟科植物肉桂的干燥树皮。

别名:上桂、油桂、边桂、桂皮。

产地:广东、广西、云南、四川、福建等地,以广东、广西所产者为优。

性味归经:辛、甘,大热。入肝、脾、肾经。

功效:温中补阳,引火归原,散寒止痛,温经通脉。

主治:肾阳不足,命门火衰之阳痿宫冷,腰膝冷痛,小便不利,水肿气喘等;各种寒滞病证,如脘腹冷痛、寒疝腹痛、阴寒经痛、寒湿腰痛等。

临床应用体会:

肉桂味辛、甘,性大热,其性浑厚凝降,守而不走,偏暖下焦。主要功效有二,一为温中助阳,助肾中阳气,并能纳气补肾,引火归原,临床多用于治疗肾阳不足之男子阳痿、精冷,妇人不能生育等;二为散寒止痛,并能温经通脉,对因受寒冷之气而导致的心腹疼痛、少腹冷痛、阴寒经痛等有良好疗效。

在心血管病方面,肉桂有良好的宣导血脉的作用。血在脉中行,寒则凝,温则行。在临床上常配伍附子、干姜等,对治疗胸阳不振,寒邪内侵所致的胸痹心痛具有很好的疗效。另外,与黄连配伍,名交泰丸,一温一寒,可上清心火,下温肾水,治疗心肾不交、上热下寒之失眠、心烦、四肢冷等。

肉桂与桂枝均来自同一种植物,但桂枝是桂树的细嫩枝条,其味辛性温而气薄,气薄则发泄,故走上走外,有祛寒通阳之功,偏于发散表寒、疏通血脉;而肉桂是树干之皮,味辛性热而气厚,厚则发热,故偏于温散里寒,助阳气。二者在临床上的应用有明显区别。肉桂常用量为5～10g,常焗服。

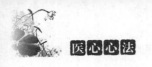

附子

入药部分:毛茛科植物乌头块根上所附生的子根。

产地:主产于四川、云南、贵州等地。

性味归经:大辛,大热。入心、脾、肾经。

功效:回阳补火,温中止痛,散寒燥湿。

主治:亡阳所致的四肢厥冷,冷汗淋漓,脉微欲绝;各种阳虚证;风寒湿痹周身骨节疼痛等。

临床应用体会:

附子为大辛大热之品,纯阳燥烈,为回阳救逆之要药。主要功效有三,一为回阳补火,对于阳气衰微,阴寒内盛或大汗、吐、下所致的亡阳,症见四肢厥冷、冷汗淋漓、脉微欲绝者,此为治疗要药;二为温中止痛,因其温通三焦,能上助心阳以通脉,中温脾阳以建运,下补肾阳以益火,主治心阳不振之胸闷气短、胸痹心痛,肾阳不足、命门火衰之腰膝冷痛、夜尿频多、男子阳痿、女子宫冷,以及脾阳不足、运化无权之脘腹冷痛、泄泻等;三为散寒燥湿,因其辛散温通,故有较强散寒止痛作用,可用于各种风寒湿痹痛。

在心血管病方面,临床上常配伍人参、桂枝益气强心,治疗心力衰竭;配桃仁、红花可温通心脉,治疗冠心病心绞痛。常用量为 10～30g。

注意:本品有毒,内服需炮制,常用制附子,入汤剂宜先煎 30～60 分钟。孕妇及阴虚阳亢者忌用。不宜与半夏、瓜蒌、贝母、白蔹、白及同用。

近年有医者夸大附子的治疗作用,主张大剂量应用,甚至有用到每剂药 150～200g。认为只要久煎,就可避免毒性。这是不可取的。余曾请一著名善用附子治疗疾病的老中医,会诊一眩晕青年患者,结果,当附子用到每剂 45g 时,引起严重心律失常,经抢救 1 天,患者才脱离危险。本人经验,用到 30g,即能发挥很好的扶阳补火作用,不需太大量,再加大剂量,疗效不增,毒副作用则明显加大。

麻黄

入药部分:麻黄科植物草麻黄或木贼麻黄的干燥草质茎枝。

别名:麻黄草。

产地:本品主产于河北、山西及内蒙古等地,渤海沿岸及黄河一带都有分布。

性味归经：辛、微苦，温。入肺、膀胱经。

功效：发汗解表，宣肺平喘，利水消肿。

主治：风寒表实证，症见表实无汗，头痛项强，周身疼痛；咳嗽气喘；水肿实证而有表证者。

临床应用体会：

麻黄味辛、微苦，性温。功效有三，一为发汗解表，主治风寒外侵，毛窍束闭而致的风寒表实证；二为宣肺平喘，常配伍杏仁，麻黄刚烈之性结合杏仁柔润之性，二者相得益彰，合用可增强平喘止咳之效；三为利水消肿，因其既能发汗，又能利尿，为宣肺利尿之要药，主要用于上半身水肿明显，或头面四肢水肿，或急性水肿兼有表证的治疗。麻黄本为发散之品，多用于治疗表证，借其温通利水之性。

在治疗心血管疾病方面，多配伍黄芪治疗心衰所致的肺淤血、喘促气急或双下肢水肿；配伍桂枝、附子可治疗窦性心动过缓。常用量为 6～12g。有老中医称曾用到每剂 30g，未见毒副作用，供参考。

另外，麻黄还有散阴疽、消癥结的作用，常配伍熟地黄、当归、鹿角胶等。

注意：麻黄有收缩血管、加快心率的作用，血压升高、心动过速者不宜长期使用。

干姜

入药部分：姜科植物姜的干燥根茎。

产地：主要产于四川、湖北、广东等地。

性味归经：辛，热。入心、肺、脾、胃、肾经。

功效：回阳温中，温肺化痰，温经止血。

主治：脾胃寒证所致的吐泻腹痛；亡阳证；寒饮所致的咳嗽、气喘；鼻衄、便血、崩漏下血等出血属于寒证者。

临床应用体会：

干姜味辛，性热，为辛热燥烈之品。主要功效有三，一为回阳温中，是温中散寒、健运脾胃之主药，常配伍高良姜治疗胃寒呕吐，配伍人参、白术、炙甘草治疗脘腹冷痛；二为温肺化痰，常配伍细辛、五味子以温肺、开肺，对寒饮咳嗽具有良好疗效；三为温经止血，可用治便血、崩漏下血等出血属于虚寒证者。此外，本品入心、脾、肾经，功能温通心阳以复脉，温暖脾肾以回厥，常与附子相须为用，以增强附子回阳补中之效并减轻附子毒性，常用于体弱阳虚，寒邪过

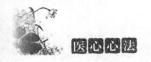

盛,内侵脏腑,而出现脉微欲绝、四肢逆冷者,可辅助附子以回阳救逆。

在心血管疾病中,常与桂枝、附子配伍,用于寒凝经脉引起的胸痛、肢体麻木、四肢冰冷等。常用量为 10～20g。

高良姜

入药部分:姜科植物高良姜的干燥根茎。

产地:主产于广东、广西、海南、台湾等地。

性味归经:辛,热。入脾、胃经。

功效:温胃散寒,止痛止呕。

主治:胃寒脘腹冷痛;胃寒所致的呕吐泄泻。

临床应用体会:

高良姜为辛、热燥烈之品,主入脾、胃经,功能温胃散寒、止痛止呕,对脾胃虚寒所致的胃痛、脘腹冷痛、呕吐泄泻均有良好疗效。临床上常配伍香附、砂仁、吴茱萸治疗胃寒疼痛;配合桂枝、炮姜治疗脘腹冷痛;配合木香、茯苓、泽泻、山药治疗寒性泄泻;配伍半夏、生姜治疗胃寒呕吐效佳。

在心血管疾病中,常用于治疗眩晕、头痛伴恶心呕吐等痰浊内阻、胃气上逆之证,效果颇佳。常用量为 10～20g。

艾叶

入药部分:菊科植物艾的干燥叶。

别名:祁艾。

产地:全国大部分地区均产,以河北荆州产者为佳。

性味归经:苦、辛,温。入脾、肝、肾经。

功效:温经止血,止痛,安胎。

主治:寒性崩漏下血,胎漏;少腹冷痛,经寒不调,宫冷不孕。

临床应用体会:

艾叶味辛、苦,性温,有温中祛寒、温暖子宫、调经安胎的作用,临床上多配合当归、干姜、吴茱萸、肉桂、小茴香治疗腹中冷痛、小腹冷痛、宫冷不孕、虚寒痛经等。另,艾叶炒炭后具有很好的止血作用,多配伍阿胶、白芍、熟地黄、益母草等治疗胎漏下血,孕妇受寒、胎动不安等。

在心血管疾病中,常与补血之熟地黄、白芍等配伍,用于治疗由于心血不足、血不养心引起的心悸心慌、各种心律失常等;也常与干姜、附子、红花配伍,煮水泡脚,用于治疗下肢动脉粥样硬化或堵塞引起的肢体麻木、手脚不温、四肢冰冷等。常用量5～10g。若用来泡脚,可用到30g。

鸡血藤

入药部分:豆科藤本植物鸡血藤的茎枝。

别名:过山龙、猪婆藤、苦藤、大活血、大血藤。

产地:主产于云南、广西、广东、海南等地。

性味归经:苦、微甘,温。入肝、肾经。

功效:补血行血,调经止痛,舒筋活络。

主治:血虚经闭或月经错后,以及血虚筋脉失荣而致的腰膝酸痛、筋骨酸软、肢体麻木、风湿痹痛等。

临床应用体会:

鸡血藤味苦、微甘,性温,但温而不燥,温而不烈。主要功效有二,一为补血行血、调经止痛,善治月经不调、闭经、痛经,因于血瘀者常配伍川芎、三七、红花,因于血虚者常配伍当归、白芍、熟地黄等;二为舒筋活络,因其善窜络走筋,对血虚筋脉失荣诸证效果较好。

在治疗心血管病方面,鸡血藤常用于中风后肢体偏瘫,半身不遂及胸痹心痛伴有肢体麻木疼痛者。用量宜大不宜小,临床常用到30～50g。

二、止咳化痰类

陈皮

入药部分:芸香科植物福橘、朱橘等同属的果皮。

别名:橘皮、红皮、广陈皮、新会皮等。

产地:主产于广东、福建、四川等地,以广东产者为优。

性味归经:辛、苦,温。入脾、肺经。

功效:理气健脾,燥湿化痰。

主治:呕吐哕逆,脘腹胀满;痰湿气阻,咳逆喘息,胸膈满闷。

临床应用体会:

陈皮味辛、苦,性温,主入脾、肺经,为中医常用之理气健脾、燥湿化痰药,常用于胸脘胀满、嗳气呕吐、食欲不振、咳嗽痰多等症。

在心血管疾病中,由于本品辛行温通,入肺宽胸,能行滞通痹而治疗胸痹

133

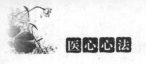

心痛、胸闷心悸等心系病证,临床上常配伍党参、桂枝、延胡索治疗胸痹,配伍瓜蒌、桂枝、枳实治疗心胸憋闷等,亦用于治疗高血压、心衰、心律失常等属于气滞、痰浊、血脉不通之证。常用量为 10～15g。

化橘红

入药部分:芸香科植物化州柚或柚未成熟或近成熟的干燥外层果皮。

别名:化州橘红、柚皮橘红、毛橘红、化州陈皮、毛柑、化皮、光七爪、光五爪等。

产地:主产于广东、广西、四川、湖南、湖北、浙江等地,以广东化州产者为佳。

性味归经:辛、苦,温。入肺、脾经。

功效:理气宽中,燥湿化痰。

主治:风寒咳嗽、喉痒痰多,食积伤酒,嗳呃痞闷。

临床应用体会:

化橘红味辛、苦,性温。主要功效有二,一为理气宽中,因其亦有燥湿之效,临床上多用于治疗寒湿中阻,脾胃气滞之食积不化、脘腹胀痛、恶心呕吐、大便溏薄者,常配伍苍术、厚朴;二为燥湿化痰,因其辛温香燥,既可理气调中,又可燥湿化痰,常配伍半夏、茯苓治疗痰湿阻滞,肺失宣降,咳嗽痰多而白、胸闷者。在心血管病方面,可用于因痰湿阻滞经脉之胸闷不舒、精神疲倦、痰多、脘腹胀满等症。

陈皮和橘红同属芸香科植物的果皮,在行气、止咳、化痰方面二者有同功。但陈皮性温而气燥,行气化痰之力优于橘红,故伴阴虚者不可多用;橘红则性润而不燥,止咳之力优于陈皮,不论偏于阴虚还是阳虚,只要有痰浊阻滞,气机不利,都可以应用,且剂量宜大,每剂药中可用到 20～30g,未见不良反应。

半夏

入药部分:天南星科植物半夏的干燥块根。

别名:羊眼半夏、地茨菇。

产地:主产于四川、云南、河南、安徽、浙江、江苏等地。

性味归经:辛,温,有毒。入脾、胃、肺经。

功效:燥湿化痰,降逆止呕,消痞散结。

主治:胃逆呕吐,咳嗽痰喘,胸脘痞胀。

临床应用体会：

半夏味辛，性温，功效有三，一为燥湿化痰，为治疗湿痰、寒痰之要药，尤其善于治疗脏腑湿痰，且兼有止咳作用，常用治痰湿壅滞之喘咳声重、痰多色白易咳，每与陈皮相须为用；二为降逆止呕，因其为止呕要药，各种原因呕吐，皆可随诊配伍使用；三为消痞散结，常用于治疗各种瘿瘤痰核、痈疽肿毒。

姜半夏偏于止呕吐；清半夏、法半夏偏于化痰燥湿健脾胃；半夏曲化痰兼能助消化；竹沥半夏则能清热化痰。

在心血管疾病中，半夏常与陈皮、橘红联合应用，治疗痰浊阻滞、气机不利之冠心病心绞痛、心衰、心律失常、高血压、眩晕、头痛等，效果显著。常用量为10～15g。

注意：本品有毒，宜炮制后使用。不宜与乌头类药物使用。

瓜蒌皮

入药部分：葫芦科植物瓜蒌和中华瓜蒌的果皮。
产地：主产于河南、江苏、山东、安徽、四川、贵州、广西等地。
性味归经：甘、微苦，寒。入肺、胃经。
功效：清肺化痰，利气宽胸散结。
主治：肺热咳嗽，胸胁痞痛，乳癖乳痈。
临床应用体会：

瓜蒌皮味甘、微苦，性寒，甘寒润降。主要功效有二，一为清肺化痰，功能上清肺胃之热而涤痰导滞，常配伍黄芩、胆南星、枳实；二为利气宽胸散结，因其善利气开郁，导痰浊下行而奏宽胸散结之效，在临床上常配伍桂枝、枳实、郁金治疗痰浊阻滞、气机痹阻、胸阳不振之胸痹心痛、心胸憋闷等心系病证。用量宜大，一般在20g左右为宜。

注意：脾虚者慎服，不宜与乌头类药物使用。

前胡

入药部分：伞形科植物前胡的根。
别名：北前胡。
产地：主产于浙江、安徽、湖南、湖北、云南、河南、四川等地。
性味归经：苦、辛，微寒。入肺经。
功效：宣散风热，化痰止咳。

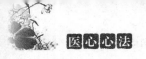

主治:风热表证,麻疹初起;咳嗽气喘,胸满气逆。

临床应用体会:

前胡味辛、苦,性微寒,主要功效有二,一为宣散风热,因其辛散作用,故为风热表证、麻疹初起等的常用之品,用治表证发热、头痛、咽痛咳嗽,麻疹初期咳嗽,常配伍葛根、牛蒡子、桔梗、桑叶等;二为化痰止咳,因其既能宣散风热,又善化痰止咳,用治痰热壅肺、肺失宣降之喘咳胸满、咳痰黄稠,常配伍杏仁、桑白皮、贝母。若与紫苏、杏仁等发散风寒、宣肺化痰之品配伍,也可治风寒犯肺,咳嗽痰稀。一般用于感冒咳嗽,心肺功能不全引起的咳嗽等。用量宜大,常用至30g,效佳。

紫菀

入药部分:菊科植物紫菀的干燥根茎。

别名:青菀。

产地:主产于河北、安徽等地。

性味归经:辛、苦,温。入肺经。

功效:温肺下气,化痰止咳。

主治:肺寒咳嗽,气逆喘息;肺经虚寒,久咳不止;阴虚咳嗽,咽干咯血等。

临床应用体会:

紫菀味辛、苦,性温,功能化痰降气、清肺泄热、通调水道,是常用的治咳之品。主要功效有二,一为温肺下气,因其苦能降气达下,辛可益肺,能使气化下达膀胱而利小便,用于因肺经有邪,肺气壅滞,气不能下达膀胱而小便不利、尿少短赤者,可配伍茯苓、通草等;二为化痰止咳,因其辛而不燥,润而不寒,补而不滞,故无论新久、外感内伤、寒热虚实所致的咳嗽,常可随证加减应用。常配伍荆芥、白前、百部治疗风寒咳嗽;配伍桑白皮、黄芩、浙贝母等治疗肺热咳嗽;配伍知母、阿胶、贝母等治疗阴虚劳嗽,痰中带血。常用量为 10～20g。

款冬花

入药部分:菊科植物款冬之花蕾。

别名:冬花、款冬。

产地:主产于山西、河南、河北、陕西、甘肃、四川、青海等地。

性味归经:辛、甘,温。入肺经。

功效:止咳定喘。

主治：咳嗽气逆，喘息。

临床应用体会：

款冬花味辛、甘，性温，功善止咳定喘，其疏散之中又有润养之性，故治咳喘诸证。疏邪多生用，润养多炙用，通过不同配伍，以治疗各种咳喘。配伍射干、麻黄、半夏、细辛、紫菀等可用于治疗外感风寒而致的咳嗽、气喘，喉中有痰似水鸡声。常配伍川贝母、紫菀、麦冬、沙参等治疗久咳劳嗽。配伍桑白皮、知母、黄芩则可用于治疗肺中有热。紫菀偏于宣肺化痰而止咳，款冬花偏于温肺化痰而治咳，两者常相须为用，可增强止咳之效。常用量为 10～20g。

桔梗

入药部分：桔梗科植物桔梗的根。

别名：苦桔梗、梗草、百药。

产地：主产于安徽、江苏、山东、河北、河南等地。

性味归经：苦、辛，平。入肺经。

功效：宣肺祛痰，排脓，利咽喉。

主治：咳嗽痰多，咽痛失音；肺痈胸痛，咳吐脓血。

临床应用体会：

桔梗味苦、辛，性平。主要功效有三，一为宣肺祛痰，功善开宣肺气而利胸膈，并善祛痰，无论寒热皆可应用，治风寒咳嗽、痰多质稀常配伍紫苏、杏仁，治风热咳嗽、痰黄而稠常配伍桑叶、菊花等；二为排脓，对于肺痈胸痛、咳吐脓血等，可用本品祛痰排脓，促使痰浊脓液排出体外；三为利咽喉，因其能宣肺祛痰，利咽开音，善治咽痛音哑等，凡外邪所致者皆可用。此外，本品与柴胡、升麻等同用可提升阳气，常随证配伍用于中气下陷、胃下垂、子宫脱垂、阴挺、脱肛等。在心血管病方面，因痰多阻滞气机而致的胸闷、胁胀、咽喉如梗阻感等，可用桔梗配伍瓜蒌皮、白芷等宽胸祛痰。常用量为 10～15g。

本品性善上行，有引药上浮入肺的作用，常作为引经药。

薄荷

入药部分：唇形科宿根植物薄荷的茎、叶。

产地：广布全国各地，主产于江苏、浙江。

性味归经：辛，凉，芳香。入肝、肺经。

功效：疏散风热，清利头目，透疹利咽喉。

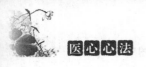

主治:风热感冒,头痛身热;头痛目赤,咽喉肿痛;麻疹初期,隐隐不透。

临床应用体会:

薄荷味辛,性凉,主入肝、肺经。功效有三,一为疏散风热,多用于治疗风热感冒或温病初起,发热、头痛、微恶风,常与金银花、连翘、荆芥同用;二为清利头目,主治风热上攻所致的头面五官疾患,见风热头痛、目赤、咽痛等,常与菊花、蝉蜕同用;三为透疹利咽喉,多用治风热束表、麻疹不透,常配伍蝉蜕、牛蒡子、甘草等。另外,本品入肝经,兼有疏肝解郁之效,可用治肝郁气滞、胸闷胁痛等。

在心血管疾病中,常与柴胡配伍治疗肝气郁结之抑郁症、失眠、心烦不安等。常用量为5~10g。由于其气芳香,不能久煎,一般后下5分钟为宜。

桑叶

入药部分:桑科落叶乔木桑树的叶子。

别名:霜桑叶、白桑叶。

产地:全国各地均有栽培。

性味归经:苦、甘,寒。入肺经。

功效:散风清热,清肺润燥,清肝明目。

主治:风热在肺,发热咳嗽;风热目赤涩痛;肝火头晕或偏正头痛。

临床应用体会:

桑叶味苦、甘,性寒,轻清疏散。主要功效有三,一为散风清热,常配伍菊花、连翘等治疗风热感冒咳嗽或温病初起;二为清肺润燥,因其苦寒清泄肺热,甘寒凉润肺燥,临床上常配伍杏仁、川贝母、麦冬用于肺热燥咳;三为清肝明目,因其外散风热、内清肝热,有清肝明目之功,治疗风热上攻及肝火上炎之目赤肿痛、多泪等,常可配伍菊花、夏枯草、决明子,能有较好的疗效。除此之外,桑叶还有平抑肝阳之效,在治疗心系疾病中,常随证配伍治疗高血压之肝阳上亢,见面红目赤、急躁易怒、血压升高等。常用量为10~30g。

川贝母

入药部分:百合科植物川贝母的干燥鳞茎。

别名:川贝、尖贝、贝母、小贝母等。

产地:主产于四川、云南、甘肃等地,以四川产者为优。

性味归经:苦、甘,微寒。入肺、心经。

功效:清热化痰,润肺止咳,散结消痈。

主治:肺热燥咳,阴虚劳嗽;瘰疬,乳痈,肺痈。

临床应用体会:

川贝母味苦甘,性微寒。主要功效有二,一为清肺化痰、润肺止咳,常用于治疗阴虚劳热所致咳嗽,常配伍百合、沙参、麦冬、玄参等清热润肺之品;二为散结消痈,因其能清化郁热,化痰散结消痈,常配伍玄参、牡蛎治疗痰火结聚之瘰疬,且与蒲公英、鱼腥草、连翘等为伍治疗热毒壅结之乳痈、肺痈能有较好的疗效。另外,川贝母有开散心经气郁的作用,可用于治疗心胸气机郁结所致的胸痛、胸闷、心悸、少眠、善忘、郁郁不乐等。亦可用治脉胀、心动过速等心系病证。本品有扩张周围血管,降血压,减慢心率等作用。川贝母还有引诸药入心的作用。常用量为10g。

注意:不宜与乌头类药物同用。

浙贝母

入药部分:百合科植物浙贝母的干燥鳞茎。

别名:浙贝、象贝、大贝。

产地:主产于江苏、浙江、湖南等地,以浙江产者为优。

性味归经:苦,寒。入肺、心经。

功效:清热化痰止咳,解毒散结消痈。

主治:风热咳嗽,痰火咳嗽;瘰疬、瘿瘤、肺痈、乳痈、疮毒。

临床应用体会:

浙贝母味苦,性寒,主入肺、心经。其主要功效有二,一为清热化痰止咳,用于治疗风热咳嗽常配伍桑叶、菊花、牛蒡子等,治疗痰火咳嗽常与瓜蒌、黄芩、知母等同用;二为解毒散结消痈,常可随证配伍治疗瘰疬、瘿瘤、肺痈、乳痈、疮毒等,如疮疡肿毒初起、局部硬结肿痛者,常配伍金银花、连翘、赤芍、陈皮等散结开郁,以帮助消散疮毒。

浙贝母与川贝母化痰止咳功效相似,但浙贝母清热解毒、辛散之力长于川贝母,多用于治疗风热、痰火咳嗽;川贝母长于润肺止咳,而清热解毒不如浙贝母。

注意:不宜与乌头类药物同用。常用量为10g。

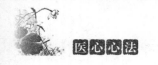

竹茹

入药部分：禾本科植物淡竹或苦竹，去外皮后，刮下的细丝末。

产地：主产于长江流域和南方各省。

性味归经：甘，微寒。入肺、胃、心、胆经。

功效：清热除烦，化痰止呕。

主治：痰热烦闷，呕吐哕逆，痰热咳嗽等。

临床应用体会：

竹茹味甘，性微寒。功效有三，一为清热化痰，临床上多配伍瓜蒌、桑白皮、川贝母治疗痰热咳嗽、痰黄质稠等；二为清热降逆止呕，为治疗热性呕吐之佳品，常配黄连、半夏、陈皮治疗湿热呕吐，配黄连、黄芩治疗胃热呕吐；三为清热除烦，可配伍石斛、白扁豆、粳米治疗胃阴大伤、呕吐不止、口渴咽干、心烦，配黄芩、橘皮、茯苓、紫苏等治疗妊娠恶阻、呕吐心烦，且竹茹善清肺胃之热，偏用于虚热痰浊导致的心烦、呕逆。

在心血管疾病方面，竹茹主要用于痰浊阻滞经络引起的中风、偏瘫、喉中痰鸣，或者高血压痰火亢盛引起的面红目赤、痰多苔腻、血压升高等，常用量为10～20g。

三、活血类

川芎

入药部分：伞形科植物川芎的根茎。

别名：抚芎、芎䓖。

产地：主产于四川、江西、贵州等地，以四川产者为佳。

性味归经：辛，温，异香。入肝、胆、心包经。

功效：活血行气，祛风止痛。

主治：风寒感冒，头晕、头痛；月经不调，经闭腹痛，产后瘀血不净，胎衣不下；跌打损伤，疮疡肿毒，风湿痹痛等。

临床应用体会：

川芎味辛性温，辛温走窜，为血中气药，能升能散，能通能行，上达巅顶，下通血海，故能"上行头角，助元阳之气而止痛；下行血海，养新生之血以调经"。主要功效有二，一为活血行气，为活血化瘀、行气止痛、调经要药，常配合当归、芍药、红花、熟地黄、香附、艾叶等,治疗血中气滞、血行不畅所致的妇女月经不调、行经腹痛、难产、经闭、胎衣不下等;二为祛风止痛,能上行巅顶头目,具有良好镇痛、解痉之效,为治疗头痛之要药,常用于治疗偏正头痛,临床上偏用于治疗少阳经(头两侧)血瘀气滞头痛,可配伍枳壳、赤芍、桃仁、红花等。另,本品具有燥湿搜风的作用,临床上用治风寒湿凝滞脉管、血行不畅所致的肢体关节疼痛、麻木不仁、手足拘挛等,常配伍杜仲、牛膝、桂枝等通阳宣痹。

川芎在治疗心系疾病方面有广泛的应用,临床上常配伍黄芪、桂枝、茯苓、党参、当归、水蛭等治疗胸痹心痛。对冠心病心绞痛及缺血性脑血管疾病有良好疗效。在用于行气活血,治疗头痛时,川芎用量不宜大,通常10g就可达到良好效果。但用于治疗冠心病胸痛胸闷、中风偏瘫时,用量宜大,一般可用至20～30g。

红花

入药部分:菊科植物红花的筒状花。

别名:红兰花。

产地:河南、云南、浙江、河北、四川等地均有栽培。

性味归经:辛、甘,微温。入心、肝经。

功效:活血通经,祛瘀止痛。

主治:血瘀经闭,癥瘕腹痛,产后血晕;跌打损伤,瘀血作痛。

临床应用体会:

红花味辛、甘,性温,其气香,辛香散行,甘温和畅,功善活血通经,祛瘀止痛,为妇科调经要药。凡经产、跌打血瘀者均可应用。临床上常随证配伍治疗各种血瘀证,调经配当归,经寒佐肉桂,疗伤合苏木,产后配益母草,散风同羌活,消痞辅三棱、莪术。

内科疾病中,凡因瘀血阻滞而产生的胃脘痛、腹痛、腹中积块等,皆常应用。如腹痛配合延胡索、白芍、丹参等;胃脘痛配合高良姜、香附、砂仁等。

在心血管疾病中,常配伍党参、川芎、桃仁、当归、桂枝、黄芪、水蛭,治疗血瘀气滞或血行不畅而导致的胸痹心痛。临床上随证加减,用于治疗冠心病、心绞痛,效果显著。治中风半身不遂,可配伍桑枝、川芎、桃仁、地龙、牛膝、黄芪等。

草红花药效较差,用量一般为6～9g;藏红花药效较强,一般每次只用3～5条,泡水代茶饮,不宜用量过大。有出血倾向者,慎用红花。

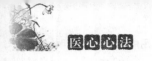

桃仁

入药部分:蔷薇科落叶小乔木桃树的成熟果仁。

产地:东北、华北、华东均有出产,以湖南、湖北、山东、河南产者为佳。

性味归经:苦、甘,平。入心、肝、大肠经。

功效:破血祛瘀,润燥滑肠。

主治:血瘀经闭,腹痛,蓄血发狂,跌打损伤;大便秘结。

临床应用体会:

桃仁味苦、甘,性平。主要功效有二,一为破血祛瘀、和血调经,凡因瘀血、蓄血引起的疾病,均可随证选用。治下焦蓄血,症见少腹胀满、谵语烦渴、其人如狂,常配伍大黄、桂枝、甘草;治血瘀经闭、腹痛,产后恶露不尽等,配合归尾、红花、牛膝;治跌打损伤、瘀血作痛,常与红花、乳香、桂枝、归尾等同用;治疗由于热毒内郁、气血壅滞所致肺痈,多配伍冬瓜仁、芦根、薏苡仁等。二为润燥滑肠,因其内含油脂较多,有润燥滑肠的作用,是治疗津枯血燥、大肠失润、大便秘结的常用之品,临床上多与火麻仁、杏仁、当归、生地黄、枳壳等同用。

在治疗心血管病方面,常配伍红花等治疗瘀血阻滞经脉之胸痹心痛或下肢麻痹疼痛等。常用量为10g。

注意:便溏者、孕妇忌服。

赤芍

入药部分:毛茛科植物草芍药的根。

别名:山芍药、木芍药、京芍。

产地:内蒙古、河北、吉林、黑龙江、甘肃、四川等地均产。

性味归经:辛、苦,微寒。入肝经。

功效:清热凉血,活血祛瘀,消肿止痛。

主治:瘀滞经闭、癥瘕积聚、腹痛、胁肋疼痛,痛经、经闭;热入血分、衄血,便血,目赤肿痛等。

临床应用体会:

赤芍味辛、苦,性微寒,专入肝经,善走血分。主要功效有三,一为清热凉血,常用于治疗温热病热入血分,斑疹吐衄及血热妄行的多种出血病证,常与牡丹皮相须为用,再配合水牛角、生地黄等效果更佳。二为活血祛瘀,因其善活血化瘀止痛,凡血瘀诸证,均可随证配伍使用。治疗血瘀经闭,常配伍当归、川芎、桃仁、红花、香附等；治疗跌打损伤，血瘀作痛，常配伍桃仁、红花、续断、骨碎补等。三为消肿止痛，常可用治痈肿疮毒、目赤肿痛等。治疗热毒壅盛，痈肿疮毒，常配合金银花、连翘、白芷、菊花等。另，本品入肝经，活血通络，凉肝清热，常配伍柴胡、香附、郁金、枳壳、川楝子等治疗胁肋疼痛。

在心血管病方面，赤芍配伍当归、红花等药，可用于治疗冠心病心绞痛、胸痹心痛属于热证者，可有活血的功效。常用量为 10g。

三七

入药部分：五加科植物三七的干燥根和根茎。

别名：田七、金不换、土三七。

产地：主产于云南、广西等地。

性味归经：甘、微苦，温。入肝、胃经。

功效：化瘀止血，消肿止痛。

主治：各种出血证；跌仆肿痛，瘀血肿痛。

临床应用体会：

三七味甘、微苦，性温，入血分。功效有二，一为化瘀止血，有止血不留瘀、化瘀不伤正之长，对人体各种出血证，无论瘀滞与否，均可应用。治疗咳血、吐血、衄血及二便下血，常与花蕊石、血余炭等同用；治疗各种外伤出血，常配伍龙骨、血竭等。二为消肿定痛，因其既能活血化瘀，又能消肿定痛，为治疗跌打损伤，或筋骨折伤，瘀血肿痛之首选药物，可单用，亦可配伍活血行气药。

本品可用于预防和治疗各种心脑血管疾病，预防可单用，也可与黄芪、党参等配伍。治疗心血管疾病可与红花、当归等同用，均取其活血化瘀止痛之功，亦宜用于胸腹刺痛，常配伍丹参、冰片治疗胸痹心痛。常用量，入煎剂每剂 10g，入散剂每剂 1～3g。

水蛭

入药部分：环节动物水蛭科蚂蟥的全体。

别名：蚂蟥、蚂鳖。

产地：我国各地皆有，以温暖之沼泽、水田为多。

性味归经：咸、苦，平，有小毒。入肝、膀胱经。

功效：破血逐瘀，散癥通经。

主治：血滞经闭，干血成劳，癥瘕积聚，跌仆瘀滞作痛。

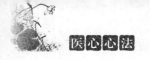

临床应用体会：

水蛭味苦、咸，性平，有毒。主要功能为破血逐瘀，散癥通经。对血瘀所致的经闭、癥瘕，常配伍当归、桃仁、红花、三棱、莪术、黄芪、牛膝等。治疗跌仆损伤，可与苏木、自然铜等同用。另外，水蛭对于血瘀中风，症见半身不遂、口眼歪斜、舌强语謇等具有较好疗效，可单味研末服，或配合黄芪、地龙、红花等药。

在治疗心系疾病中应用广泛，常配伍桂枝、当归、川芎治疗瘀血痹阻心脉导致的胸痹心痛；配伍瓜蒌、桂枝、枳实、香附、郁金等治疗胸闷心悸等；配伍黄芪、党参、三七、丹参等可预防及改善动脉粥样硬化，防止心绞痛及中风的发生。

注意：有出血倾向者禁用，血枯经闭者及孕妇忌服。常用量为5～10g。余曾用至30g，未见出血等不良反应发生。

地龙

入药部分：环节动物蚯蚓的虫体。

别名：土龙、蚯蚓、珠串、蛐蟮。

产地：我国各地均有分布，但以广东产者为佳。

性味归经：咸，寒。入脾、胃、肝、肾经。

功效：清热定惊，活络止痉，平喘，利尿。

主治：热病壮热，心烦发狂，惊风痉挛；肢节不利，半身不遂；热结尿闭，茎中疼热。

临床应用体会：

地龙味咸，性寒。主要功效有四，一为清热定惊，治疗热病心烦发狂，甚或抽搐者，可用本品清热止痉，配伍郁金、远志、大青叶、石菖蒲、连翘、黄连等；二为活络止痉，常与桑枝、桂枝、红花、穿山甲、伸筋草等配合治疗四肢麻木、疼痛、屈伸不利、半身不遂；三为清肺平喘，凡火热灼肺、咳嗽气喘者，可配伍麻黄、杏仁、石膏等；四为清热利尿，用治郁热结聚茎中导致尿闭，茎中疼热，可配伍茯苓、车前子、冬瓜皮、木通、泽泻等。本品性善下行而利水湿，亦常用于脚气所致的足跗浮肿、脚缝湿痒、顽麻足软等，常配伍木瓜、防己、槟榔。

在治疗心血管疾病方面，常用本品配合党参、黄芪、茯苓、水蛭、郁金、薤白等治疗心绞痛；配伍天麻、钩藤可治疗眩晕、高血压；配伍川芎、当归可治疗中风偏瘫等。另外，地龙有解痉作用，用于治疗支气管哮喘有效，尤其用于缓解痉挛性咳嗽，效果甚佳。且无副作用，常用量为5～10g，偶有用到20g者。临床多做成粉剂或注射液使用。

降香

入药部分: 豆科植物小乔木花榈的干燥根及心材。

别名: 降真香、紫降香。

产地: 主产于广西、海南岛等地。此外,云南、贵州、福建等地亦有分布。

性味归经: 辛,温。入心包、肝经。

功效: 行瘀止血,理气止痛。

主治: 金疮出血,跌打损伤,疼痛,瘀血肿痛等。

临床应用体会:

降香味辛,性温。主要功效有二,一为行瘀止血,临床上多用于各种原因所致的瘀血肿痛,或体内、体外出血等,常与乳香、没药、自然铜等同用。二为理气止痛,因其善理气止痛,又能化瘀,功用似檀香,临床上配伍川芎、当归、红花、桃仁、郁金、薤白等用治真心痛有较好的疗效,治疗冠心病心绞痛也是常用之品。另外,降香配合枳壳、橘红,能健胃醒脾,降气化痰。常用量为10～20g。

注意: 阴虚火旺、血热妄行者均忌服。

牡丹皮

入药部分: 毛茛科植物牡丹的干燥根皮。

别名: 牡丹、丹皮。

产地: 主产于安徽、山东等地。

性味归经: 辛、苦,微寒。入心、肝、肾经。

功效: 清热凉血,活血行瘀。

主治: 血热吐衄,发斑及阴虚发热;血滞经闭,血块作痛及疮伤瘀阻作痛。

临床应用体会:

牡丹皮味辛、苦,性微寒,辛散能除血中瘀滞,有凉血而不留瘀、活血而不妄行之特点。主要有两大功效,一为清热凉血,既可凉血止血,又可凉血除蒸。治疗血分有热而致吐血、衄血、咳血、尿血、月经过多、出疹发斑等,可配伍生地黄、水牛角、赤芍、白茅根、知母等。治疗因阴虚血热而致骨蒸劳热,常与青蒿、地骨皮、桑白皮、玄参、鳖甲等同用。牡丹皮偏治无汗的骨蒸劳热,地骨皮偏治有汗的骨蒸劳热。二为活血,既能活血化瘀,又有活血消痈之效,临床上常配

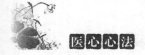

伍大黄、芒硝、桃仁、赤芍等用治肠痈初起。在治疗心系疾病中,常配伍夏枯草、白芍等治疗高血压;配伍丹参、红花等治疗瘀血阻滞经脉之胸痹心痛。因其性寒凉,可用于治疗肝阳上亢、肝火亢盛之高血压。常用量为 10～15g。

注意:素体阳气虚弱者慎用。

益母草

入药部分:唇形科植物益母草的全草。

别名:益母、坤草、四棱草。

产地:分布于我国各地,生于原野、河滩草丛中与湿润处。

性味归经:辛、苦,微寒。入心、肝、膀胱经。

功效:活血调经,祛瘀生新,利尿消肿。

主治:月经不调,经前腹痛;产后血滞腹痛;跌损瘀血作痛;肾炎浮肿,小便不利等。

临床应用体会:

益母草味辛、苦,性微寒,专入血分,行瘀血而不伤新血,养新血而瘀血不滞。主要功效有三,一为活血调经,常配伍当归、赤芍、艾叶、川芎、牛膝、丹参、香附等治疗月经不调、痛经,或产后瘀滞腹痛;二为活血祛瘀生新,凡跌打损伤之瘀血作痛,可配伍三七、延胡索、桃仁、红花等活血祛瘀止痛,另可配伍牡丹皮、丹参、三棱、莪术等治疗妇人腹有癥瘕;三为利尿消肿,因其有降血压和较强利水消肿的作用,故临床上可用治高血压、浮肿等。此外,益母草还有强心、增加冠状动脉血流、减慢心率和抗血小板聚集的作用,在心系疾病中应用广泛,常用于治疗冠心病、高黏血症。常用量为 10～50g。

泽兰

入药部分:唇形科植物地瓜儿苗的全草。

别名:地瓜秧、地溜秧、地笋。

产地:广泛分布于黑龙江、吉林、辽宁、安徽、江苏、浙江、湖北、河南、四川、山西等地。

性味归经:苦、辛,微温。入肝、脾经。

功效:活血破瘀,通经利水。

主治:经闭癥瘕,产后腹痛;产后小便淋沥腹痛,身面浮肿;跌打瘀积,疮痈肿毒。

临床应用体会：

泽兰味苦、辛，性微温。主要功效有二，一为活血破瘀，用于治疗因宿血瘀滞所致月经不调，常配伍益母草、当归、丹参；治疗产后腹痛，常与当归、川芎、桃仁、红花、益母草等同用。二为通经利水，常用治产后水肿，尤其是水瘀互结的水肿，常配合防己、益母草、茯苓等品。此外，本品有祛瘀消痈之功，与金银花、黄连、赤芍等同用治疗疮痈肿毒。

在心血管病方面，泽兰可用于治疗冠心病伴高凝状态，配泽泻、茯苓、桂枝治疗慢性心衰引起的水肿、气喘等。常用量为 10～30g。

牛膝

入药部分：苋科植物牛膝的根。

产地：河南产者为怀牛膝，四川产者为川牛膝。

性味归经：苦、甘、酸，平。入肝、肾经。

功效：破瘀通经，补肾筋骨，通利关节，引血下行。

主治：血瘀经闭，癥瘕腹痛，胎衣不下；腰膝酸痛，关节不利；淋闭不通，血淋尿血；血热上炎，头痛，目痛，吐衄。

临床应用体会：

牛膝味苦、甘、酸，性平。主要功效有三，一为破瘀通经，因其性善下行，活血祛瘀通经之力较强，长于通调月经，活血疗伤，临床常用于妇科、伤科瘀血之证。常与当归、川芎、红花、桃仁、赤芍、牡丹皮治疗血滞经闭、痛经、月经不调、产后腹痛。治跌打损伤，筋伤骨折，瘀滞作痛，常与续断、骨碎补、当归等同用。二为补肝肾、强筋骨、通利关节，因其既能补肝肾、强筋骨，又能通血脉、利关节，常可随证配伍治疗腰膝酸痛、筋骨无力。如治疗痹证日久，肝肾亏虚，腰膝酸软者，常配伍桑寄生、独活、杜仲等；治疗湿热成痿，足膝痿软者，常与黄柏、苍术同用。三为引血（火）下行，能引上亢之阳下潜，引上炎之火下降，引上逆之血下行，常用于治疗上部火热证。临床上常以此作为治疗身体下部疾病的引经药。

另外，牛膝性善下行，有利尿通淋之功，临床上常随证配伍治疗水肿及各种淋证。

常用牛膝有两种，一是怀牛膝，一是川牛膝，二者功能大致相同。但川牛膝偏于通经导瘀，怀牛膝偏于补益肝肾。另有一种土牛膝，功专泻火解毒、通淋利尿，用于治疗喉痹、疮毒、痈疽、疔疮等，与川牛膝和怀牛膝不同，应予

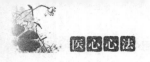

区别。

在心系疾病中,牛膝的应用很广泛,如配附子、桂枝、黄芪等可治疗心力衰竭,配桃仁、红花可治疗冠心病心绞痛,配桂枝、鸡血藤、当归、红花治疗肢体麻木等。常用量为 10～20g。

四、祛湿类

苍术

入药部分:菊科草本植物苍术的干燥根茎。

别名:仙术、茅苍术。

产地:全国大部分均产,以江苏省句容县茅山出产者最佳。

性味归经:辛、苦、温、芳香。入脾、胃经。

功效:燥湿健脾,祛风湿,明目。

主治:湿阻泄泻,饮食不振,呕恶烦闷;关节肢体疼痛,下肢肿痛;青盲内障,夜盲眼。

临床应用体会:

苍术味辛、苦而性温,其气芳香,温燥之中又有散性,外能散风寒之邪,内能燥脾胃之湿。主要功效有三,一为燥湿健脾,治疗脾虚湿聚,水湿内停,常配伍茯苓、泽泻、猪苓等;治疗湿浊中阻,脾失健运的脘腹胀满、呕恶食少、吐泻乏力,常与厚朴、陈皮等配伍。二为祛风湿,善治风寒夹湿表证,常与防风、羌活、独活同用;亦常用于治疗风湿痹痛,脚气痿躄。三为明目,临床上用治夜盲症、眼目昏涩、青盲。在心血管病方面,常配伍白芷等治疗因痰湿阻滞经脉之胸痹心痛、高血压、眩晕、头痛等。此外,国内亦有治疗心律失常的报道。

苍术用于痰湿型心血管疾病,效果极佳,凡舌苔厚腻者,不论苔白苔黄,均可应用苍术治疗,常用剂量在 10～30g,用量大小视舌苔厚薄而定。

白芷

入药部分:伞形科植物白芷的干燥根。

别名:香白芷、香棒。

产地:分布于全国,四川、浙江、河南所产质量较高。

性味归经:辛,温,香。入肺、胃经。

功效:散风除湿,燥湿止带,消肿排脓,通窍止痛。

主治：风寒感冒，头痛身痛；鼻渊头痛，牙痛；风湿痹痛；疮疡痈肿，妇女白带。

临床应用体会：

白芷味辛性温，其气芳香。主要功效有四，一为散风除湿，又能通窍止痛，善入足阳明胃经，为治疗阳明头痛之前额痛、眉棱骨痛的必用之药；用治风寒感冒，表现为头痛重、身痛的，更为有效。二为燥湿止带，常配合苍术、薏苡仁、茯苓等治疗寒湿下注所致的白带。三为消肿排脓，多配伍赤芍、红花、蒲公英、紫花地丁、金银花、野菊花等治疗痈肿疮疡。四为通窍止痛，因其芳香开窍，临床常用于通鼻窍，治疗鼻渊，常与细辛、苍耳子、辛夷等配合应用。另外，本品外用可治皮肤瘙痒及虫蛇咬伤。在心血管病方面，白芷功善化湿止痛，可用于治疗各种头痛，尤其前额部疼痛、胀痛、闷痛，效果佳。亦常用于治疗因痰湿阻滞经脉之胸痹心痛、心衰、血压升高等，尤其对于痰湿阻滞引起的胸闷气短，其行散、化浊、宽胸效果极佳。

白芷在心血管病中用量宜大，一般在 10～30g，视舌苔厚腻程度而定。

薏苡仁

入药部分：禾本科植物薏苡仁的种仁。

别名：薏苡、薏米、药玉米、水玉米、苡仁、苡米。

产地：全国各地都有栽培。

性味归经：甘、淡，微寒。入脾、肺、肾经。

功效：利湿除痹，清热消痈，健脾止泻。

主治：脚气水肿，湿痹拘挛；脾虚泄泻，妇女白带；肺痈，肠痈等。

临床应用体会：

薏苡仁味甘、淡，性微寒。功效有三，一为利湿除痹，可用于治疗风湿痹痛、筋急拘挛、肢体不能屈伸等。二为清热消痈，可用治肺痈、肠痈，治肺痈多配冬瓜子、桃仁、芦根，治肠痈多配大黄、牡丹皮、桃仁、芒硝等。脓成与未成，都可随证配合应用。三为健脾止泻，常配白术、山药、茯苓、扁豆治疗脾虚泄泻。

在心血管疾病方面，薏苡仁主要用于水湿内停之心衰、水肿、高血压等，多与白芷、苍术同用，单用则效果不如白芷、苍术。常用量为 10～30g。

注意：滑精及小便多者不宜用，孕妇忌用。

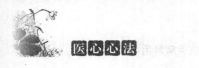

白豆蔻

入药部分:姜科植物白豆蔻果实的种子。

别名:豆蔻。

产地:产于我国云南、广东、广西等地。

性味归经:辛,温,芳香。入肺、脾、胃经。

功效:下气止呕,温中化湿。

主治:脾胃寒湿,气逆满闷,不食呕吐;湿温病之胸闷不饥,舌苔浊腻。

临床应用体会:

白豆蔻味辛性温,其气芳香。主要功效有二,一为下气止呕,又能温中化湿,临床上常用于治疗寒湿中阻气滞呕吐,常配藿香、半夏、生姜等,也可单用研末服;二为温中化湿,治疗湿阻中焦、脾胃气滞所致的脘腹胀满疼痛、不欲食,常与厚朴、陈皮、砂仁等同用,伴有乏力者酌加黄芪、白术、人参等,亦常配杏仁、薏苡仁、半夏、滑石、淡竹叶等治疗夏秋之交发生的湿温病。另外,本品有开胃消食之功,常配青皮、砂仁等治疗食积不消。

白豆蔻在心血管疾病应用方面,主要用于湿困脾胃、痰湿内阻引起的心衰、冠心病伴随胸闷、腹胀、大便稀烂者。用量一般以 10～20g 为宜,因其气芳香,不宜久煎,需后下。

藿香

入药部分:唇形科植物藿香或广藿香的茎叶。

别名:土藿香、广藿香。

产地:主产于广东、海南。

性味归经:辛,微温,芳香。入脾、胃、肺经。

功效:和中止呕,解暑化湿。

主治:恶心呕吐,脘痞懒食;暑湿表证,霍乱吐泻。

临床应用体会:

藿香味辛而性微温,其气芳香。主要有两大功效,一为和中止呕,用治湿浊中阻所致的脘腹痞闷、少食作呕、神疲体倦,常和苍术、厚朴等同用;又因其善止呕,对湿浊中阻之呕吐尤为适宜,常配伍半夏、陈皮。其他证型之呕吐亦可随证配伍使用,如属湿热者,配伍黄连、竹茹;属寒湿者,加丁香、白豆蔻。二为解暑化湿,常用于治疗暑湿表证或湿温初起。

藿香与白豆蔻都属芳香化浊之品,二者功用相似,在心血管疾病应用方面,主要用于湿困脾胃、痰湿内阻引起的心衰、冠心病伴随胸闷、腹胀、大便稀烂者。白豆蔻偏重于湿浊较轻、舌苔薄白腻者,藿香适用于舌苔厚腻者,必要时可二者同用。用量一般以 10～20g 为宜,因其气芳香,不宜久煎,需后下。

佩兰

入药部分:菊科植物兰草的全草。

别名:省头草、兰草。

产地:生于溪边及湿洼地带,主产于江苏、河北、山东等地。

性味归经:辛,平,芳香。入脾经。

功效:醒脾化湿,解暑辟浊。

主治:脘闷不食,口甘苔腻之证;暑热内蕴,胸闷寒热头痛。

临床应用体会:

　　佩兰味辛性平,其气芳香。主要功效有二,一为醒脾化湿,常配藿香、苍术、厚朴、黄芩、滑石、栀子等,治疗湿浊中阻,脘痞呕恶,口甘苔腻之证;二为解暑辟浊,常配藿香、荷叶、青蒿等治疗暑湿表证。佩兰的功效与藿香相近,常相须为用,治疗湿温、湿盛热轻以及夏令暑湿郁蒸而见呕恶不食、身倦神疲、口渴不欲饮、口甘苔腻之证。藿香偏于解表、止呕;而佩兰偏于化内湿。

　　佩兰亦属芳香化浊之品。在心血管疾病方面,佩兰与藿香、豆蔻相似,若湿浊过重,三者也可同时联合使用。

车前草

入药部分:车前科植物车前的全草。

别名:车轮菜、车轱辘菜、猪耳朵棵、牛舌头棵、荷包叶、鞋底叶。

产地:各地皆产,以江西、河北、黑龙江、吉林、贵州等地为主产区。

性味归经:甘,寒。入肝、肾、膀胱经。

功效:清热利尿,明目,祛痰,凉血解毒。

主治:水肿尿少,热淋涩痛;暑湿泻痢;痰热咳嗽;吐血,衄血,痈肿疮毒。

临床应用体会:

　　车前草味甘性寒,主入肝、肾、膀胱经。功效有四,一为清热利尿通淋,常用于治疗湿热内郁,小便不利、水肿、淋证,配伍茯苓、猪苓、党参、冬葵子等;二为明目,治疗肝肾不足,目昏不清,常配菟丝子、熟地黄等;三为祛痰,可用于治

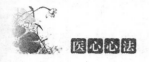

疗痰热咳嗽;四为凉血解毒,用治热证出血(如吐血、衄血)、痈肿疮毒。车前草与车前子功效相似,而偏于清热解毒。

在治疗心血管病方面,常用于治疗心力衰竭之喘促气急,常配伍附子、黄芪、泽泻、葶苈子等;亦可用于高血压。车前草主要从以下两方面发挥作用,一为利尿,辅助降压;二为减轻心脏前负荷,改善心功能。

车前草与车前子功用相似。车前草偏重于清热利尿,适用于水肿偏热者;车前子偏重于滋阴利尿,利水而不伤阴,但需纱布包煎。

车前子一般用量宜大,常用 20 ~ 30g 为宜。

白茅根

入药部分:禾本科植物白茅的根茎。

别名:茅根、茅草根、甜草根、尖草根、毛毛根。

产地:自生山坡及路旁。全国均产。

性味归经:甘,寒。入肺、胃、膀胱经。

功效:凉血止血,清热利尿。

主治:热证所致的吐血、衄血、尿血等;急性胃炎,浮肿,小便少。

临床应用体会:

白茅根味甘性寒。主要有两大功效,一为凉血止血,因其甘寒入血分,为治疗血热出血证的常用药,临床上常随证配伍治疗衄血、吐血、咳血、尿血等各种出血证;因其入膀胱经,能清热利尿,导热下行,故对膀胱湿热蕴结而致的尿血、血淋尤为适宜。二为清热利尿,可用治水肿尿少、热淋涩痛、湿热黄疸等,治疗水肿尿少,常配伍车前子、赤小豆;治疗热淋涩痛,常与萹蓄、瞿麦同用;治疗湿热黄疸,每和茵陈、栀子等配伍使用。另外,白茅根尚有清肺胃热之功,能清胃热而止呕,又清肺热而止咳,可用治胃热呕吐及肺热咳喘。

白茅根在心血管疾病方面的应用,与车前草相似,然白茅根则有滋阴凉血之功,用于治疗心火亢盛之心烦、小便不利、尿痛尿赤优于车前草,而清热解毒之功则车前草优于白茅根。用量宜大,一般在 10 ~ 30g。

葶苈子

入药部分:十字花科植物播娘蒿的种子。

别名:米米蒿子、丁苈子。

产地:生产于东北各省及西南和长江流域等地。

性味归经：辛、苦,大寒。入肺、膀胱经。

功效：泻肺行水,祛痰定喘。

主治：痰壅实喘,胸满气逆;胸腹积水,小便不利。

临床应用体会：

葶苈子味辛、苦,性大寒,功专泻肺中水饮及痰火而止喘咳,主治痰涎壅肺,喘咳痰多,胸胁胀满,不得平卧,常与大枣、防己、椒目、大黄、杏仁、茯苓、贝母等同用。亦用治水液停聚病症,治疗湿热蕴阻所致的腹水肿满,配伍防己、椒目、大黄等;治疗水热结胸证,每与杏仁、芒硝、大黄同用。

葶苈子虽为泻肺行水之品,但在心血管疾病治疗中应用十分广泛。临床上常配伍车前草、泽泻治疗心力衰竭之喘促气急、水肿、胸水、腹水、心包积液等,每有疗效,为补心泻肺之良药。用量一般在 10～20g。

注意：宜包煎。

茯苓

入药部分：多孔菌科寄生植物茯苓菌的菌核。

别名：云苓、大云苓、白茯苓。

产地：以安徽霍山及岳西、云南丽江、湖北麻城、河南商城、浙江等地山区为主产地。

性味归经：甘、淡,平。入心、肺、脾、胃、肾经。

功效：利水渗湿,健脾补中,宁心安神。

主治：小便不利,水肿胀满;停饮不食,脘闷腹泻;心悸不眠,多梦。

临床应用体会：

茯苓味甘、淡,性平。功效有三,一为利水渗湿,因其功善利水渗湿而不伤正,为利水消肿之要药,可治疗各种水肿,无论寒热虚实,无论五脏六腑各部水肿皆可用。治疗脾虚湿停而全身水肿,常配党参、白术、半夏、陈皮、猪苓、泽泻等;治疗水热互结,热伤阴津,小便不利而水肿,常与猪苓、泽泻、滑石同用;治疗胸胁部停饮,可配伍瓜蒌、椒目、桑白皮、葶苈子、桂枝、泽泻、猪苓等。二为健脾补中,可治脾虚湿盛引起的水泻及脾气虚弱之脘闷不思饮食之证。三为宁心安神,可用于治疗心神不宁、失眠多梦、健忘等,多与当归、柏子仁、远志、酸枣仁等同用。

茯苓在心血管病方面,主要用于治疗心脾两虚、气血不足引起的心悸、心律失常;脾虚湿盛引起的胸痹心痛、血压升高、眩晕、头痛;以及心衰、水肿等。

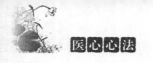

用量一般为 10～30g。

泽泻

入药部分: 泽泻科植物泽泻的干燥根茎。

别名: 川泽泻、建泽泻。

产地: 我国南北各省均有栽培,尤以建瓯、建阳、浦城出产最多。四川灌县、绵阳、郫县等地也极为丰富。另外,江西、浙江、江苏、贵州、新疆等地均有出产。

性味归经: 甘、淡,寒。入肾、膀胱经。

功效: 利水清热。

主治: 淋病,水肿,泄泻。

临床应用体会:

泽泻味甘、淡,性寒,功善利水,用治水湿内停之水肿、小便不利、泄泻,以及痰饮内停之眩晕等病证。如配合茯苓、猪苓、白术等,治疗水湿内停之水肿及小便不利。治疗痰饮内停,上泛清窍,清阳不升导致眩晕,常与白术、天麻等同用。泽泻入膀胱经,泄膀胱之热,常用于治疗下焦湿热病证,常与木通、车前草、龙胆等同用。此外,本品还有化浊降脂的功效,临床上常用于治疗高脂血症、脂肪肝等,可配伍决明子、生山楂、丹参等。

在心血管疾病方面,常配伍车前草用于高血压;配伍五苓散、真武汤、葶苈子等用于心衰、喘促气急、下肢浮肿等,效果极佳。与山楂、莱菔子、决明子等配伍可治疗高脂血症。一般用量为 10～30g。

五、理气类

香附

入药部分: 莎草科植物香附的根茎。

别名: 莎草根、梭草根、莎草核、三棱草、草父子、续根草。

产地: 分布于华北、华东、华南、西南,以及甘肃、陕西、湖北、河南等地。

性味归经: 辛、微苦、甘,平。入肝经。

功效: 理气解郁,调经止痛。

主治: 胸膈痞闷,呕吐吞酸,腹痛胁痛;月经不调,少腹刺痛。

临床应用体会:

香附味辛、微苦、甘,性平,是常用理气开郁药。其性宣畅,能通行十二经、八脉之气分。功效有二,一为理气解郁,因其主入肝经气分,辛能散,苦能降,甘能和,尤善疏肝解郁,调理气机,行气止痛,常用于治疗肝气郁滞之脘腹胀满、胁肋胀痛、食欲不佳、胸闷喜叹息等,常配伍柴胡、白芍、郁金、香附、陈皮、木香等。因本品能通畅三焦,为气病之总司,又常用治气、血、痰、火、湿、食六郁所致的胸膈痞满、脘腹胀痛、呕吐吞酸等,常与苍术、川芎、栀子同用。二为调经止痛,因其为血中气药,既能行气,又善活血,能理气调经止痛,对妇女因情绪不畅,肝气郁滞而导致的月经不调、过期不潮、行经腹痛等有良好效果,常配伍柴胡、川芎、当归、小茴香、熟地黄、白芍、三七、桃仁等。本品还能引补血药至气分以生血,胎前及产后各证皆可配伍使用。

香附在心血管疾病方面,主要是行气以活血。气为血之帅,气行血行。肝气郁结,气滞不通,不通则痛。气滞日久,则血脉瘀阻,不通则痛。香附可行气宽胸,常配伍枳实、桂枝、郁金、延胡索等治疗气机郁滞导致的胸闷不舒、胸中气塞、胸痛等。

注意:香附辛燥,用量不宜太大,一般为 10～15g。

青皮

入药部分:芸香科植物橘树未成熟之外果皮或幼小果实。

别名:青橘皮、四开、四青、四开青。

产地:福建、广西、贵州、江苏、浙江温州,西南及湖南等地也有栽培。

性味归经:苦、辛,温。入肝、胆经。

功效:疏肝理气,和胃消积。

主治:肝气不舒,胸胁胀痛,乳痈,疝瘕;脘腹胀满,嗳腐不食。

临床应用体会:

青皮味苦、辛,性温。功效有二,一为疏肝理气,因其辛散温通,苦泄下行,性峻烈,具有疏肝破气、散结止痛之功,常用治肝气郁结而致的胸膈胀闷、气逆不食、胁肋胀痛、乳癖、乳痈、疝气疼痛等。治疗肝郁胸膈胀闷、气逆不食、胁肋胀痛,常与枳壳、香附、厚朴、槟榔、陈皮等同用。治疗乳癖结块,可与柴胡、香附等同用。治疗寒疝腹痛,常配乌药、小茴香、木香等。二为和胃消积,凡食积、肝胃气滞、脘腹疼痛者皆可用。治疗食积气滞,常与山楂、麦芽、神曲等配伍。此外,临床上应用青皮注射液治疗休克、阵发性室上性心动过速疗效可靠。

青皮与陈皮同出而异名。青皮为未成熟橘果之皮,性燥,入肝经,行气止痛之力较强,化痰之力较弱,多用于胸胁疼痛、肋间神经痛、肝胃气痛等。陈皮

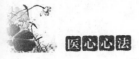

则偏重于化痰,化痰之力较强而行气之力不如青皮,多用于痰湿阻滞气机之胸闷腹胀、呃逆痰多,甚至呕吐痰涎之证。

青皮性温燥,不宜多用,一般为 5～10g。

柴胡

入药部分:伞形科植物柴胡的根茎和全草。

别名:北柴胡。

产地:全国大部分地区都有出产。

性味归经:苦、辛,微寒。入肝、胆、心包经。

功效:和解退热,疏肝解郁,升举阳气。

主治:感冒发热,疟疾往来寒热等;肝郁胁痛,头晕易怒,月经不调;中气下陷等。

临床应用体会:

柴胡味辛、苦,性微寒。功效有三,一为和解退热,能使外感侵入于半表半里之邪出表而解,主治寒热往来、头晕目眩、口苦咽干、胸胁苦满、默默不欲饮食、心烦喜呕之少阳证。二为疏肝解郁,用治肝气郁结、胸胁疼痛、易怒易悲、月经不调等。三为升举阳气,能引阳气上行而治各种中气下陷证,如中气不足所致脘腹坠胀、食少倦怠、久泻脱肛、小便频数、子宫脱垂、肛门下坠等,常与升麻相须为用。此外,本品还有退热截疟之功,为疟疾寒热往来常用药。

柴胡在心血管疾病方面,主要用于气机不畅之胸胁胀满、嗳气、喜叹息、心烦、失眠等神志异常的疾病,或因中气不足、清阳不升引起的眩晕、心悸、血压升高等。常用量为 10g。

枳壳

入药部分:芸香科植物酸橙、香橼、枳的干燥成熟果实。

别名:香橙、臭橙、臭橙子、川枳壳、江枳壳、绿衣枳壳。

产地:我国南方各地均有出产。

性味归经:辛、苦、酸,凉。入肺、脾、大肠经。

功效:破气,行痰,消积。

主治:胸膈痰滞,胸痞胁胀;食积,噫气,呕逆;下痢后重,脱肛,子宫脱垂。

临床应用体会:

枳壳味辛、苦、酸,性凉。主要功效有二,一为破气行痰,又善宽胸,用于治疗胸膈气结痰滞,常配伍陈皮、半夏、木香等药。临床上用治肝郁气滞及肝郁血瘀所致的胸胁胀痛,类似肋间神经痛、冠状动脉粥样硬化性心脏病之心绞痛等,配合瓜蒌、薤白、桂枝、川芎、当归、红花使用,多有收效。二为破气消积,可用于治疗胃肠气滞所致的脘腹胀满、痞闷、呕吐、大便秘结等。此外,枳壳有明显升阳举陷的作用,配黄芪、党参、升麻、柴胡有治疗内脏下垂之效,单用亦有效。

枳壳用于治疗由于胸中气机不畅引起的胸闷胸痛等症有良好效果,一般与香附、延胡索等同用,常用于治疗冠心病心绞痛等。一般用量为 10～15g。

枳实

入药部分:芸香科植物酸橙、香橼、枳的未成熟果实。

别名:皮头橙、钩头橙。

产地:我国南方各地均产。

性味归经:苦、微辛,寒。入脾、胃、大肠经。

功效:破气下痰,除胀消痞。

主治:脘腹痞满,胀而作痛;消化不良,食积不化,食少欲呕,痰饮;胃下垂,子宫下垂,脱肛等。

临床应用体会:

枳实味苦、辛,性微寒。主要功效有二,一为破气化痰,因其破气作用很强,气结而成的坚积、气结之痰阻、气结之胸脘痞闷、胸痛均可使用;二为除痞消胀,能除腹中积聚痞满、按之硬痛之证,常与白术同用。另外,枳实对心下痞痛、胃脘硬胀、食滞腹胀腹痛、大便秘结不通等,疗效很好,常配伍枳壳、木香、神曲、麦芽、大黄、芒硝等。

在心血管病方面,枳实配伍瓜蒌、薤白、川芎治疗胸痹心痛,每有收效。临床亦用于治疗休克及心力衰竭。

枳实与枳壳功能相似。枳实主入脾胃,枳壳主入脾肺。枳实力强,偏于破气消积,破降下行;枳壳力缓,偏于理气消胀,开郁宽胸。

延胡索

入药部分:罂粟科植物延胡索的块茎。

别名:玄胡、元胡。

产地:主产于浙江、河北、河南、内蒙古等地。

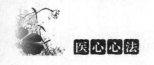

性味归经:辛、苦,温。入肝、脾、肺经。

功效:活血,利气,止痛。

主治:心腹诸痛,痛经,疝痛;四肢血瘀滞痛。

临床应用体会:

延胡索味辛、苦,性温,苦能导郁而通经,辛能行散而宣滞,能"行血中气滞,气中血滞",为活血利气之要药,能随证配伍治疗一身上下、心腹、腰膝、内外各种疼痛。治疗心脉痹阻,胸痹心痛,常与党参、黄芪、丹参、川芎、瓜蒌、薤白、桂枝等同用。治疗肝郁气滞之胸胁痛,可配伍柴胡、郁金等。治疗气滞血瘀之痛经、月经不调、产后瘀阻腹痛,每与香附、红花、当归等同用。此外,延胡索还有消癥作用,常配当归、赤芍、桃仁、红花、牛膝、三棱、莪术、大黄、乌药、青皮等。

延胡索常用于治疗胸中气机阻滞引起的冠心病心绞痛、胸闷、气短、腹胀腹痛等。用量一般为 10～30g,效佳。

木香

入药部分:菊科草本植物云木香、川木香等的根。

别名:云木香、老木香、新木香、印木香、广木香。

产地:云木香产于云南,国外如印度、缅甸、叙利亚也有产;川木香主产于四川。

性味归经:辛、苦,温,芳香。入肺、脾、肝、大肠、膀胱经。

功效:行气止痛,导滞健胃。

主治:脘腹胀痛,食欲不佳;痢疾腹痛,里急后重。

临床应用体会:

木香味辛、苦,性温,其气芳香。本品辛散温通,善于调中导滞,主要功效有二,一为行气止痛,又健脾消食,为治疗脾胃气滞之常用药,既可单用,亦可配伍砂仁、藿香等。另外,本品还有疏肝利胆的作用,可用治肝胆气滞证。二为导滞健胃,用治脾虚不运而致的食积、脘腹痞胀疼痛、呕吐吞酸、便溏不爽等,可配伍白术、枳实、砂仁等。此外,本品苦降,入大肠经,兼有芳香化湿的作用,常可配伍黄连治疗痢疾后重;治疗肠胃气滞,湿停不化导滞的呕吐、腹痛、泄泻,常与藿香、佩兰、黄连、黄柏、半夏、茯苓等同用。

在心血管病方面,木香常可用治胸胁滞痛,常配伍青皮、延胡索、郁金、桂枝等。也常入归脾汤,与熟地黄、当归等同用,治疗因心脾两虚、气血不足引起的心悸、气短、乏力、失眠、健忘等。常用量为 10g,因其气芳香,不宜久煎,需后下。

郁金

入药部分:姜科多年生宿根草本植物姜黄的块根。

产地:主产于四川、浙江。多为栽培。

性味归经:辛、苦,寒。入心、肝、肺经。

功效:行气解郁,凉血破瘀。

主治:胸胁胀痛,经行腹痛;湿温胸痞,神志不清;吐血,衄血,惊痫癫狂。

临床应用体会:

郁金味辛、苦,性寒。主要功效有三,一为行气解郁,常用于肝气郁滞所致诸证,因其性偏寒凉,故尤宜于肝郁气滞而有郁热者。二为凉血,因其苦寒,能顺气降火而凉血以止血,可用治气火上逆之吐血、衄血、尿血等;因其能解郁开窍,清心之郁热,亦可用治邪热入心,血热痰浊蒙心而致神志不清以及惊狂、癫痫。三为破瘀,常用于治疗冠心病引起的胸胁刺痛、胸痹心痛等。治疗胸痹心痛,常与丹参、桃仁、红花、桂枝、瓜蒌等同用。在心血管病中,多发挥其行气和活血两种作用,一般用量为 10～20g。

注意:不宜与丁香、母丁香同用。

薤白

入药部分:百合科植物薤白的鳞茎。

别名:小葱、小蒜。

产地:我国各地均产。

性味归经:辛、苦,温。入肺、胃、大肠经。

功效:温中通阳,下气散结。

主治:胸痹,咳唾,胸痛彻背;痢疾后重,便下脓血。

临床应用体会:

薤白味辛、苦,性温。功效有二,一为温中通阳、行气止痛,因其能宣通胸中之阳,以散阴寒之痰结,宽胸膈,止气痛,临床上常用于治疗胸痹心痛、胸闷心悸等。治疗胸痹心痛,常与桂枝、附子、黄芪、川芎、丹参、红花等同用。治疗胸闷心悸,常配伍瓜蒌、桂枝、香附、郁金等。二为下气散结,因其性滑利,能上行下达,能宣壅滞,降痰浊,下泄大肠之滞气,对大肠气滞而致的泄痢后重、大

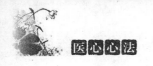

便涩滞,常配伍白芍、木香、枳实、黄连等。

在心血管病方面,常与瓜蒌皮配伍,治疗冠心病心绞痛,如瓜蒌薤白白酒汤。但其行气宽胸作用较弱,用量宜大,常用量为 10～30g。

厚朴

入药部分:木兰科植物厚朴的树皮和根皮。

产地:主产于四川、湖北、浙江、贵州、湖南等地。

性味归经:辛、苦,温,芳香。入脾、胃、肺、大肠经。

功效:燥湿消痰,下气除满。

主治:脘腹胀满作痛,呕吐泄泻;食积气滞,腹胀便秘;痰饮喘咳。

临床应用体会:

厚朴味辛、苦,性温。功效有二,一为燥湿消痰,常用于治疗湿浊中阻,脘痞吐泻之证,可配伍苍术、陈皮等;对于七情郁结,痰气交阻,咽中如有物阻,吐之不出、吞之不下之梅核气,每与半夏、茯苓等同用。二为下气除满,因其能下气宽中,还有消积导滞之效,可治疗食积气滞、腹胀便秘等,常配伍枳实、山楂、神曲、莱菔子。此外,厚朴还有下气平喘之功,治疗痰饮咳喘,无论寒热皆可随证配伍使用。

在心血管病治疗中,厚朴常用于治疗心力衰竭引起的胸腹胀满、气急,伴大便秘结、腑气不通等。常用量为 10～20g。

小茴香

入药部分:伞形科植物小茴香的成熟果实。

别名:茴香子、小茴。

产地:主产于山西、陕西、河南、四川、甘肃、内蒙古、黑龙江等地。

性味归经:辛,温,芳香。入脾、胃、肝、肾经。

功效:理气止痛,和胃调中。

主治:脘腹疼痛,寒疝腹痛。

临床应用体会:

小茴香味辛,性温,气芳香。功效有二,一为理气止痛,因其辛香走窜,温胜寒邪,主治下焦寒凝诸证,如胞宫虚寒而致的月经错后、行经腹痛、月经色黑有血块;寒凝肝脉之少腹冷痛;寒疝腹痛;肝气郁滞,睾丸偏坠疼痛等。本品尤善治寒疝腹痛,为治疗寒疝腹痛之要药,常配伍乌药、木香、川楝子等。二为和胃调中,能理气和中而开胃止呕,治疗胃中寒气疼痛、气逆呕吐,常配半夏、生姜、吴茱萸等。

小茴香用于治疗各种原因引起的少腹疼痛,如妇科炎症、疝气疼痛、睾丸炎症等,效果极佳。用量一般为10g。不宜久煎。

吴茱萸

入药部分:芸香科落叶乔木吴茱萸接近成熟的干燥果实。

别名:木辣子。

产地:主产于贵州、湖南、陕西等地。广西、湖北、甘肃等地也产。

性味归经:辛、苦,大热,有小毒。入肝、肾、脾、胃经。

功效:温中止痛,制酸止呕。

主治:脘腹冷痛,呕吐吞酸;寒疝作痛,经寒腹痛;脾肾虚寒,呕吐泄泻。

临床应用体会:

吴茱萸味辛苦而气大热,功效有二,一为温中止痛,因其既能温中散寒,又善疏肝解郁,有良好止痛作用,临床上常用于寒凝诸痛,尤善治肝寒气滞诸痛。二为制酸止呕,治疗胃寒疼痛、吞酸、呕吐等,常用吴茱萸配生姜、高良姜、半夏;治疗肝郁化火,肝胃不和之胁痛口苦、呕吐吞酸,常配伍黄连。此外,吴茱萸有温脾散寒、燥湿止泻之功,每与补骨脂、五味子、肉豆蔻、炒黄柏、灶心土等合用,治疗五更泄泻。

吴茱萸常用于治疗各种原因引起的胃气上逆、嗳腐吞酸,如慢性胃炎、胃溃疡、反流性食管炎等,也常用于痰浊阻滞引起的眩晕、头痛、高血压等。因其气味有刺激性,一般用量宜小,常用量为3～6g。

六、补气类

黄芪

入药部分:豆科植物黄芪的根。

别名:黄耆、口芪、箭芪。

产地:主产于甘肃、陕西、内蒙古等地。

性味归经:甘,微温。入脾、肺经。

功效:补气升阳,益卫固表,利水消肿,托毒生肌。

主治:脾肺气虚,中气下陷;卫气虚所致之表虚自汗;气血不足之痈疽不溃

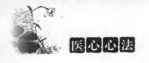

或溃久不敛;水肿尿少;气虚气滞所致肢体麻木,关节痹痛或半身不遂;气虚津亏之消渴等。

临床应用体会:

黄芪味甘,性微温,功效有四。一为补气升阳,为补中益气、升阳举陷之要药。常用治脾虚中气下陷之久泻脱肛、内脏下垂诸证。二为益气固表,平素体弱,或久病重病后,表虚卫气不固,自汗,易感外邪等,可单用黄芪泡水饮用,亦可配伍五味子、牡蛎、桂枝、白芍等。三为利水消肿,因其益气健脾,温阳强心利尿,临床上常用于心衰的治疗,每与桂枝、党参、附子、丹参、葶苈子等同用。四为托毒生肌,对于疮疡之气血虚弱证,正气不足不能托毒外出,常予黄芪治疗,配伍党参、白术、川芎、当归、甘草、白芷等,疗效更好。

此外,黄芪补气生津,为气虚津亏消渴之常用药。黄芪补气以助行血,通调血脉,兼有行滞通痹之功,临床上亦可用于治疗半身不遂,止痹痛。

在治疗心血管病时,主要用于治疗气虚血瘀引起的冠心病心绞痛、心衰、高血压、心律失常、中风等。在治疗中风偏瘫时,黄芪用量宜大,常用30g、100g;在治疗心衰时,常用量为30～50g;在治疗高血压时,常用量为20～30g,甚至可用到50g。

党参

入药部分:桔梗科植物党参的根。

别名:潞党参、台党参。

产地:主产于黑龙江、吉林、辽宁、山西等地。

性味归经:甘,平。入脾、肺经。

功效:健脾益胃,益气补血。

主治:脾胃虚弱之胸痹,食欲不振,泄泻及呕吐等;气血两亏,四肢倦怠;肺虚咳喘,气短自汗,言语无力;血虚头晕心慌,津亏舌干口燥等。

临床应用体会:

党参味甘,性平,不燥不腻,功效有二。一为健脾益胃,常用治脾胃之气不足所致的四肢困倦、短气乏力、食欲不振、大便溏软等,多配伍白术、茯苓、山药等。二为益气补血,除补益脾胃之气外,亦可补肺气而治疗肺虚咳喘、气短自汗、言语无力等。党参益气促补血,健脾以生血,常配伍熟地黄、当归、白术、枸杞、山药等治疗血虚之头晕心慌、短气懒言、神疲乏力。此外,本品补气养血,有扶正祛邪之效。党参亦有升阳举陷的作用,临床上常用于治疗气虚下陷之脱肛、子宫脱垂等。

在心血管病方面,党参主要用于治疗心气不足引起的心衰、心律失常、动脉粥样硬化、冠心病,以及气虚型高血压等,效果佳。常用量为 10～30g。

人参

入药部分:五加科植物人参的干燥根。野生者名"山参",栽培者称"园参",野参洗净后干燥者称"生晒参",蒸制后干燥者称"红参",焯烫浸糖后干燥者称"糖参"或"白参"。

产地:主产于黑龙江、吉林、辽宁等地。我国东北地区有大量栽培。

性味归经:甘、微苦,微温。入脾、肺经。

功效:大补元气,补脾益肺,生津止渴,宁神益智。

主治:虚脱诸证。吐泻不止,汗出,四肢不温,脉微欲绝,崩漏不止等;脾胃衰弱证;肺虚气喘,消渴;惊悸健忘,怔忡失眠。

临床应用体会:

人参味甘、微苦,生者性平,熟者性温。主要功效有四,一为大补元气,因其禀性中和,气冠群药,大补元气,凡久病体虚,或大量失血,或急性暴病所致元气虚衰而出现虚极欲脱、脉微欲绝、四肢厥冷、虚汗淋漓者,均为其适应证。二为补脾益肺,因其补脾调中,鼓舞脾气,助生化之源,亦可益肺气,为补脾肺益气之要药。三为生津止渴,因其既能补气,又有生津之效,常用于治疗热病津伤口渴、内热消渴。四为宁神益智,因其补益心气,可改善心悸怔忡、胸闷气短、脉虚等心气虚衰表现,并可安神益智,用于心气不足之心神不宁、失眠多梦,在心系疾病中应用广泛。

人参与党参在心血管疾病的治疗中作用相同,但人参补益心气作用更强,不宜大量,一般用量为 5～10g。但用于治疗心源性休克时则宜大量,可用至10～30g。或者与附子联合使用,如参附注射液等。

西洋参

入药部分:五加科植物西洋参的干燥根及根茎。

别名:花旗参、西参、洋参、西洋人参。

产地:主产于美国、加拿大,我国亦有栽培。

性味归经:甘、微苦,凉。入肺、心、肾、脾经。

功效:补气养阴,清热生津。

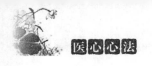

主治：气阴两伤证；肺气虚及肺阴虚证。

临床应用体会：

西洋参味甘、微苦，性凉。主要功效有二，一为补气养阴，主治气阴两伤证，适用于热病或大汗、大泻、大失血，耗伤元气及阴津所致的多汗神疲、咽干口渴等，常与麦冬、五味子等同用。二为清热生津，因其清热生津，又能补气养阴，用治肺虚久咳，耗伤气阴所致的短气喘促、咳嗽痰少，或痰中带血，常配伍生地黄、玄参、麦冬、知母、贝母等。此外，在临床上西洋参常用于治疗胸闷心悸，常配伍桂枝、瓜蒌等品，每有收效。

西洋参及人参均为补气之佳品，但人参性偏温，补益之力强于西洋参，而西洋参功能补气养阴，性偏凉，故年老气虚者首选人参，气阴不足者首选西洋参。临床上应注意甄别使用。

太子参

入药部分：石竹科植物孩儿参的块根。

别名：孩儿参。

产地：主产于江苏、山东、安徽等地。

性味归经：甘、微苦，平。入脾、肺经。

功能：益气补脾，生津润肺。

主治：气阴不足，或病后倦怠无力，食少或自汗，心悸，口干。

临床应用体会：

太子参味甘、微苦，性温，能补益脾肺之气，兼能生津止渴，用于治疗脾肺气阴两虚证。用于热病之后，气阴两亏，倦怠自汗，口干少津，而不宜温补者，常与生地黄、麦冬、知母等同用。

党参、人参、西洋参、太子参科属不同，虽然临床应用，其补益作用相似，但也有细微差别。党参性偏平和，补益力量较弱，但价格便宜，为临床各科疾病常用之品；人参补益作用强大，但性偏燥，价格较贵，且用量宜小；西洋参与太子参同为气阴双补之品，作用平和，常用于治疗儿童气阴两虚，虚汗较多，每有收效。

白术

入药部分：菊科植物白术的根茎。

产地：主产于浙江、湖南、江西、安徽等地。

性味归经:苦、甘,温。入脾、胃经。

功效:补脾益气,燥湿利水,固表止汗。

主治:脾虚湿盛,食少泄泻,痰饮胀满,水肿浮肿;风湿身痛,表虚自汗。

临床应用体会:

白术味甘、苦,性温,功效有三。一为补脾益气,因其甘温益脾胃之阳气,苦燥能化脾胃之湿浊,为补脾气第一要药。二为燥湿利水,因其既可健脾补气绝其源,又能燥湿利水开其流,为治痰饮水肿之良药。治疗水肿胀满、小便不利,可配伍桂枝、茯苓等。治疗脾阳不足,痰饮内停,常与茯苓、肉桂、甘草同用。三为固表止汗,其作用与黄芪相似而功效稍逊,用治表虚卫阳不固之自汗、易感风邪者,常和黄芪、防风配合使用。此外,白术还有安胎之功效,健脾益气,脾气健旺,胎动自安,用于治疗妇女妊娠,脾气虚弱,生化无源而胎动不安证。

白术用于治疗心血管疾病,其作用与党参相似,但白术补气健脾之力不如党参,且其有燥湿作用,多用于治疗脾虚兼有水饮湿邪之疾病,是二者的主要区别。

七、补阳类

杜仲

入药部分:杜仲科多年生乔木杜仲的树皮。

别名:棉树皮。

产地:主产于四川、云南、贵州、湖北、河南等地。

性味归经:甘、微辛,温。入肝、肾经。

功效:补肝肾,强筋骨,安胎,降血压。

主治:肝肾虚弱,腰膝无力,头晕目眩,阳痿遗精,小便频数;胎动,胎漏。

临床应用体会:

杜仲味甘、微辛,性温,为补益肝肾药。功效有三,一为补肝肾、强筋骨、壮腰膝,常用治肝肾不足而致的腰膝酸痛、筋骨痿软,常与熟地黄、续断、牛膝、补骨脂等同用。治疗肾虚阳痿遗精、小便频数等,每与当归、川芎、芍药等同用。亦可用于治疗风湿热痹,腰酸背痛,肢节不利等。二为安胎的作用,用于治疗因肾虚不固而导致的胎动、胎漏,常配伍桑寄生、白术、熟地黄、当归等。三为降血压,临床上常用于治疗肾虚型高血压及各种心血管疾病如眩晕、心衰伴肾气不足、腰膝酸软、四肢不温等。

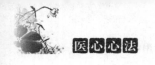

巴戟天

入药部分:茜草科植物巴戟的根。

别名:巴戟、巴戟肉。

产地:主产于广东、广西、四川等地。

性味归经:辛、甘、微温。入肾经。

功效:补肾壮阳,强筋骨,祛风湿。

主治:肾虚阳痿,早泄;腰膝酸软,肢体疼痛;寒疝,少腹引痛;脚气,下肢肿痛。

临床应用体会:

巴戟天味辛、甘,性微温。功效有二,一为补肾壮阳,临床上用治肾阳虚衰所致阳痿、遗精、早泄、宫冷不孕、小便频数等,以及因肝肾虚寒而引起少腹冷痛、寒疝、腰骶部酸痛等。治疗虚羸阳痿不举、遗精、早泄,常配伍淫羊藿、仙茅。二为强筋骨、祛风湿,因其既能温补肝肾、强筋骨,又能祛风湿、止痹痛,对治疗肾阳虚兼有风湿之证尤为适宜,常配伍桑寄生、牛膝、续断、附子、肉桂等。也可用于治疗肾虚型高血压及各种心血管疾病如心衰、水肿、眩晕,伴有腰膝酸软、四肢不温、肢体麻木等。

补骨脂

入药部分:豆科植物补骨脂的成熟种子。

别名:破故纸。

产地:主产于四川、河南、陕西等地。

性味归经:辛、苦,大温。入肾经。

功效:补肾壮阳,固精缩尿,温脾止泻,纳气平喘。

主治:肾阳虚所致的腰膝冷痛,阳痿,遗精,遗尿,小便频数;脾肾阳虚之五更肾泄,肾气不纳之虚喘咳嗽。

临床应用体会:

补骨脂味辛、苦,性大温。功效有四,一为补肾壮阳,可用治肾阳不足,命门火衰,见腰膝冷痛、阳痿、不育等。治疗肾阳虚衰风寒侵袭之腰膝冷痛证,常可配伍杜仲、巴戟天等。二为固精缩尿,凡因肾阳虚封藏不固而致的遗精、遗尿、小便频数等,均可配伍使用。例如,治肾阳虚衰,下元不固之遗尿、尿频、尿失禁,常配伍乌药、益智仁、海螵蛸等。三为温脾止泻,因其有补肾火、暖脾土之功,常配伍肉桂、五味子、吴茱萸治疗脾肾阳虚,五更肾泄。四为纳气平喘,因其补肾阳而性降,有纳气平喘之功,常可用于治疗肾不纳气之虚喘。在心血管病方面,其用途与杜仲、巴戟天相似。

菟丝子

入药部分:旋花科植物菟丝子的成熟种子。

别名:无根藤子、黄丝、豆寄生。

产地:我国大部分地区均有。多寄生在豆类等植物上。

性味归经:甘,平。入肝、肾经。

功效:补肝肾,益精髓,固精缩尿,安胎,明目,止泻。

主治:阳痿遗精,小便频数,尿有余沥;腰痛脚弱,头晕目昏;先兆性流产,胎动不安;消渴;目暗。

临床应用体会:

菟丝子味甘,性平。功效有四,一为补肾益精、固精缩尿,凡肾元不足所致阳痿、遗精、早泄、耳鸣、腰痛、小便频数或遗尿等,均可配伍枸杞、肉苁蓉、巴戟天、牛膝等助阳益精。二为安胎元,因其能补肝肾、安胎元,为治疗肾虚胎漏、胎动不安之常用药,常配伍续断、桑寄生、阿胶等使用。三为养肝明目,用治肝肾不足,目暗昏花,常与枸杞、熟地黄、女贞子、桑椹等同用。四为健脾止泻,因其能补肾暖脾,可治疗脾肾亏损而致运化失职、大便溏泻,常配伍黄芪、白术、人参等药。

桑寄生

入药部分:桑寄生科植物槲树、桑树及柿树上寄生植物的带叶枝茎。

别名:广寄生、老寄生、桑上寄生。

产地:主产于广东、广西、浙江等地。寄生于他树。

性味归经:甘,苦,平。入肝、肾经。

功效:补肝肾,除风湿,强筋骨,益血安胎。

主治:腰膝酸痛,关节不利,麻木不仁;胎动不安,胎漏下血。

临床应用体会:

桑寄生甘苦性平。主要有两大功效,一为补肝肾、除风湿、强筋骨,适用于痹病日久,损伤肝肾,腰膝酸痛,关节不利,麻木不仁者,常与独活、杜仲、牛膝、川芎、当归等同用;二为益血安胎,因其能补肝肾,又能固冲任,养血安胎,常配

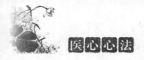

合阿胶、菟丝子、杜仲,用于治疗肝肾亏虚,月经过多,崩漏下血,胎漏及胎动不安等。桑寄生也常与杜仲配伍,常用来治疗肾虚型高血压。

益智仁

入药部分:姜科植物益智草的成熟果实。

别名:益智子、益智。

产地:主产于广东雷州半岛、海南岛等地。

性味归经:辛,温。入脾、肾经。

功效:暖肾固精缩尿,温脾止泻摄唾。

主治:下元虚冷之小便频数,遗尿,白浊;中寒胀满泄泻。

临床应用体会:

益智仁味辛,性温。主要功效有二,一为暖肾固精缩尿,补益之中有收涩之性,善缩小便,常用于肾虚遗尿、夜尿频数、遗精白浊等。治疗遗尿、小便频数、夜尿多等,常配伍乌药、山药。二为温脾止泻摄唾,因其补火暖土,有温脾止泻、摄涎止唾的作用,常用于治疗中寒胀满泄泻及口涎自流,与茯苓、半夏、陈皮、白术等配伍治疗涎唾多者,每有收效。

益智仁常用于治疗因缺血缺氧引起的血管性痴呆、健忘、认知障碍等。

八、滋阴类

生地黄

入药部分:玄参科植物地黄的块根。

别名:生地、地黄、山烟、山旱烟根、酒壶花、炮掌根、婆婆妮、蜜蜜罐根。

产地:主产于河南、河北,辽宁也有分布,现大部分地区有栽培。

性味归经:甘、苦,寒。入肝、肾、心经。

功效:清热凉血,养阴生津。

主治:阴虚阳亢之头晕目眩,耳鸣心悸,骨蒸夜热;热病后期,劫津化燥,温热不退,干咳无痰;血热妄行之吐衄,崩漏出血;月经赶前,五心烦热。

临床应用体会:

生地黄甘苦而寒,功效有二,一为清热凉血,为治疗温热病热入营血证之要药。治疗热入营分,身热夜甚、口干、甚或神志恍惚,舌红少苔或无苔,常与玄参、连翘、丹参、栀子、淡竹叶等同用。治疗热入血分,见高热、神昏谵语、舌绛、吐血、衄血、斑疹等,常配伍水牛角、牡丹皮、赤芍、生石膏等同用。生地黄亦有止血之功,可用于各种血热出血证。二为滋阴养血,因其甘寒质润,有养阴生津的作用,适用于多脏腑的阴虚津亏。治疗热病后期,劫津化燥,温热不退,干咳无痰,常配伍沙参、麦冬、玉竹等。生地黄既能滋阴,又能补肾,可用治阴虚阳亢之头晕目眩、耳鸣心悸、骨蒸夜热,常与地骨皮、牡丹皮、知母、玄参等同用。

生地黄常用于治疗因心血不足、阴虚火旺引起的各种心律失常、心悸心慌、失眠多梦、口干咽干、高血压等。生地黄用量一般为 10～20g,若治疗心律失常,需大剂量,可用至 30～50g,如炙甘草汤。

生地黄之干品为干地黄,二者气味同是甘苦而寒,功能同是清热凉血、滋阴养血。但鲜地黄苦重于甘,其气大寒,故偏于清热凉血;干地黄则甘重于苦,偏重于滋阴养血,是二者的区别。生地黄为滋补黏腻之品,有腻膈碍胃之弊病,入汤剂时需加入生姜、陈皮等,一可制约地黄寒凉之性,二可防其腻膈碍胃,引起胃胀不欲食等。

麦冬

入药部分: 百合科植物麦冬的块根。

别名: 麦门冬、寸冬。

产地: 主产于四川、浙江、湖北等地。

性味归经: 甘、微苦,微寒。入心、肺、胃经。

功效: 养阴生津,润肺清心。

主治: 阴虚内热,咳嗽咽干,口渴便秘,心烦不宁。

临床应用体会:

麦冬味甘、微苦,性微寒。主要功效有三,一为养阴润肺,临床上常用于治疗阴虚内热,烧灼肺津,肺阴不足,肺热咳嗽、干咳少痰、烦热口渴或痰中带血,舌红少津,脉细数等。本品还有利咽之功,凡肺热阴伤,咽喉干痛,声哑失音,舌燥口干者,可与玄参、桔梗、知母等同用。二为生津益胃,除能滋养肺阴之外,又有养胃阴之功,广泛用于胃阴虚有热,胃脘疼痛,饥不欲食,呕逆,大便干结等脾胃病症,可配伍玄参、玉竹、生大黄、知母、枳实等。三为养阴清心,因其亦能养心阴,又能清心火,可用于阴虚火旺,心肾不交,心烦失眠、惊悸神疲,梦遗健忘等心系病证。治疗心系阴虚火旺、心肾不交证,常配伍生地黄、酸枣仁、玄参、丹参、远志等。

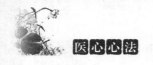

常用于治疗因心血不足、阴虚火旺引起的各种心律失常、心悸心慌、失眠多梦、口干咽干、高血压等。

注意:腹泻便溏,舌苔白腻,消化不良者,忌用本品。

天冬

入药部分:百合科植物天门冬的块根。

别名:天门冬、明天冬。

产地:主产于四川、云南、贵州、湖南、浙江等地。

性味归经:甘、苦,大寒。入肺、肾经。

功效:养阴清热,润肺生津。

主治:阴虚内热,口燥咽干,咳嗽吐血;眩晕耳鸣,腰膝酸痛,骨蒸劳汗、盗汗、遗精等肾阴亏虚证;食欲不振、口渴,大便秘结。

临床应用体会:

天冬味甘、苦,性大寒,为滋阴清热之常用药,功善养阴清热、润肺生津,入肺、肾二经,既能养肺阴、清肺热,又能滋肾阴、降虚火。临床上常用于治疗肺阴虚证,阴虚火旺,内热上蒸,肺热咳嗽,痰少而黏,咽喉干燥,夜间口渴,或痰中带血,五心烦热等;亦常用于治疗肾阴虚证,肾阴亏虚,眩晕耳鸣,腰膝酸痛或阴虚火旺,骨蒸劳汗、盗汗、梦遗滑精、腰膝无力等;还可治疗肺阴两虚之证,常配伍生地黄、山茱萸、天花粉、知母、麦冬、沙参、五味子、枸杞等。此外,天冬还有一定的益胃生津及清胃热之效,可用于治疗气阴两伤,食欲不振、口渴或津亏肠燥便秘等。

个人体会,天冬与麦冬二者性味、功能相近,在治疗心血管疾病中常同时应用,如入天王补心丹治疗心悸、失眠等。麦冬偏于滋阴,故阴津不足者首选麦冬;天冬偏于安神,故治疗心悸不宁、心房颤动、期前收缩等时,首选天冬。

二者常用量为 10～30g。注意事项同麦冬。

知母

入药部分:百合科植物知母的根茎。

别名:妈妈草、蒜瓣子草。

产地:分布于东北、山西、陕西、河南、河北、内蒙古等地。

性味归经:苦、甘,寒。入胃、肺、肾经。

功效:清热除烦,润燥养阴。

主治:壮热烦渴,神昏谵语;肺热咳嗽,骨蒸盗汗;消渴大饮。

临床应用体会:

知母味苦、甘,性寒。功效有二,一为清热除烦,常用治温热病气分热盛,见壮热、烦渴、汗出、面红等症,常和石膏相须为用。二为润燥养阴,一般苦寒药,如黄芩、黄连、黄柏、栀子,虽能清热但都有化燥伤阴的缺点,而知母清热而能润燥养阴,常可用于治疗阴虚发热、肺热咳嗽、骨蒸劳汗、消渴引饮、五心烦热、心烦盗汗、遗精等。此外,知母亦可清胃火存胃津,滋胃阴以生津止渴,可用于治疗阴虚肠燥便秘。常用量为10g。

百合

入药部分:百合科草本植物百合的地下根茎。

别名:野百合。

产地:全国大部分地区均有生产。

性味归经:甘,寒。入心、经。

功效:清热润肺,止咳安神。

主治:虚劳咳嗽,气喘咯血;热病后期,余热未清,神思恍惚,莫名所苦之百合病。

临床应用体会:

百合味甘,性寒。主要功效有二,一为清热润肺止咳,常用于治疗痰热壅肺,热灼伤津,肺失宣降,咳嗽气喘之证,以及肺热久咳伤阴,痰中带血之证。二为宁心安神,因其善清心火,滋心阴,宁心安神,在心系疾病中应用广泛,常用于热病后期,心阴不足而余热未清所致心神恍惚、虚烦惊悸、坐卧不宁、莫名所苦之"百合病",常配伍知母、生地黄、玄参、麦冬、连翘、大枣等药;亦常用于心阴亏虚,心肾不交而致的心悸健忘、失眠多梦等症,常与酸枣仁、远志、柏子仁、茯神等同用。百合性甘平,用量宜大,一般为10～30g。

玄参

入药部分:玄参科植物玄参的根。

别名:浙玄参、黑玄参、元参、角参。

产地:分布于河南、河北及长江流域和贵州、福建等地。

性味归经:甘、苦,寒。入肺、胃、肾经。

功效:养阴生津,泻火解毒。

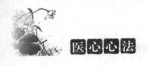

主治：热病伤阴，口渴烦热，不眠便秘；咽喉肿痛，瘰疬痈肿；热病发斑。

临床应用体会：

玄参味甘、苦，性寒。功效有二，一为养阴生津，因其善滋阴润燥，常用于治疗热病伤阴，舌绛烦渴，津伤便秘，骨蒸劳嗽等阴津亏虚之证。治疗阴虚津伤，肠燥便秘，常配伍生地黄、麦冬；治阴虚发热，骨蒸劳热，多与知母、地骨皮、白薇等同用；治疗阴虚劳嗽咳血，常配百合、川贝母。二为泻火解毒，因其既能泻火解毒，又能滋阴降火，可随证配伍治疗咽痛、目赤、白喉、瘰疬、痈肿疮毒等。本品亦常用于温热病热入营血证。治疗热入营分，见身热口干、神昏舌绛，常配伍生地黄、丹参、连翘等；治疗温热病之邪陷心包，常与麦冬、连翘、竹叶等同用；治疗温热病气血两燔，身热发斑，常配伍石膏、知母等。

玄参在心血管方面与麦冬相似，但玄参性偏寒凉，且有凉血作用，故心脾虚弱者忌用，而且用量不宜大，一般为 10g 左右。

九、安神类

酸枣仁

入药部分：鼠李科植物酸枣的成熟种子。

别名：山枣仁。

产地：主产于河南、河北、陕西、辽宁、山西、山东、云南等地。

性味归经：甘、酸，平。入心、脾、肝、胆经。

功效：养血安神，敛汗催眠。

主治：虚烦不眠，惊悸不安，虚汗自出。

临床应用体会：

酸枣仁味甘、酸，性平。功效有二，一为养血安神催眠，因其甘酸而润，能补肝胆、养心营、除虚烦而安神，最常用于肝胆血虚不能养心而致的心烦不眠、多梦、易惊等症。因于心脾两虚，气血不足者，常配伍人参、当归、白芍、甘草、茯神、龙眼肉等；由于肝胆虚而有热者，常与知母、茯苓、栀子、黄芩等同用。二为益阴敛汗，因其甘酸，既能敛虚汗，又能养阴生津，常配伍五味子、白术、黄芪、牡丹皮、牡蛎等治疗因久病失血或忧虑伤脾，暗耗心血导致的疲乏、出汗、烦渴、心悸易惊等症。

在心血管疾病方面，酸枣仁主要用来治疗心血不足、心神失养或阴虚火旺引起的失眠、心烦、心悸、心律失常，也常用来治疗情志因素引起的焦虑、紧张等。用量一般为 20～30g,且常与远志配伍使用。

远志

入药部分:远志科植物远志的根皮。

别名:小草(全草)。

产地:主产于河南、山西、山东、江苏、东北等地。

性味归经:苦、辛,温。入心、肺、肾经。

功效:祛痰利窍,安神益智。

主治:精神迷昏,惊痫健忘;湿痰壅阻,咳嗽痰多,气喘。

临床应用体会:

远志味辛、苦,性温。主要功效有三,一为祛痰利窍,用于治疗因痰阻心窍所致的癫痫抽搐、惊风发狂等。本品入肺经,亦常用于痰多黏稠咳吐不畅,气喘,或外感风寒,咳嗽痰多者。二为安神,因其具有交通心肾而安神的作用,主治心肾不交之心神不安、失眠、惊悸等症。三为益智,可用于因心肾不足而导致的记忆力减退、善忘、精力不集中等症。此外,本品还有消肿散痈的作用,可用于治疗痈疽疮毒、乳房肿痛、喉痹等。

在心系疾病中,远志常与酸枣仁配伍,用于治疗心悸不安、心慌失眠、各种心律失常等,每有收效。一般用量为 10～20g。

首乌藤

入药部分:蓼科植物何首乌的茎藤。

别名:夜交藤。

产地:江苏、浙江、安徽、湖北、湖南、四川、河南等地为多。

性味归经:甘,平。入心、肝经。

功效:养心安神,催眠。

主治:虚烦不眠,惊悸多梦。

临床应用体会:

首乌藤味甘性平,功善养心安神、催眠。临床上常用于治疗心神不宁、失眠多梦之证。本品补阴血,养心神,治失眠,协调阴阳,故尤善于治疗因肝肾阴虚阳亢而导致的虚烦不眠、多梦等症,常配伍珍珠母、龙骨、牡蛎、石决明、远志、玄参等。此外,首乌藤还有祛风通络止痒之功,可用于治疗风疹疥癣等皮肤瘙痒症,以及风寒湿痹、全身窜痛等。

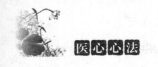

在心血管病方面,首乌藤主要用于各种原因引起的失眠、多梦、心神不宁等。常用量为 30～50g。

五加皮

入药部分:五加科落叶小灌木南五加之根皮和经皮。

产地:主产于河北、四川、广东、安徽、浙江、湖北、湖南、山西、贵州、山东等地。

性味归经:辛、苦,温。入肝、肾经。

功效:散风除湿,补益肝肾,强健筋骨,利水消肿。

主治:风寒湿痹,关节疼痛拘挛;腰膝酸软,筋骨无力,小儿行迟,体虚乏力;水肿,脚气。

临床应用体会:

五加皮味辛、苦,性温。主要功效有三,一为散风除湿,常用于治疗风湿痹病、腰膝疼痛、筋脉拘挛等。本品兼有补益之功,尤宜于老人及久病体虚者。二为补肝肾、强筋骨,用于肝肾不足,腰膝酸软,下肢痿弱,小儿行迟,常与牛膝、杜仲、菟丝子、续断、木瓜等配伍。三为利水消肿,用于治疗水肿、小便不利及风寒湿壅滞之脚气肿痛等。临床上用于心功能不全导致的下肢水肿,疗效明显。除此之外,五加皮亦有镇静、安眠的作用,在临床上常用于治疗失眠、多梦、心悸、健忘等。常用量为 10～20g。

合欢皮（花）

入药部分:豆科植物合欢的树皮及花。

别名:夜合欢树皮、绒花树皮。

产地:主产于江苏、河南、河北、湖北、福建等地。

性味归经:甘,平。入心、脾、肺经。

功效:(皮)安神解郁,活血消肿止痛;(花)安神解郁。

主治:虚烦惊悸,忿怒忧郁,健忘失眠等;活血消肿止痛,用治痈肿及骨折等。

临床应用体会:

合欢皮(花)甘平。合欢皮与合欢花为同基原不同部位的两种药,均有安神解郁之效,功善益心气、和心志、除烦解郁、畅心怡神,凡七情所伤,忿怒抑郁,虚烦不安,健忘失眠者,均可配伍莲子、酸枣仁、远志、柴胡、郁金、白芍等,以补阴养心,解郁安神。此外,合欢皮还有活血消肿止痛之功,可用于跌打损伤、血瘀肿痛、瘰疬、肺痈、疮痈肿毒等。

合欢皮和合欢花因入药部位不同,作用有所偏重。合欢花偏重于舒肝解郁,治疗各种原因引起的肝气郁结;合欢皮偏重于安神宁志,用于失眠多梦等。常用量为 10～20g。

莲子

入药部分:睡莲科水生草本植物莲的种子。

别名:莲实、莲肉。

产地:多为栽培。我国南北各地均有分布。

性味归经:甘、涩,平。入脾、肾、心经。

功效:养心安神,益肾固精,补脾涩肠。

主治:心悸失眠;下焦虚损之遗精,白浊,崩漏带下;虚泄久痢。

临床应用体会:

莲子味甘、涩,性平。主要功效有三,一为养心安神,用于治疗心肾不交之虚烦、心悸、失眠等症,常与酸枣仁、茯神、远志、柏子仁等同用。二为益肾固精,对因心肾虚而导致的遗精,常用本品配合生地黄、山茱萸、五味子、远志、锁阳、芡实等。三为补脾涩肠,治疗脾虚久泻,食欲不振,常可配伍党参、白术、山药等。此外,本品亦可用于脾肾两虚之崩漏带下、白浊等症。

在心血管疾病方面,莲子主要用于宁心安神,治疗由于心阴不足引起的心悸、心慌、心眠等,常用量为 10～30g。

莲子心苦寒,清心火作用较强。若心火亢盛、口腔溃疡、小便黄赤涩痛,则用莲子心,常用量 3～6g。

龙骨

入药部分:古代脊椎动物骨骼的化石。

别名:化龙骨。

产地:山西、陕西、四川、河南,以及淮河流域等地。

性味归经:甘、涩,平。入心、肝、肾经。

功效:平肝潜阳,镇惊安神,收敛固涩。

主治:头晕目眩,心烦失眠,耳鸣健忘,潮热盗汗;惊悸癫痫,发狂;遗精盗汗,泄泻带下,崩漏。

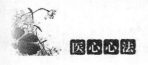

临床应用体会：

龙骨味甘、涩，性平。功效有三，一为平肝潜阳，常用治肝阴不足，肝阳上亢所致的头晕目眩、烦躁易怒等症。二为镇静安神，龙骨甘涩质重，入心经，功善镇静安神、定惊痫，用于心神不宁、心悸失眠、健忘多梦等，常配伍石菖蒲、远志、牡蛎等。三为收敛固涩，常随证配伍治疗多汗、遗精、崩漏、白带过多、遗尿、久痢等。此外，本品外用有收湿、敛疮、生肌之效，可用于湿疮流水、阴汗瘙痒及疮疡久溃不敛等。

在心血管疾病方面，生龙骨主要用于镇心安神，治疗各种心律失常、失眠多梦、心悸不安等，常用量30g。煅龙骨性收敛，主要用于心阴心阳虚弱，自汗盗汗等，常用量30g。

注意：宜先煎，外用适量。

牡蛎

入药部分：牡蛎科动物牡蛎或其近缘动物的贝壳。

别名：牡蛤、蛎蛤。

产地：产于我国沿海地区。

性味归经：咸、涩，微寒。入肝、胆、肾经。

功效：潜阳固涩，重镇安神，软坚散结，制酸止痛。

主治：头晕头痛，健忘耳鸣，心神不安，惊悸失眠；骨蒸盗汗，遗精尿频；瘿气瘰疬；胃痛吐酸。

临床应用体会：

牡蛎味咸、涩，性微寒。主要功效有五，一为潜阳，因其咸寒质重，有平肝潜阳的作用，兼可补阴，常用于治疗阴虚阳亢而致的烦躁、失眠、盗汗等，常配合龙骨、生地黄、白芍、黄芩、远志等。二为重镇安神，用治心神不安、惊悸怔忡、失眠多梦，常配伍龙骨、酸枣仁、远志等。三为软坚散结，对于瘰疬痰核、癥瘕积聚，具有软坚散结、消化肿块的作用。四为固涩，因其煅用可加强收敛固涩之功，临床上常用于滑脱诸证，如自汗盗汗、遗精滑精、崩漏带下等。五为制酸止痛，因其煅用亦有制酸止痛之效，临床上多用于胃痛吐酸，常与海螵蛸、浙贝母同用。

在心血管病方面，牡蛎的作用、用法用量同龙骨，唯收涩作用强于龙骨，而镇心安神之力则不及龙骨。

注意：宜先煎，外用适量。

珍珠母

入药部分:软体动物珍珠科珍珠贝的贝壳。

产地:主产于广东、台湾、福建等沿海地区。

性味归经:甘、咸,寒。入心、肝、肾经。

功效:育阴潜阳,平肝息风,镇心安神。

主治:头晕头痛,耳鸣,健忘,心烦失眠;失眠多梦,惊悸怔忡;惊风抽搐,痉厥神昏。

临床应用体会:

珍珠母味甘、咸,性寒,质重。功效有三,一为育阴潜阳,入肾经,能制命火妄动而育肾阴,以治肾阴不足、命火上亢之头晕头痛、耳鸣、健忘等,常配伍生地黄、白芍、龙齿等。二为平肝息风,可用治肝阳上亢,头痛眩晕及肝热生风之惊风抽搐、痉厥神昏等。三为镇心安神,治疗心阴不足、邪火内扰之心烦失眠、惊悸怔忡,常与朱砂、龙骨、酸枣仁等同用。此外,本品亦有清肝明目退翳之效,可随证配伍治疗肝热目赤、翳障、羞明;肝血血少,目暗不明;以及夜盲等。

在心血管病方面,珍珠母主要用于镇心安神,用于心悸心慌、失眠、多梦等,其用法用量与龙骨、牡蛎相似。不同之处是,珍珠母偏重于入心,镇心安神作用强于龙骨、牡蛎,而龙骨、牡蛎平肝潜阳作用优于珍珠母。

注意:宜先煎。

磁石

入药部分:矿石中氧化铁类的一种。

别名:灵磁石、吸铁石。

产地:河北、山东、江苏、安徽、湖北、辽宁等地。

性味归经:辛、咸,寒。入肝、肾经。

功效:镇静安神,潜阳纳气。

主治:耳聋,耳鸣,头晕目昏,睡眠不宁,肾不纳气之虚喘证。

临床应用体会:

磁石味辛、咸,性寒,质重沉降,为重镇之品。主要功能有三,一为镇静安神,因其味咸入肾,兼有益肾之功,性寒清热,能泻心肝之火,故尤善于因肾虚肝旺,扰动心神,或惊恐气乱所致的心神不宁、惊悸、失眠及癫痫等,常与朱砂、神曲等同用。二为平肝潜阳,多用于肝肾阴虚、虚阳上扰而致的耳鸣、耳聋、眩

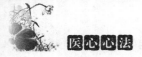

晕、目花、头痛等,配伍熟地黄、山茱萸、山药等。三为补肾纳气平喘,常用治肾不纳气之虚喘证。

在心血管病方面,磁石的主要作用是重镇安神,用于治疗心火亢盛引起的心烦失眠、心悸心慌、坐卧不安等。常用量为 30～60g。

注意:打碎,先煎。

十、平肝类

钩藤

入药部分:茜草科落叶蔓生木质藤本钩藤的钩及相连的枝条。
别名:勾勾、双丁、双勾丁。
产地:主产于广东、广西、湖南、江西等地。四川、福建、贵州等地也有分布。
性味归经:甘,微寒。入肝、心包经。
功效:清热平肝,息风止痉。
主治:急惊发热,痉挛抽搐;肝火头痛,眩晕目赤。
临床应用体会:

钩藤味甘,性微寒。主要有两大功效,一为清热平肝。本品既能清肝热,又能平肝阳,治疗肝阳上亢之头痛眩晕,可与天麻、石决明、牛膝等同用;治疗肝火上炎之头胀、头痛、头晕者,常配伍夏枯草、黄芩、栀子等。二为息风止痉。本品息风止痉作用和缓,兼可泻肝经之热,用治肝风内动、惊痫抽搐、热极生风者尤为适宜。治疗大人因肝风内动而导致的头晕、目眩、耳鸣、失眠等,常配伍天麻、石决明、牛膝等。治疗小儿急惊风、壮热神昏、四肢抽搐,常配伍天麻、全蝎、菊花、连翘等。此外,本品息肝风,又有一定的舒筋活络之效,可用于因肝风内动、风痰上扰而致的突然昏倒、口眼歪斜、言语不利、半身不遂等中风症状。钩藤有降血压的作用,临床上常用于治疗高血压,伴有头晕、目眩者尤宜。入汤剂治疗高血压需后下,不宜久煎。常用量为 10～30g。

石决明

入药部分:软体动物单壳类鲍鱼等的贝壳。
别名:鲍鱼壳、九孔腮。
产地:生于海水较深的岩礁上。我国沿海地区均有分布。
性味归经:咸,微寒。入肝经。

功效：平肝潜阳,明目。

主治：眩晕,耳鸣,痉挛,惊厥;青盲内障。

临床应用体会：

石决明味咸,性微寒。主要功能有二,一为平肝潜阳,常用于治疗肝阴不足、肝阳上亢之眩晕、耳鸣及痉挛、惊厥等症。治疗肝肾阴虚、肝阳上亢之头晕目眩,配伍天麻、钩藤、牛膝等。治疗邪热灼伤阴液,筋脉拘急,手足痉挛或蠕动、头目晕眩等,与白芍、生地黄配伍。治疗肝阳上亢及肝火亢盛之头晕头痛,烦躁易怒等症,多配羚羊角、钩藤等。二为明目,因其清肝火而明目退翳,可随证配伍治疗各种目病。

在心血管疾病方面,石决明主要用来降血压,治疗由血压升高引起的眩晕头痛、面红目赤等,有良好效果,常用量为 30g。

注意：宜先煎。

决明子

入药部分：豆科草本植物决明的成熟种子。

别名：草决明、马蹄决明。

产地：全国各地均产,以安徽产量为最多。

性味归经：甘、苦、咸,寒。入肝、胆经。

功效：清肝明目,润肠通便。

主治：目赤涩痛,羞明多泪;习惯性便秘。

临床应用体会：

决明子味甘、苦、咸,性寒。主要功效有二,一为清肝明目,因其苦寒之性不甚,兼甘润而无苦燥伤阴之弊,为明目佳品,可用治各种目疾。二为润肠通便,可用于内热肠燥、大便秘结、血枯便秘、高血压便秘等。治疗肠燥便秘常配伍当归、火麻仁、瓜蒌仁等。决明子既能清泻肝火,又兼能平抑肝阳,用于治疗肝阳上亢所致的头晕目眩、头痛呕吐者,常配夏枯草、钩藤、石决明、菊花、牡蛎等。此外,决明子有降脂及降压作用,在心系疾病中,常配伍菊花、生山楂治疗高脂血症,配伍石决明、钩藤等治疗高血压,每有收效。常用量为 10～20g。

注意：脾虚便溏者慎用。

栀子

入药部分：茜草科植物栀子的成熟果实。

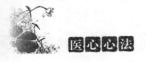

别名：木丹、越桃、鲜栀、山栀。

产地：江西、湖南、浙江、福建、广东、广西、江苏等地。

性味归经：苦,寒。入心、肺、肝、胃经。

功效：泻火除烦,凉血利湿。

主治：热病心烦,胸中懊侬,躁扰不宁;湿热黄疸,周身发黄而光亮;目赤肿痛,心烦不眠;吐血、衄血之热证者。

临床应用体会：

栀子味苦,性寒。功效有三,一为泻火除烦,能清泻三焦之火邪,凡一切由于火热所致的头痛、目赤、牙痛、咽喉痛、口舌生疮、火毒疔肿、发热烦躁、大便干结、小便短赤等症,都可用栀子清热泻火。本品以清泻心、肝、胃经火热为主,尤善于治疗心、肝、胃经的脏腑热证。二为凉血,因其清血分之热以凉血,兼有止血之功,可用于血热妄行导致的吐血、衄血、咳血、尿血等多种出血证,常配伍白茅根、侧柏叶等。三为燥湿,因其能清泻肝胆湿热而退黄疸,常用于治疗湿热黄疸及湿热下注而致的热淋等。除此之外,栀子亦有平抑肝阳之功,临床上常配伍天麻、钩藤、石决明等用于高血压之肝阳上亢之头晕目眩,以及心火亢盛引起的心悸心烦、夜不得眠等。常用量为10g。

夏枯草

入药部分：唇形科植物夏枯草的花穗或全草。

别名：夏枯头、白花草、牛抵头。

产地：我国除青海、新疆外,各地均产。

性味归经：辛、苦,寒。入肝、胆经。

功效：清热散结,清肝明目。

主治：瘰疬;目赤肿痛,黑睛胀痛;高血压之头晕、目眩、耳鸣。

临床应用体会：

夏枯草味辛、苦,性寒。功效有二,一为清热散结,因其功善清热泻火、散结消肿,凡肝气郁结、痰火凝结、瘰疬、瘿瘤、结核等,均可单独应用或配伍其他药物使用。治疗乳房有结块,常配伍瓜蒌、白芷、蒲公英、漏芦等。治疗瘿瘤,常与玄参、昆布、浙贝母等同用。二为清肝明目,因其苦寒能清肝养血而明目,也能平抑肝阳而治疗头晕目眩,临床上除了用治肝火上炎之目赤肿痛、羞明流泪、黑睛胀痛等,亦常用于因血压升高导致的头晕、目眩、耳鸣等,常配伍天麻、钩藤、石决明、栀子、牛膝等。治疗高血压用量宜大,常用量为10～20g。治疗心烦常用量为 5～10g,且常与淡豆豉配伍。

黄芩

入药部分:唇形科植物黄芩的根。

产地:黄金茶、烂心草、枯芩、腐肠、子芩、条芩。

产地:分布于长江以北大部分省区及西南地区。

性味归经:苦,寒。入肺、胆、大肠、小肠经。

功效:清热燥湿,泻火解毒,止血,安胎。

主治:肺热咳嗽,湿热痢疾,热淋,少阳证;疮疡,痈肿疮毒;吐衄崩漏,胎动不安,黄疸。

临床应用体会:

黄芩味苦,性寒。主要功效有三,一为清热燥湿、泻火解毒,因其既可泻上焦实火,又可燥中焦脾胃湿热,还能清少阳邪热,且现代研究证实其水煎汤剂能退热、镇静、抑菌、利尿、降血压、利胆、解痉、抗炎,故临床上常用于因胃火上壅而致的咽痛、牙痛、口腔溃疡、扁桃体肿痛、大便干结、肺热咳嗽等,肠胃湿热、湿热下注之泄泻、痢疾、热淋等,以及少阳经病证(见寒热往来、口苦咽干、胸胁苦满、食欲不振、恶心呕吐等)。本品有较强的泻火解毒之功,常用于治疗火热炽盛之痈肿疮毒、咽喉肿痛等。在心系疾病中,本品常用于治疗高血压。二为止血作用,因其入血分凉血解毒以止血,多用于治疗热毒炽盛、迫血妄行之吐血、衄血、尿血、崩漏等。三为安胎,因其能清泻胞宫之火,可用治因热或胎火内扰之胎动不安证。

在心血管方面,黄芩主要用于肝火亢盛之高血压,心火亢盛之失眠多梦、心悸心烦等。常用量为 10g。

十一、通下类

大黄

入药部分:蓼科高大草本植物掌叶大黄(北大黄)及药大黄(南大黄)等的干燥根茎。

别名:川军、生军、锦纹大黄、西吉、中吉、将军。

产地:原产于四川、云南、贵州、湖北、甘肃、青海等地。华北也有栽培。

性味归经:苦,寒。入脾、胃、大肠、心包、肝经。

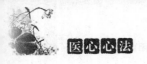

功效：攻积导滞，泻火凉血，逐瘀通经，利胆退黄。

主治：胃肠积热，大便秘结，腹痛拒按；血热妄行之吐血、衄血；湿热黄疸；目赤肿痛；瘀滞经闭，癥瘕腹痛。

临床应用体会：

大黄味苦，性寒。主要功效有四，一为攻积导滞，因其有较强的泻下作用，能荡涤肠胃，推陈出新，常随证配伍治疗各种积滞便秘，以实热便秘者尤宜。治温热病热结便秘，常配伍芒硝、厚朴、枳实等；治疗肠胃湿热积滞而里急后重、大便不爽，可用生大黄配伍黄连、槟榔、木香等。二为泻火凉血，因其既能清热泻火解毒，又能凉血止血，可用治各种血热出血，火邪上炎之目赤肿痛、咽痛、牙龈肿痛等，以及热毒疮疡、丹毒、水火烫伤等。三为逐瘀通经，可用于多种瘀血病证。四为利胆退黄，因其泻下通便，导湿热下行而出，用于湿热痢疾、黄疸尿赤、淋证、水肿等。常用量为6～18g。

注意：孕妇、月经期及哺乳期，元气虚弱，胃虚血弱，病在气分及阴虚便秘者，不宜用。

火麻仁

入药部分：大麻科植物大麻干燥果实或除去果皮的干燥种仁。

别名：麻仁、大麻仁、线麻子。

产地：主产于河北、河南、山东、安徽、江苏、浙江、江西、湖北、四川等地。

性味归经：甘，平。入脾、胃、大肠经。

功效：润燥滑肠，滋养补虚。

主治：津血亏耗之大便秘结。

临床应用体会：

火麻仁味甘性平，功能润燥滑肠、滋养补虚，适用于老年人、热性病后、产后等由于津液不足所致的大便燥结，常与郁李仁、桃仁、瓜蒌仁、紫苏子等同用。若兼有燥热而便秘较甚者，可配合大黄、厚朴等。在老年心血管疾病中，火麻仁的主要功效是润下通便，可减少或防止因大便秘结、排便用力过度引起的心肌梗死、心绞痛、中风、高血压等疾病。常用量为10～30g。

芒硝

入药部分：天然产的硝盐类经加工而成的结晶体（粗制硫酸钠）。

别名：朴硝、皮硝、毛硝。

产地：全国大部地区均有出产。河北、河南、山东、山西、江苏及安徽北部等地的碱质、盐质地出产较多。

性味归经：咸、苦,寒。入胃、大肠经。

功效：泄热导滞,润燥软坚。

主治：肠胃积热,大便秘结;外科、眼科、喉科之热毒证。

临床应用体会：

芒硝味咸、苦而性寒。功效有二,一为泄热导滞,主要用于治疗热邪炽盛所致的大便秘结,常与大黄、枳壳、厚朴等配伍应用;二为润燥软坚,配伍三棱、莪术、牡蛎、郁金、丹参等可用于治疗腹中癥瘕积块。此外,本品外用有清热泻火、解毒消肿的作用,可煎汤作为外洗剂,用于外科、眼科、喉科之热毒证,如乳痈、肠痈腹痛、目赤肿痛、痔疮肿痛等。常用量为 5～10g。

注意：孕妇慎用,不宜与硫黄、三棱同用。

十二、祛风类

天麻

入药部分：兰科植物天麻的块茎。

别名：明天麻、定风草根。

产地：主产于云南、四川、陕西、河南等地。黑龙江、吉林、辽宁亦产。

性味归经：辛、甘,微温。入肝经。

功效：息风止痉,平抑肝阳,祛风通络。

主治：惊风痉挛抽搐;头目眩晕,痹痛,肢体麻木,中风等。

临床应用体会：

天麻味辛、甘,性微温。主要功效有三,一为息风止痉,可用治各种病因导致的肝风内动,惊痫抽搐,不论寒热虚实,皆可配伍使用。尤宜于治疗虚风内动、风痰上扰之眩晕、四肢麻木、抽搐等症。治疗小儿急惊风,常配伍水牛角、全蝎、钩藤等。治疗破伤风之痉挛抽搐、角弓反张,常与天南星、白附子、防风等配伍。二为平抑肝阳,因其既能息肝风,又能抑肝阳,为治头目眩晕之要药,可随证配伍治疗各种头晕、头痛之证。常配伍钩藤、石决明、牛膝、杜仲、黄芩等治疗肝阳上亢之眩晕、头痛。若为风痰上扰者,常与半夏、白术、茯苓、陈皮等同用。三为祛风通络,凡肢体痹痛麻木、半身不遂、四肢拘挛、言语不利等,均可应用。

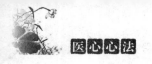

在心血管疾病方面,天麻主要用于肝阳上亢或者风痰上扰引起的高血压、眩晕、头痛等。群众中有用天麻炖鸡补肝肾的说法,其效果尚未经证实。临床常用量为 10～30g。

防风

入药部分:伞形科植物防风的干燥根。

别名:旁风、黄风。

产地:分布于东北、华北,以及山东、河南等省区。

性味归经:辛、甘,温。入肝、脾、膀胱。

功效:解表散寒,祛风止痉。

主治:风寒感冒,头痛寒热;风寒湿痹,关节疼痛;破伤风之牙关紧急,四肢痉挛。

临床应用体会:

防风味辛、甘,性温。主要功能有二,一为解表散寒,因其辛温发散,以辛散风邪为主,散寒之力较弱,尚能胜湿、止痛,故外感风寒、风湿、风热表证均可配伍使用。治疗风寒表证者,常配伍荆芥、羌活、独活;治疗外感风湿,头重如裹,多与羌活、藁本同用;治风热表证者,每配伍薄荷、连翘等。因其胜湿止痛作用较强,亦常用于风寒湿痹。二为祛风止痉,因其既能辛散外风,又能息内风以止痉,可用于破伤风之牙关紧闭、四肢痉挛,常配伍天南星、天麻、白附子、全蝎等。除此之外,防风还能入肝经气分,可用于肝郁伤脾而致的腹痛、腹泻等。防风还可配伍地榆炭、槐角炭、炒槐花等用于治疗肠风便血,每有收效。

在心脑血管疾病方面,防风主要用于中风偏瘫、肢体痉挛、麻木不仁、四肢痹痛等。常用量为 10～15g。

荆芥

入药部分:唇形科植物荆芥的干燥茎、叶及花穗。

产地:我国大部分地区均有生产。

性味归经:辛,温。入肝、肺经。

功效:祛风解表,清利头目。

主治:感冒寒热,痘疹不透,疮疡初起而有恶寒发热者;目赤肿痛,咽喉肿痛,风热头痛。吐血、衄血、子宫出血。

临床应用体会：

荆芥味辛，性温。主要功效有二，一为祛风解表，因其药性温和，外感风寒或风热均可应用。用于外感风寒者，配伍防风、紫苏叶、羌活等；用于外感风热者，与薄荷、金银花、桑叶、连翘等同用。二为清利头目，常可用治风热导致的目赤肿痛、咽喉肿痛、头痛等。

此外，荆芥有透疹、止痒之功，可用于治疗皮肤病，如配合赤芍、苍术、黄柏、白鲜皮、苦参等可治疗风疹、湿疹、疥疮、癣等。本品兼能入血分而清血分伏热、理血止血，可用于吐血、衄血、便血、崩漏等多种出血证。

防风祛风解表治疗全身疼痛的效果比荆芥好，荆芥祛风解表发汗的作用比防风强，两者常相须为用。常用量为 $10 \sim 15g$。

蝉蜕

入药部分：蝉科昆虫蚱蝉的若虫羽化后所脱落的体壳。

别名：蝉衣、虫蜕、雷震子、知了皮、麻了皮。

产地：我国大部分地区均有分布。

性味归经：甘、微咸，寒。入肝、肺经。

功效：散风热，透疹，退翳，解痉。

主治：外感风热及温病初期；疹出不畅；目赤云翳；破伤风及小儿夜啼、惊风。

临床应用体会：

蝉蜕味甘、微咸，性寒。主要功效有四，一为发散风热，临床上常用于风热感冒、温病初起等，常与金银花、连翘、薄荷、菊花、桑叶等同用。本品甘寒入肺，质轻上浮，开宣肺络，疏散风热，利咽开音，长于疏散肺经肺热，宣通肺络止咳疗哑，为治疗肺热音哑之良药，多配桔梗、胖大海、射干等用。二为透疹止痒，可用于风热束表、麻疹不透及风湿热郁于肌表之风疹、湿疹等症。三为明目退翳，多用于治疗风热上攻或肝火上炎之目赤肿痛、云翳遮睛等症，常与菊花、夏枯草、决明子等同用。四为祛风解痉，因其有祛风止搐、缓解痉挛的作用，可用于小儿急慢惊风、破伤风或高热惊厥等，常配合全蝎、蜈蚣、僵蚕等使用。

在心血管疾病方面，蝉蜕主要用于治疗前庭神经紊乱、高血压、脑动脉硬化等引起的眩晕、耳鸣、视物不清等，也可用于痉挛性咳嗽、阵咳等。常用量为 $5 \sim 10g$。

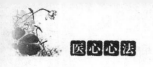

僵蚕

入药部分：蚕蛾科昆虫家蚕的幼虫在未吐丝前因感染一种丝状菌，发生白僵病而僵死的虫体。

别名：白僵蚕、僵虫、天虫。

产地：主产于广东、江苏、浙江、四川等地。以广东、江苏产者为佳。

性味归经：辛、咸、平。入肝、肺经。

功效：祛风解痉，化痰散结。

主治：惊风痉挛抽搐；由于风热引起的头痛、齿痛、目痛、咽痛、风疹；瘰疬、痰核。

临床应用体会：

僵蚕味辛、咸，性平。主要功能有二，一为祛风解痉，因其既能息风止痉，又能化痰定惊，可用于治疗肝风内动、惊痫抽搐。对于惊风、癫痫而夹痰热者尤为适宜，常与全蝎、牛黄、胆南星等同用；治疗小儿抽搐、惊痫夜啼，可以配伍防风、全蝎、钩藤、胆南星、蝉蜕等。僵蚕功善祛外风，散风热，止瘙痒，可用于因风热引起的头痛、齿痛、目痛、咽痛等。二为化痰散结，可用治颈部瘰疬、痰核、乳蛾、痄腮等。

在心血管疾病方面，僵蚕主要用于治疗高血压引起的眩晕、头痛，以及中风偏瘫，口眼歪斜等。常用 10～30g。

白附子

入药部分：南星科草本植物独角莲的干燥块茎。

别名：独角莲、禹白附。

产地：河南、陕西、四川、湖北、甘肃、山西等地山区均有。

性味归经：辛、苦，温，有毒。入肝、胃经。

功效：祛风痰，除寒湿。

主治：中风痰壅，口眼歪斜，语言謇涩；偏正头痛。

临床应用体会：

白附子味辛、苦，性温，性善上行，长于祛风痰、除寒湿，多用于头面部之风痰诸证，常用于治疗头面部风寒侵袭所致筋脉拘挛、风痰阻滞经络、口眼歪斜、语言謇涩等，常配伍僵蚕、全蝎、防风、天南星等。亦可用治风痰、寒湿所致的头痛、偏正头痛等。此外，本品能祛风定搐、止痛，可用治破伤风，常配伍防风、天南星、天麻等。

在心血管疾病方面,白附子主要用于风痰阻滞经络,经脉气血不通引起的肢体麻木、中风偏瘫、口眼歪斜等。常用量为 10～15g。

羌活

入药部分:伞形科草本植物羌活的根茎。

产地:盛产于四川、山西,甘肃亦有生产。

性味归经:辛、苦,温。入肾、膀胱经。

功效:发表散寒,祛风胜湿。

主治:风寒表证,寒热头痛,肢体疼痛;风湿关节疼痛。

临床应用体会:

羌活味辛、苦,性温。主要功能有二,一为发表散寒,因其气味雄烈,善走气分,能散能行,走上窜下,遍达肢体,具有良好的发汗解热、止痛之效,是太阳经之要药,用治风寒感冒表证,对身冷无汗、头痛明显者尤宜,常配伍荆芥、防风、苍术、白术、桂枝等。二为祛风胜湿,因其能发散在表之风寒湿邪,并走肾经而通利关节而治疗痹病,对治疗风湿相搏而致的全身骨节疼痛、颈项疼痛、脊背骨节疼痛等,有良好作用。除此之外,在心系疾病中,羌活常可配伍川芎、红花、白芷、藁本等治疗各种头痛;与葛根配伍,尤以治疗太阳经脉不利引起的项背疼痛、后枕部疼痛等,效果显著。常用量为 10～30g。

羌活常用作上半身疼痛及后头部疼痛的引经药。

独活

入药部分:伞形科植物独活的干燥根。

别名:香独活、独摇草。

产地:主产于四川、湖北、安徽等地。

性味归经:辛、苦,温。入肾、膀胱经。

功效:祛风,胜湿,止痛,解表。

主治:风寒头痛,风寒痹痛等。

临床应用体会:

独活味辛、苦,性温。主要有两大功效,一为祛风胜湿、散寒止痛,凡感受风寒湿邪之风寒湿痹、关节肌肉疼痛、腰背足酸楚等,常可配伍白芷、牛膝、羌活、秦艽、防风等。二为祛风散寒解表,常用于风寒夹湿表证。治外感风寒夹

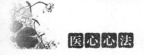

湿所致的头痛、头重、一身尽痛,多与防风、川芎、羌活等同用。此外,独活配细辛可治疗少阴头痛;配牛膝、木瓜、苍术、地龙等,可治疗两足风湿疼痛、软弱;配生地黄、石膏、升麻、川芎等,可用于风火牙痛或齿龈肿痛;配防风、地肤子、苦参等,可治疗皮肤风湿瘙痒。

羌活与独活都长于祛风胜湿,然羌活偏于祛上半身风湿,而独活偏于祛下半身风湿。常用量为 10～30g。

海风藤

入药部分:胡椒科植物风藤的干燥鳞茎。
别名:爬岩香、风藤、巴岩香、满坑香、老藤、大风藤、岩胡椒。
性味归经:辛、苦,微温。入肝经。
功效:祛风湿,通经络,止痹痛。
主治:风寒湿痹;跌打损伤。
临床应用体会:
海风藤味辛、苦,性微温,主要功效为祛风湿、通经络、止痹痛,常用于风寒湿痹所致的关节肌肉疼痛、屈伸不利、四肢拘挛或麻木不仁、阴雨天加重等,可与独活、威灵仙、川芎、当归、桂枝、桑枝、秦艽等同用。此外,本品通络止痛,可配伍乳香、没药、红花等,治疗跌打损伤、瘀肿疼痛。常用量为 30g。

络石藤

入药部分:夹竹桃科攀援灌木络石藤的带叶茎枝。
别名:石龙藤、耐冬。
产地:主产于浙江、江苏、湖北等地。
性味归经:苦、辛,微寒。入肺、肝经。
功效:祛风通络,凉血消痈。
主治:风湿关节痛,筋脉拘挛;疮痈;喉痹肿塞,喘息不通,痈疽肿痛。
临床应用体会:
络石藤味苦、辛,性微寒。功效有二,一为祛风通络,适用于关节疼痛、肌肉酸楚、筋脉拘急、屈伸不利,风寒湿邪久郁不愈,郁而化热,或肢体阳盛,正邪相搏从阳化热而出现关节疼痛处发热、身有微热等热象,常配合忍冬藤、秦艽、地龙、桑枝、防风等使用。二为凉血消痈,因其能入心肝血分,有清热凉血、利咽、消肿痈之功,可用治热毒壅盛之咽喉肿痛、痈肿疮毒等。本品亦可配伍乳香、没药、红花治疗跌仆损伤,瘀滞作痛。

海风藤治风湿痹痛,偏于风寒湿较重无热象;络石藤治风湿痹痛,偏于兼有热象者。常用量为30g。

南蛇藤

入药部分:为卫矛科植物南蛇藤的藤茎。

别名:过山枫叶、挂廓鞭、香龙草、过山龙、大南蛇、老龙皮、穿山龙、老牛筋、黄果藤。

产地:分布于我国东北、华北、西北、华东、华中、华南、西南等地。

性味归经:微辛,温。入肝、膀胱经。

功效:祛风湿,活血脉。

主治:筋骨疼痛,四肢麻木,瘫痪;头痛,牙痛;痛经,闭经;小儿惊风;跌打损伤。

临床应用体会:

南蛇藤味微辛,性温。功效有二,一为祛风湿,适用于风寒湿痹之筋骨疼痛、四肢麻木、瘫痪等,常配伍伸筋草、海风藤、秦艽、防风、桑枝等。本品既能祛外风,又能息内风,可用治小儿惊风抽搐等,常与钩藤、天麻、全蝎、僵蚕等同用。二为活血脉,可用治跌打损伤、痛经、闭经等。治疗跌打损伤,多与续断、骨碎补、川芎等配伍。此外,本品有较好的止痛之效,常用于治疗头痛、牙痛等。常用量为 10～30g。

胆南星

入药部分:制天南星的细粉与牛、羊或猪的胆汁经加工而成;或生天南星细粉与牛、羊或猪的胆汁经发酵加工而成。

产地:主产于河南、陕西、安徽、浙江、四川、云南、甘肃、江苏等地。

性味归经:苦、微辛,凉。入肺、肝、脾经。

功效:清热化痰,息风定惊。

主治:痰热咳嗽,咳痰黄稠;中风痰迷;癫狂惊痫。

临床应用体会:

胆南星味苦、微辛,性凉。功效有二,一为清热化痰,治疗痰热咳嗽、咳痰黄稠等,常配伍瓜蒌、半夏、竹茹、栀子、陈皮等;二为息风定惊,因其善息风而定惊搐,又能清热豁痰,适用于痰热引起的癫狂惊痫、小儿惊风、中风痰迷等,

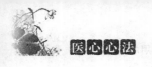

常与瓜蒌、菖蒲、远志、黄连、郁金、地龙等同用。胆南星常用于治疗风痰阻滞引起的中风偏瘫、眩晕头痛、肢体麻木等。常用量为 10～20g。

地肤子

入药部分:藜科草本植物地肤的果实。

别名:扫帚子、千头子、地帚子。

产地:全国普遍分布,以华北较多。

性味归经:辛、苦、寒。入膀胱经。

功效:清湿热,祛风止痒,利小便。

主治:热淋小便不利;阴痒带下,皮肤风疹、湿疹。

临床应用体会:

地肤子味辛、苦,性寒,主入膀胱经。主要功效有三,一为清湿热,因其既可清湿热,又能祛风止痒,可用于治疗下焦湿热,外阴湿痒,常配伍苦参、龙胆等;治疗湿热带下,可配伍苍术、黄柏、白芷等。二为祛风止痒,治疗风疹、湿疹、皮肤瘙痒,常与蝉蜕、白鲜皮、黄柏同用。三为利小便,因其苦寒能通利小便,清下焦膀胱湿热,用于膀胱湿热,小便淋沥涩痛,常配伍木通、瞿麦、冬葵子等。常用量为 30g,入汤剂需布包煎。

十三、消导类

莱菔子

入药部分:十字花科植物莱菔的成熟种子。

别名:白萝卜子、卜子。

产地:各省均产,以河南产者为佳。

性味归经:辛、甘,平。入脾、胃、肺经。

功效:消食除胀,降气消痰。

主治:咳嗽痰喘;食积气滞,胸闷腹胀,气滞作痛,下利后重等。

临床应用体会:

莱菔子味辛、甘,性平。主要功效有二,一为消食除胀,适用于食积气滞,胸闷腹胀、嗳腐吞酸、泻下不爽等,常与槟榔、枳实、木香、山楂等同用。若食积气滞兼有脾虚者,可再加入白术、山药等健脾之品。二为降气消痰,用治由于痰浊阻肺,肺失肃降而导致的咳嗽、气喘、痰多、胸闷等,常配伍紫苏子、白芥子等。在临床上,莱菔子常用于治疗各种原因引起的腹部胀满,效果极其显著,常用量为10～30g。

患者言萝卜与参类不能同用,实属误传。莱菔子系萝卜的种子,与萝卜同有行气消胀作用,临床上经常把党参与莱菔子同用,治疗脾虚胀满,一补一消,相得益彰,并未见不良反应。

炒麦芽

入药部分: 禾本科植物大麦的成熟果实经发芽干燥而成。

产地: 全国各地均产。

性味归经: 甘、咸,平。入脾、胃经。

功效: 消积化食,和中回乳。

主治: 食积脘腹胀满,食欲不佳;妇人需断乳者。

临床应用体会:

炒麦芽味甘、咸,性平。主要功效有二,一为消积化食、和中,因其甘平,入脾胃,能消食导滞,健脾和胃,用治食积脘腹胀满、食欲不佳等,尤宜于米面果实积滞,常配伍神曲、莱菔子、鸡内金、山楂、槟榔、枳实等。二为回乳,因其入肝经,有回乳之效,对于产妇欲回乳者或乳汁郁积导致乳房胀痛者,可单用本品煎水连服数剂,乳汁可减少。常用量为10～30g,单用回乳用量宜大,可用至60～120g。

槟榔

入药部分: 棕榈科植物槟榔的成熟种子。

别名: 大白、花槟榔。

产地: 产于热带,我国以海南岛、广东等地为多。

性味归经: 苦、辛、涩,温。入胃、大肠经。

功效: 杀虫消积,破气通便,利水化湿。

主治: 多种肠道寄生虫;积滞腹痛胀满;脚气肿痛;气滞胸腹胀痛。

临床应用体会:

槟榔味苦、辛、涩,性温。主要功能有三,一为杀虫,因其驱虫谱广,可用于多种肠道寄生虫,且能通便致泻而使虫体排出体外。用治绦虫效果更佳,常与南瓜子同用。二为消积破气通便,对由于气滞不运而致的痰食积聚、虫疳食积、腹胀便秘或里急后重等,可配伍木香、青皮、大黄、莱菔子、山楂等。三

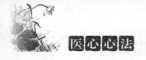

为利水化湿,可用治水肿实证,二便不利,脚气肿痛等,常与泽泻、车前子等同用。除此之外,槟榔亦有截疟的作用,可配伍常山、草果等治疗疟疾。常用量为 10～15g。

山楂

入药部分:蔷薇科植物山楂的成熟果实。

别名:红果、山里果、牧虎果、山里红。

产地:南山楂产于长江流域,以安徽、浙江、江苏等地的山地较多。北山楂产于辽宁、吉林、黑龙江、山东、河南、河北、山西等地。

性味归经:酸、甘,微温。入脾、胃、肝经。

功效:消积化痞,破气散瘀,化浊降脂。

主治:肉食积滞,脘腹痞满,泻痢腹痛;血瘀疼痛,瘀血经闭,产后瘀阻,心腹刺痛,胸痹心痛;疝气疼痛,高脂血症。

临床应用体会:

山楂味酸、甘,性微温。主要功效有三,一为消积化痞,亦能健脾,炒用兼能止泻止痢,凡食积停滞所致腹胀痛、泻痢等,常用山楂配伍木香、陈皮、鸡内金、枳壳等。因其兼有化浊降脂之功,故尤适合消肉食积滞。二为破气散瘀,因其有化瘀血不伤新血、消滞气而不伤正气之优点,常用于多种血滞瘀阻,如血瘀经闭、产后瘀阻、恶露不尽、心腹刺痛等。在心血管疾病中,山楂常用治胸痹心痛,配伍丹参、川芎、桃仁、桂枝、当归等,每有收效。亦可用于治疗高血压,配伍夏枯草、车前子、泽泻等。三为化浊降脂,可用于高脂血症。除此之外,生山楂配伍橘核、青皮、小茴香、荔枝核等可用于疝气坠痛。因酸味浓,常用量不宜太大,用量为 10g。

牵牛子

入药部分:旋花科植物牵牛的干燥成熟种子。

别名:江梁子、黑丑、白丑、二丑。

产地:全国各地均产。

性味归经:苦,寒,有小毒。入肺、肾、大肠经。

功效:泻下消积,逐水消肿,杀虫。

主治:湿热夹食证之大便秘结,脘腹胀痛;水肿喘满之实证;蛔虫腹痛。

临床应用体会：

牛牛子味苦，性寒，有小毒。主要功效有三，一为泻下消积，二为逐水消肿，常用于湿热夹食证之大便秘结、脘腹胀痛，以及小便不利、水肿喘满之实证，常配伍甘遂、大戟等。治疗肺气壅滞，痰饮积聚，气逆喘满，可与葶苈子、瓜蒌、陈皮等配伍。三为杀虫，既能杀虫攻积，又能泻下通便以排出虫体，可用于蛔虫、绦虫及虫积腹痛。入汤剂，常用量为 5～10g；入散剂，常用量为 1～2g。

十四、补血类

熟地黄

入药部分：玄参科草本植物地黄的根经过加工而成。

产地：分布于辽宁、河北、河南、山东、山西、陕西、甘肃、内蒙古、江苏、湖北等省区。

性味归经：甘，微温。入心、肝、肾经。

功效：补血，滋阴。

主治：阴虚血少，耳鸣目昏，腰膝酸软，消渴，遗精，经闭，崩漏，尿多，耳聋，骨蒸劳汗，月经不调等。

临床应用体会：

熟地黄味甘，性微温，以味为用，善滋阴补肾，化生精血，滋养五脏，益精填髓，为补益肝肾之要药。主要有两大功效，一为补血，因其入血分，功能补血养肝，常配伍当归、白芍、川芎等治疗血虚证。二为滋阴，因其甘润入肾，滋阴力强，凡肾阴亏虚所致的腰膝酸软、遗精盗汗、骨蒸劳热、耳鸣目眩等，配伍山茱萸、杜仲、菟丝子、茯苓、制何首乌等补益肝肾。亦可用治津亏消渴证，尤善于治下消。

在心血管病方面，熟地黄常用于治疗心血不足之心悸怔忡，多配伍党参、黄芪、当归、远志等。熟地黄滋养五脏，配当归则补血，配白芍则养肝，配柏子仁则养心，配龙眼肉则养脾。常用量为 10～30g。

当归

入药部分：伞形科植物当归的根。

产地：主产于四川、甘肃、陕西、云南等地。

性味归经：甘、辛、苦，温。入心、肝、脾经。

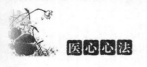

功效：补血活血，调经止痛，润肠通便。

主治：营血虚弱证；经痛，经滞，产后瘀血，跌打损伤，痈肿，痹痛；肠燥便秘。

临床应用体会：

当归味甘、辛、苦，性温。主要功效有三，一为补血活血，因其甘补辛散，能守能走，入肝经能养血活血，入脾经能生化补血，补而不滞，为补血要药，常用治失血后血虚、气血不足、产后流血过多等，每配伍熟地黄、白芍、川芎等。因其活血行瘀、止痛，亦常用于跌打损伤、筋骨折伤、瘀血肿痛等，可配伍续断、骨碎补、川芎、赤芍、苏木等。治疗风寒湿痹，关节肿痛，多配伍独活、羌活、秦艽等。二为调经止痛，因其能调理冲、任、带三脉，善补、和血，调经止痛，为妇科调理经血常用药。治疗月经失调，先期而至者，热证多见，可配伍牡丹皮、栀子、柴胡、白芍等。治疗月经后期而至，属寒客经脉者多见，常与肉桂、川芎、牛膝等同用。因于气滞血瘀者，常配合香附、延胡索使用。三为润肠通便，多用于老年体弱、妇女产后，因精血不足、肠道失于润养的肠燥便秘。

除此之外，在心系疾病中，因气血不足导致的胸闷、心慌心悸者，常用本品配伍桂枝、黄芪、白芍等。下肢动脉硬化，肢体麻痹者，常与桃仁、红花、鸡血藤、水蛭、桂枝等同用，每有收效。常用量为 10g。

南方有些患者对当归敏感，服用当归会引起口干口燥，当需注意。

白芍

入药部分：毛茛科植物芍药的根。

产地：主产于浙江、四川、安徽、贵州、陕西、河南等地。

性味归经：甘、苦、酸，寒。入肝经。

功效：柔肝止痛，养血敛阴，平抑肝阳。

主治：胸胁腹痛，痛经，手足拘挛疼痛；崩漏带下，自汗盗汗；肝阳上亢，头痛眩晕。

临床应用体会：

白芍味甘、苦、酸，性寒，为常用补血养阴药，配当归、熟地黄、川芎、白术、阿胶等，能补血虚；配麦冬、五味子、浮小麦等，可治阴虚盗汗；配生地黄、石斛、珍珠母、生牡蛎等，可养阴潜阳。主要功效有四，一为柔肝止痛，因其酸敛肝阴，养血柔肝而止痛，常与缓急止痛之甘草相须为用，用于治疗肝旺脾虚、脘腹拘急作痛，或血虚引起的四肢拘急作痛。治疗血虚肝郁，胁肋疼痛，多配伍柴胡、当归、白术等。二为养血,因其敛肝阴以养血,兼有调经止痛之功,故亦常用于肝血亏虚,面色萎黄、眩晕心悸,或月经不调、痛经等,常与熟地黄、川芎、当归同用。若用于崩漏,宜与阿胶、地骨皮同用。三为敛阴,因其敛阴和营,有止汗之效,常随证配伍治疗各种汗证。治疗虚劳自汗不止,宜加黄芪、白术等;治疗阴虚盗汗,多配伍龙骨、牡蛎、浮小麦等。四为平抑肝阳,常配伍牛膝、生地黄、生牡蛎等治疗肝阳上亢,头痛眩晕。常用量为 10～30g。

临床上有患者服用白芍引起腹泻,停用后自行好转,当需注意。

何首乌

入药部分:蓼科藤本植物何首乌的块根。

别名:首乌。

产地:全国大部分地区均产,主产于河南、湖北、湖南、江苏、安徽、广东及四川等地。

性味归经:生者苦,寒。制者甘、涩,微温。入肝、肾经。

功效:生首乌:通大便,解疮毒。制首乌:补肝肾,益精髓,乌须发,强筋骨。

主治:生首乌:痈肿瘰疬;大便秘结。制首乌:肾经亏虚,须发早白;筋骨不健。

临床应用体会:

首乌生者苦寒,功能有二,一为通大便,用治年老体弱之人血虚肠燥便秘,可与肉苁蓉、当归、火麻仁等同用;二为解疮毒,治疗痈疽疮疡,常配伍金银花、连翘等药。

临床上多用其炮制品,即制首乌。制首乌味甘、涩,微温,主要功能有四:补肝肾,益精髓,乌须发,强筋骨,具有不寒、不燥、不腻、宜于久服之优点,为滋补良药。常用于精血亏虚,头晕眼花,须发早白,腰膝酸软等症。用治肝肾不足、腰膝无力、耳鸣重听、头昏眼花者,常配伍杜仲、枸杞、桑椹等。治疗肝肾亏虚,精血不足,身体衰弱,须发不得充足营养而早白者,可配合补骨脂、当归、女贞子、地黄、枸杞等使用。对于肾精亏虚,遗精、崩漏、带下等,本品略兼固精涩止带之功,可与熟地黄、山茱萸、桑螵蛸等同用。除此之外,本品还有化浊降脂之功,常用于治疗高脂血症。常用量为 10g。

近年报道,首乌有肝肾毒性,尽管本人临床未见有肝肾毒性发生,但用量宜小。使用过程中,应检查肝肾功能。

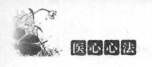

枸杞

入药部分:茄科灌木枸杞的成熟果实。

别名:杞子、杞果、地骨子。

产地:以宁夏、甘肃及青海产者为佳。

性味归经:甘,平。入肝、肾经。

功效:滋补肝肾,益精明目。

主治:虚劳精亏,腰脊酸痛,阳痿遗精;头晕目昏,肝虚流泪,目昏不明;内热消渴。

临床应用体会:

枸杞味甘性平。主要功效有二,一为滋补肝肾,可用于治疗肝肾不足而致的腰脊酸痛、脐腹隐痛、阳痿遗精、大便溏泻等,多配伍熟地黄、山药、山茱萸、肉桂、附子等。因肾阴不足,消渴而饥,小便频数者,可配伍黄芪、生地黄、山药、天花粉等。亦可用治肝肾精血亏虚所致的早衰、头晕眼花、健忘、须发早白、小便频数等,常与何首乌、菟丝子、女贞子等同用。二为益精明目,对于肝肾不足、精血不能上注于目而致两目昏暗、视物模糊不清等,常用本品配合熟地黄、山药、山茱萸、茯苓、泽泻、菊花等治疗。此外,枸杞还有生津止渴的作用,可用于治疗内伤津液之消渴,常配伍黄芪、麦冬、生地黄、地骨皮等。

在心血管方面,枸杞常用于治疗肝血不足之耳鸣、心血不足之心悸心慌等。常用量为 10～30g。

枸杞药性平和,亦食亦药,又为延缓衰老及益精明目常用之食疗佳品,临床常用于老年保健。

阿胶

入药部分:驴皮经熬炼后所制成的凝固胶质。

产地:主产于山东东阿、济南及北京等地。

性味归经:甘,平。入肺、肝、肾经。

功效:补血,止血,滋阴,润燥。

主治:虚劳咳嗽,吐血,咳血;便血,尿血,崩漏,吐衄,胎动,胎漏;虚烦失眠。

临床应用体会:

阿胶味甘性平,为血肉有情之品。主要功效有四,一为补血,可用治血虚诸证,尤善于治疗因出血所致的血虚证。阿胶与当归、熟地黄、白芍等药同用,补血作用更佳。临床上用于气虚血少所致的心动悸、脉结代、各种心律失常等,常配伍桂枝、甘草、党参等。二为止血作用,可用治咯血、吐血、衄血、尿血、崩漏下血等多种出血证,对出血而兼见阴虚、血虚者尤宜。治疗脾阳不足,血失统摄之便血、吐血、衄血等,常配伍灶心土、白术、附子等。若血虚血寒之崩漏下血、妊娠胎漏,常与生地黄、艾叶等同用。三为滋阴润燥,因其甘平入肺,能滋阴润燥,适用于肺阴不足之虚劳咳嗽,或燥邪伤肺之干咳少痰、咽喉干燥、痰中带血等。阿胶还有养血润燥而滑肠的作用,可用于妇女产后便秘、老人肠燥便秘及血虚便秘等。阿胶腻胃,且价格昂贵,用量不宜太大,一般为5～10g。

龙眼肉

入药部分:无患子科乔木桂圆树的果肉。

别名:桂圆肉、元肉、圆肉。

产地:主产于广西、广东、福建、海南等地。

性味归经:甘,平。入心、脾经。

功效:补益心脾,养血安神。

主治:心脾血虚,健忘失眠,惊悸多梦等。

临床应用体会:

龙眼肉味甘性平,功善补益心脾,养血安神。本品补而不滋腻,无壅滞之弊,可用于思虑过度、劳伤心脾所致的惊悸怔忡、失眠健忘、食少体倦,以及脾气虚弱、统摄无权之崩漏、便血等,常与党参、白术、黄芪、当归、茯神、远志、酸枣仁、木香等同用。龙眼性味甘平,能补后天之源而益气养血,可用于因气血不足所致的倦怠乏力、少气自汗、面色淡白或萎黄,或年老体弱、久病体虚等,常配伍黄芪、大枣、当归、党参等,宜于久服,可亦药亦食。常用量为10～20g。

十五、其他类

海螵蛸

入药部分:软体动物乌贼科乌贼鱼的骨状内壳。

别名:乌贼骨、墨鱼骨。

产地:生于海水中。我国沿海各省均有出产。

性味归经:咸、涩,温。入肝、胃、肾经。

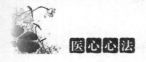

功效:收敛止血,止带固精。

主治:崩漏带下,月经过多;遗精早泄;胃痛泛酸。

临床应用体会:

海螵蛸味咸、涩,温。主要功效有二,一为收敛止血,可用于多种出血证,治疗妇女血崩,可配伍白术、黄芪、煅龙骨、煅牡蛎、山茱萸、五倍子、棕榈炭、菟丝子等。治疗吐血、便血,常与白及等分为末服。本品随证配伍,治疗青年女子未明原因经闭,兼有骨蒸劳汗、消瘦盗汗者,收效显著。二为止带固精,治疗肾失固藏之滑精、遗精,多与山茱萸、菟丝子等同用。治疗脾虚湿聚,带脉失约之带下色白量多,宜配伍党参、白术、芡实等。此外,海螵蛸还有制酸止痛之功,临床上常用于治疗胃酸过多、胃痛泛酸、胃溃疡等,常和浙贝母、白及、瓦楞子等同用。常用量为 20～30g。

桑螵蛸

入药部分:节肢动物螳螂科螳螂的卵鞘。

别名:刀螂子、老鸹脓、螳螂子。

产地:全国大部分地区均产。

性味归经:甘、咸,平。入肝、肾经。

功效:固精缩尿,止带,补肾助阳。

主治:小便频数,遗尿;遗精,带下,腰膝酸软无力。

临床应用体会:

桑螵蛸味甘、咸,性平。主要功效有二,一为补肾固精、缩尿止带,治疗肾虚不固之遗精滑精、遗尿尿频、白浊、带下等。治疗肾虚精关不固所致的遗精、早泄,可配伍龙骨、莲须、山药、金樱子等;治疗心肾不交,遗尿尿频,夜尿多,小便白浊等,可与熟地黄、山茱萸、山药、五味子、菟丝子、石菖蒲、龙骨等同用。二为补肾助阳,常用治肾虚阳痿早泄,可配伍鹿茸、肉苁蓉、海狗肾等。常用量为 10～20g。

侧柏叶

入药部分:松柏科乔木侧柏带叶枝梢。

别名:柏树叶。

产地:全国大部分地区均产。

性味归经:甘、苦、涩,寒。入肺、肝、大肠经。

功效：凉血止血。

主治：热证出血。

临床应用体会：

側柏叶味甘、苦、涩，性寒，功善凉血止血，常用于热证出血。用治衄血，可配伍生地黄、大蓟、小蓟、白茅根等；治疗吐血，常与白及、地榆、旋覆花、海螵蛸等同用。治疗咳血，宜配合藕节炭、白及、苦杏仁、栀子等；治疗肠风下血，配槐花、荆芥穗等。若配伍炮姜炭、艾叶炭等，亦可用于寒证出血。此外，本品苦寒降泄，长于清泄肺热，化痰止咳，可用于热邪壅肺所致咳嗽、气喘、痰黄稠难咳出，可配伍贝母、瓜蒌、黄芩等。侧柏叶与槐花同用治疗痔疮，配藕节炭治疗痔疮出血，效佳。常用量为 10～20g。

注意：本品性寒凉，多服、久服易影响中焦温运功能而导致胃脘部不适，或食欲减退等，故在使用本品时可适当佐用陈皮、生姜、神曲、炒麦芽等强健中焦之品。

槐花

入药部分：豆科植物槐的干燥花蕾及花。

别名：槐花米。

产地：主产于河北、山东、辽宁等地。

性味归经：苦，微寒。入肝、大肠经。

功效：凉血止血，清肝泻火。

主治：血热出血证；目赤，头痛。

临床应用体会：

槐花味苦，性微寒。主要功效有二，一为凉血止血，适用于血热妄行所致的各种出血病症。因其善清大肠之火热，故对下部血热导致的痔血、便血尤为适宜。治疗新久痔血，常配伍黄连、地榆等。治疗便血，偏于火热者，配伍栀子、黄芩；偏于湿热者，配伍荆芥穗、侧柏叶等。二为清肝泻火，常配伍菊花、夏枯草等用于肝火上炎导致的目赤，头晕头痛等。常用量为 10～30g。

藕节炭

入药部分：睡莲科植物莲的干燥根茎节部炒炭而成。

产地：主产于浙江、江苏、安徽等地。

性味归经：甘、涩，平。入肝、肺、胃经。

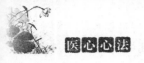

功效：止血，化瘀。

主治：多种出血证，如咳血、衄血、尿血等。

临床应用体会：

藕节炭味甘涩而性平，功能止血、化瘀，于收涩止血之中兼有活血化瘀之效，故能止血而无留瘀之弊，是治疗各种出血的很好的辅助用药，尤多用于吐血、咯血、衄血等上部出血证，常与白及、侧柏叶、大蓟、茜草炭、棕榈炭等同用。亦可用治血淋、尿血，配伍生地黄、蒲黄、小蓟、通草、栀子等。常用量10～30g。

金樱子

入药部分：蔷薇科藤本植物金樱子的果实和花托。

别名：刺梨子、糖罐子、灯笼果、野石榴。

产地：广东清远一带盛产，广西、四川、江西、江苏、浙江、湖南、湖北、贵州、福建等地亦产。

性味归经：酸、涩，平。入肾、膀胱、大肠经。

功效：固精缩尿，固崩止带，涩肠止泻。

主治：肾虚滑精，遗精，遗尿，小便频数，白浊带下，崩漏下血以及脾虚泻痢不止等。

临床应用体会：

金樱子味酸涩，性平，功专固涩。主要功效有三：一为固精缩尿，用治肾虚滑精、遗精，可配伍芡实、龙骨、牡蛎、锁阳等；治疗遗尿、夜尿多，可与桑螵蛸、覆盆子、山药、莲须等同用。二为固崩止带，用治带脉失约，带下不止，可与海螵蛸、芡实、茯苓、山药等同用；治疗冲任不固，崩漏下血，常配伍山茱萸、桑寄生、阿胶等。三为涩肠止泻，因其入大肠经，常用治脾虚久泻久痢，配伍党参、白术、山药、芡实、茯苓、五味子、肉豆蔻、补骨脂等，收效显著。常用量10～30g。

（中药部分由王江南协助整理）

后　记

　　2004 年，笔者在参加国家中医药管理局组织的第一批全国优秀中医临床人才研修项目期间，出于指导硕士、博士研究生的需要，就萌生了一个想法，把自己的临床思路、学术思想、临床经验做个总结，以传承给我的弟子们。但由于忙于诊疗业务和医院管理工作，以及自己经验不足，写写停停，虽于 2017 年成书，但感到很不满意，后又三易其稿，终于完成此书。由于笔者退休后专职从事中医临床诊疗，每天接诊数量不断扩大，见到的病种也更加复杂。今后还会不断总结经验，计划几年后，将对本书再次修订，不断完善，力争为中医药传承事业多做点贡献，也算不枉度此生了。

王清海

2020 年 4 月

中药索引

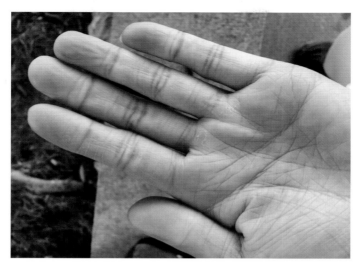

治疗前

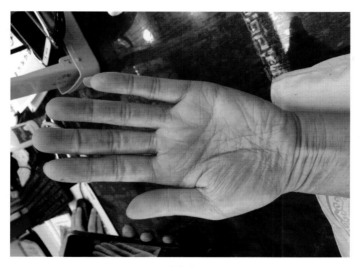

治疗后

肢体动脉痉挛症(雷诺病)治疗前后